JN197437

バイタルサイン

上谷いつ子 編集

中央法規

はじめに

　バイタルサインという言葉を聞くと，看護学生時代の看護技術担当の先生を思い出す。「患者のベッドサイドに行ったら“まず脈をみなさい”」という言葉がとても印象的だった。先生の演習中のしぐさや表情なども思い出す。「患者に触れることは，いろいろなことをキャッチできます」と，手をすり合わせて温めながら，患者役の学生に触れている動作や，頭を少し右へ傾けながら話しかけているしぐさ，柔らかい言葉など，映像として浮かんでくる。脈の緊張の度合い，速さ，リズムなどを指先で感じ取りながら，患者の表情や姿勢，皮膚の状態など多くのことを観察できることを教えていただいた。

　バイタルサインは，生命徴候とよばれている。主に臨床においてバイタルサインを測定する目的は，大きく分けて2つある。異常を早期に発見することと，健康障害と日常の生活行動との関連について把握し，看護ケアにいかすことである。

　バイタルサインは，生命活動が正しく行われているかを判断する指標であり，身体の異変が反映される重要な指標となる。看護師は，バイタルサインのわずかな変化を見逃さず，異常を早期に発見し，異常時には適切かつ迅速な対応ができる能力が求められる。また，バイタルサインの測定値は医師の診断，治療，処置などの日々の診療において，欠かせない情報であり重要な指標となる。看護師は，バイタルサインを経時的に測定し，測定値とその他の随伴する症状を観察した結果から，これらの情報の意味を考え，看護師として判断した結果を含めて，医師への報告・相談を行う。したがって，バイタルサイン測定値が何を意味するかを判断できるためには，バイタルサインについての基礎的な知識，技術を身につけることが重要である。

　もう1つの目的である看護ケアへの活用については，バイタルサインの測定値により健康状態を査定し，日常の生活行動にどのように影響を及ぼしているのか，また生活そのものが健康状態にどのような影響を及ぼしているのか，という生活の視点で観察し，看護の方向性を導き出すための指標となる。つまり，バイタルサインは看護の方向性や方法を検討する際の重要かつ有用な情報であり指標である。例えば，清潔ケアの方法を選択する際に，血圧値の変動がみられた場合，シャワー浴の予定をベッド上での清拭に変更したり，中止して経過観察する場合もある。発熱前の悪寒戦慄が出現している時は，清拭を解熱後の発汗した後に切り替えたりするなど，全身状態に応じた看護援助の方法を検討していく。

　いずれにせよ，看護師は正しく測定し全身状態を把握するとともに，的確な判断で正常と異常を見分けられ，異常時には適切かつ迅速に対応する能力が求められる。また，生活行動との関連から測定値の意味を考え看護の方向性を検討し，看護実践に活用できる知識と技術，状況に応じた判断力，実践力が必要となる。緊急性の判断と看護の方向性を見出す能力を高めていく努力が必要である。

　看護学生や新人看護師は，経験がないか少ないため，バイタルサインを測定することが目的となりがち

である。測定することが目的となり，測定値を何につなげるのかということを忘れがちである。緊張しながらの測定なので仕方がないことだと思う。繰り返しトレーニングし，測定値の意味を考えるように指導者，教員からのフィードバックで，次第に看護ケアの内容や方法などにつなげられるようになっていく。

　そこで本書は，経験の浅い臨床看護師（特に新人）と看護学生が活用できるように，臨床の看護師に求められるバイタルサインの把握と看護について編集している。知識や技術などの基礎的な理解から，異常への対応など，イラストや写真，図式化，フローチャート，用語の解説などを用いて，観察，判断（思考），対応という一連の過程の理解が深まるように工夫した。また，臨床でよく遭遇する事例を各章で取り上げ，複合的な判断が必要でより専門的知識が求められる事例を最後の章に示し，看護教育及び臨床の現場で活かせる内容を目指した。いま一度バイタルサインを再考し，その重要性を認識できるように心がけた。

　本書では，バイタルサインを脈拍，血圧，呼吸，体温，意識状態，尿，体液バランスの7つとした。一般にバイタルサインは，生命徴候として脈拍，血圧，呼吸，体温の4つとされているが，重症化や急変の際は脳・神経系の変化が反映する意識の状態，さらに生体の恒常性（ホメオスタシス）の指標となる尿，体液バランスを取り上げ，全身の状態を把握するための指標として整理している。

　第1章から第7章がバイタルサインの7つの指標について，①基礎知識，②測定の基本技術，③観察と把握のポイント，④臨床にいかす異常への対応，⑤代表的な事例，という5つの構成とし，知識，技術，応用という段階的に学べるように心がけて解説している。また代表的な事例については，①事例の内容，②観察のポイント，③アセスメントのポイント，④対処方法の4つに構成し，思考過程にそった整理を心がけた。

　第8章は，バイタルサインの変化をもたらす要因と看護として，日常生活動作，長期臥床，ストレス，痛み，感染，薬物の副作用の6つを取り上げ，バイタルサインとの関連についての基礎的知識と，臨床でよく遭遇する変化と対応について整理している。第1章から第7章と重複している内容もあるが，実践に役立つことを期待して「バイタルサインの変化をもたらす要因」に着目して解説している。

　最後に第9章では，複合的な判断が必要な事例をあげている。アナフィラキシーショック，大動脈瘤解離，呼吸不全，下血，意識障害の5つについて，①事例，②観察のポイント，③アセスメントのポイント，④対応の4つに構成し臨床に役立つように心がけた。

　全体として編集で工夫したことは，基礎的知識をふまえ異常時に起こりうる病態を予測し，どのように対応すればよいのかなど，わかりやすい内容にするために，可能な範囲で図式化するようにした。また，臨床でよく遭遇する事例については，疾患や病態の知識から，観察やアセスメントにつなげられるような記載を心がけた。

　医療の現場である臨床では，医療技術の急速な進歩により，より高度で精密な医療機器が使われている。バイタルサインは自動的に測定されモニター画面に表示され，電子カルテにも反映されるようになっている。看護師が患者の身体に直接触れてバイタルサインを測定する機会が少なくなっているのではないだろうかという疑念を抱かざるをえない場面に遭遇することがある。患者に触れる大切な機会が奪われている現状を垣間見る時，複雑な思いになる。脈拍を測定するために患者に触れるということは，特別な一瞬であり，患者からの安心・信頼が得られる良い機会ともなる。バイタルサインの測定は，その人に触

れ，その人の体温を感じ，寄り添える貴重な時間である。何げない表情やしぐさから患者の内面を知る機会，心の動きと身体の状態を知る良い機会となる。看護師は，バイタルサイン測定を通して，距離が縮められ，その人の理解が深まって個別的な看護につながる。

バイタルサイン測定は看護師の豊かな感性と人間性が問われる技術である。看護師の手を用いることで，手からの情報は，その量と意味において大きい。本書を手にとった方々が，臨床で，あるいは実習で役立つ書であることを願っている。なお，さらに実践的なものに深まるよう読者の皆様からご意見をお寄せいただきたい。

最後に，本書の出版にあたっては中央法規出版の星野哲郎氏，坂弘康氏そしてなにより堀越良子氏の多大な労なくして出来上がらなかった。ここに深謝する。

2019年7月

上谷　いつ子

はじめに

序 看護の視点からみるバイタルサイン（vital signs：VS）

1 人間を統合体としてとらえる ……………………………………… 2

2 看護における観察の重要性 ……………………………………… 4

3 看護におけるバイタルサインの意義 ……………………………… 6

4 チーム医療とバイタルサイン ……………………………………… 8

第1章 脈拍の把握と看護

1 脈拍に関する基礎知識 …………………………………………… 10

2 脈拍測定の基本技術 ……………………………………………… 17

3 脈拍の観察と把握のポイント …………………………………… 20

4 臨床にいかす脈拍異常への対応 ………………………………… 32

5 代表的な事例：胸痛を訴える急性心筋梗塞 …………………… 36

第2章 血圧の把握と看護

1 血圧に関する基礎知識 …………………………………………… 42

2 血圧測定の基本技術 ……………………………………………… 56

3 血圧の観察と把握のポイント …………………………………… 68

4 臨床にいかす血圧の異常への対応 ……………………………… 70

5 代表的な事例：高血圧症（降圧薬内服中） …………………… 78

第3章 呼吸状態の把握と看護（経皮的動脈血酸素飽和度：SpO₂を含む）

1 呼吸に関する基礎知識 84

2 呼吸の把握の基本技術 91

3 呼吸状態の観察と把握のポイント 98

4 臨床にいかす呼吸状態の異常への対応 112

5 代表的な事例：高齢患者の誤嚥性肺炎 121

第4章 体温の把握と看護

1 体温に関する基礎知識 126

2 体温測定の基本技術 131

3 体温の観察と把握のポイント 135

4 臨床にいかす体温の異常への対応 138

5 代表的な事例：熱中症 144

第5章 意識状態の把握と看護

1 意識障害に関する基礎知識 150

2 意識状態の把握の基本技術 153

3 意識状態の観察のポイント 159

4 臨床にいかす意識状態の異常への対応 172

5 代表的な事例：脳梗塞 177

第6章 尿と排尿状態の把握と看護

1 排尿に関する基礎知識 182
2 排尿状況の把握 186
3 尿と排尿の観察のポイント 188
4 臨床にいかす尿や排尿の異常への対応 195
5 代表的な事例：尿路感染症 198

第7章 体液バランスの把握と看護

1 体液および水分出納 204
2 水分出納を把握するための基本技術 209
3 体液バランスの失調と把握のポイント 212
4 臨床にいかす体液バランス不均衡への対応 218
5 代表的な事例：下痢を繰り返す高齢者 220

第8章 バイタルサインの変化をもたらす要因と看護

1 日常生活動作とバイタルサイン 226
2 長期臥床とバイタルサインの変化 233
3 精神的ストレスとバイタルサインの変化 237
4 痛みとバイタルサインの変化 243
5 感染とバイタルサインの変化 248
6 薬物の副作用とバイタルサインの変化 257

第9章 複合的な判断が必要な事例

1 アナフィラキシーショック ⋯⋯⋯⋯⋯⋯⋯⋯⋯⋯⋯ 270

2 大動脈解離：冷汗，背中の痛み，頻脈 ⋯⋯⋯⋯⋯ 273

3 呼吸不全：COPD の増悪 ⋯⋯⋯⋯⋯⋯⋯⋯⋯⋯⋯ 278

4 下血：潰瘍性大腸炎 ⋯⋯⋯⋯⋯⋯⋯⋯⋯⋯⋯⋯⋯ 281

5 糖尿病患者にみられる昏睡：ケトアシドーシス性昏睡 ⋯⋯⋯ 284

索引 ⋯⋯⋯⋯⋯⋯⋯⋯⋯⋯⋯⋯⋯⋯⋯⋯⋯⋯⋯⋯ 288

編集・執筆者一覧

序 看護の視点からみるバイタルサイン（vital signs：VS）

1	人間を統合体としてとらえる
2	看護における観察の重要性
3	看護におけるバイタルサインの意義
4	チーム医療とバイタルサイン

1 人間を統合体としてとらえる

　看護は，健康・不健康を問わずさまざまな健康レベルの人々，あらゆる年代層の個人，集団の人々を対象とする。一人ひとりは生物的，心理・社会的，文化的にも異なる多様な存在であり，また，人格をもった存在である。生き方にかかわる価値観や信念，成長・発達の段階等も異なるため，看護の方法はそれぞれの個性がある分だけ多様に存在する。したがって，看護は対象者がどのような存在なのか，その人の特性は何かをよく理解することからはじまる。

　人間は，生きる（生命を維持する）ために生命体としての活動をしている生物的存在である。この生命活動は，外界から体内に物質を取り込み，生体内部では代謝によりエネルギーに変換され，不要な物質は排泄される。このような生命活動は，食べる，排泄する，呼吸する，動く，眠るなどの生活行動を通して行われており，生活行動と生体内の機能は相互に関連している。看護師は，生命体としての人間の身体はどのような仕組みをもち機能があるのか，さらに，生活体である人間はどのような生活行動を起こすのか，その行動の背景を含めて理解することが重要である。暑い日に汗をかくと，人はのどが渇き，水を飲むという行動をとる。これは，発汗により体温が調節される一方，発汗により体内の水分・電解質が喪失することになり，体液バランスを保とうとして水を飲むという行動をとる（第4章，第7章）。

　生命体，生活体としての存在に加え，人間は心理・社会的な存在であり，これらはバラバラに存在するのではなく，互いに関連し合い補い合うという，統合された存在である（図1）。人間は生活のなかでさまざまな感情を抱き，喜怒哀楽を表現している。一人ひとりがその立場において社会的な役割をもつ。さらにさまざまな環境との相互作用を通して，成長・発達をしている存在である。心の状態と身体の状態は相互に関連しており，心の状態が身体に影響を及ぼす。例えば，心配事や不安なこと，ストレスを受けたりすると，食欲が落ちる，眠れないなどの生活行動に影響し，その反応が行動としてあらわれる。生体内の反応では交感神経が優位になり，脈拍数の増加，血圧上昇などが出現する。つまり，心の状態が生活行動に影響し，さらにそれが身体の状態に影響を及

図1●統合体としての人間

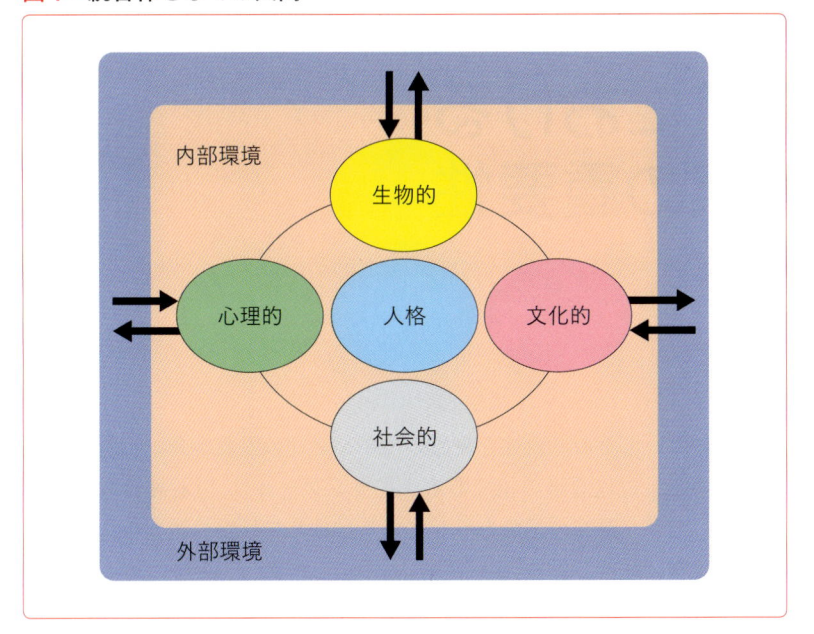

ぼす。

　したがって，看護における観察においては，人間を統合された存在として，心と身体の両面を，かつ相互の関連において健康状態をとらえていく。さらに，心と身体の状態を切り離さずに，観察したこと，把握したことがその人にとってどのような意味があるのかを考え，看護にいかしていくことが大切である。

2 看護における観察の重要性

　看護においてその必要性を見出していく最初の看護活動（行為）は，観察である。近代看護の祖であるナイチンゲールは，「看護は観察ではじまる」という意味の言葉を残している。そして観察の重要性について以下のように述べている[1]。

> 　看護師というわれわれの天職にあっては，そうした正確な観察の習慣こそが不可欠なのである。というのは，身についた正確な観察習慣さえあれば，それだけで有能な看護師であるとは言えないが，正確な観察習慣を身につけない限り，われわれがどんなに献身的であっても看護師としては役に立たない，といって間違いないと思われるからである。

　看護師にとって正確に観察する力は必要不可欠な能力であり，常に観察する習慣がなければ看護師として役に立たない，看護師としての機能をもたないとしている。

　看護を行ううえで観察は基本的な看護技術であり，看護行為そのものである。看護師は，看護の対象者に合った最適な看護を見出し提供していくために，看護過程（Nursing Process）を用いる（図2）。看護過程は，アセスメント，看護診断，看護計画，実施，評価の5つの構成要素からなる。看護の対象者の健康状態を査定し，援助が必要な内容を明らかにし，看護を計画し，実施，評価する，一連の看護活動である。

　第1段階のアセスメントは，観察による情報収集からはじまる。五感を駆使して対象の健康問題に関する情報を収集し，得られた情報をもとに，その人にとっての情報の意味を考える。つまり，対象者の身体のなかでどのようなことが起きているのか，反応や測定値，変化は何を意味しているのか，その原因・誘因は何か，さらにその状況が継続することによりどのようなことが予測されるか，どのような危険性があるか（なりゆき）など，生活状況を含め，段階的に丁寧に解釈・分析，判断し，看護の必要性を導き出していく過程である。

　情報を収集しながら，同時に看護行為は行われている。看護行為を行

図2●看護過程（思考と実践）のプロセス

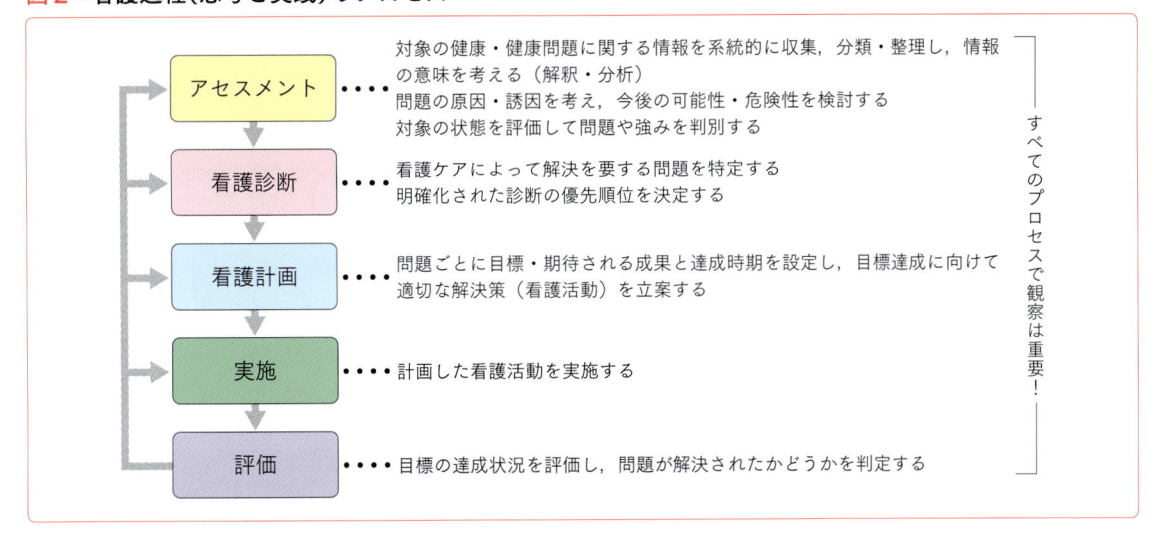

図3●看護行為における観察

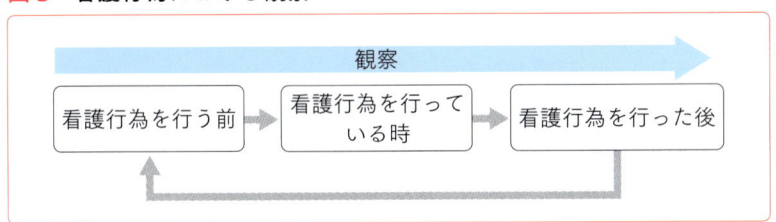

う前，行っている時，行った後の，看護行為の前・中・後の過程のすべてにおいて観察が行われている（図3）。看護行為を行う前は，予定していた看護を行ってもよいかの判断に，行為中はその人の反応や変化を観察しながら看護行為を継続してよいか，あるいは変更したほうがよいかなどの判断に，行為後は看護の成果の判断に，というように，観察は看護において切れ目のない連続的な行為であり，最も基本的で重要な看護技術である。

　観察の主な方法の1つに，バイタルサインがある。バイタルサインは生命徴候ともいわれ，脈拍，体温，呼吸，血圧など，比較的簡便で持ち運びが可能な医療器具を用いて測定できる。単に測定することが目的ではなく，測定で得られた値にどのような意味があるか，基準，標準，通常等と照らし合わせ，患者の健康状態を査定する指標となる。状況によっては病状の悪化，急変など迅速な対応が求められることがある。適切で速やかな対応ができなければ，生命そのものの危険や予後に重大な影響を及ぼしかねない。バイタルサインの小さな変化を見落とさず，健康状態の変調を把握し，安全の確保に努めることが看護の役割である。また，バイタルサインは，日常の生活行動や心理状態，環境などから影響を受け，容易に変動する。看護師は，日常の生活行動とバイタルサインとの関係を考えながら，生活体としての人間の健康状態を査定していくことが大切である。注意深い観察力が求められる。

3 看護における バイタルサインの意義

1. バイタルサインとは

　バイタルサインとは，人間が生きて活動している証，つまり生命活動の徴候と呼ばれている。生理学的状態を示し，生命活動が正しく行われているかどうかの指標となる。

　一般にバイタルサインは，脈拍，呼吸，体温，血圧の4つを指す。加えて，重症患者や急変時など優先的に把握するのは，脳神経系の状態を反映する意識である。さらに，水や電解質などの体液バランスは，生体の恒常性（ホメオスタシス）の維持に関与し，生命維持活動の重要な指標となることから，体液バランスについてもバイタルサインに含めることで，健康状態をより詳細に把握できる。

　生命維持活動にかかわる臓器や器官には，呼吸器系，循環器系，消化器系，泌尿器系等の代謝系，神経系（脳・神経）・内分泌系，皮膚・筋肉・骨格系，生殖器系などがあり，体液など（細胞内液，血漿やリンパなどの細胞外液など）を介して相互に関連してそれぞれの機能を果たしており，生命活動が維持されている。これらの臓器・器官の機能が保たれているのかがバイタルサインに反映される。また，他の臓器・器官による影響を受けたり疾患等により機能が障害されるなどについては，バイタルサインにその変化があらわれ，基準や標準値，通常とは異なる測定値となる。

　また，先にも述べたが人間は統合体としての存在であることから，バイタルサインは，日常の生活行動や心理的状態，環境からの影響などにより変動する。

　したがって，看護師はバイタルサインを正確に測定すると同時に，心理・社会的な側面を含め，さまざまな角度から患者を観察し理解していくことが重要である。そのためには，患者が心の内を語れるような関係を日ごろから築いていくとともに，小さな変化も見逃さないこと，少ない情報からより多角的に把握できるようにしていくことが看護師に求められる。

2 看護におけるバイタルサイン測定の意義

　バイタルサインは，看護にとっても医師にとっても重要なデータである。医師にとっては診断や治療を行ううえで患者の健康障害の種類や程度，今後の予測等を考えるうえで重要な情報となる。看護においては，生命体として身体状況を把握すると同時に，生活体としてバイタルサインの測定値の意味を考えることが大切である。健康障害が日常の生活行動にどのような影響をきたしているのか，逆にどのような生活行動がバイタルサインに影響を及ぼしているのか，という視点でバイタルサインの測定値の意味を考え，生活援助にいかしていくことが重要である（図4）。

　バイタルサイン測定で重要な目的に，異常の早期発見がある。バイタルサインのわずかな変化をキャッチし，なぜ変化したのか，その背景を探り，緊急性の判断を行う。緊急性がある場合は，速やかな対応が求められ，緊急性がない場合でも経時的，かつ継続的に変化を把握し，異常を確実に迅速に判別していくことが大切である。

　そのためには，看護師は人間の形態機能に関する基礎的知識やバイタルサインの基準値の知識，また，バイタルサインと生命活動との関連や，食事，排泄，運動，睡眠などの日常生活行動や心理状態との関連についての幅広い知識をもち，看護に活用していくことが求められる。さらに，バイタルサイン測定技術の他に，関連する身体診査（フィジカルイグザミネーション）の知識・技術を身につけていくことで，観察力，アセスメント力を高めていくことにつながる。

　バイタルサインの測定は，その人に触れ，その人の体温を感じ，寄り添える貴重な時間である。測定と同時に何げない表情やしぐさから，患者の内面を知る機会となる。心の動きを感じることができる良い機会である。看護師は，バイタルサイン測定を通して距離を縮めることができ，その人の理解が深まり，個別的な看護につながる。看護師の豊かな感性と人間性が問われる技術である。

図4 ● バイタルサイン測定の意義

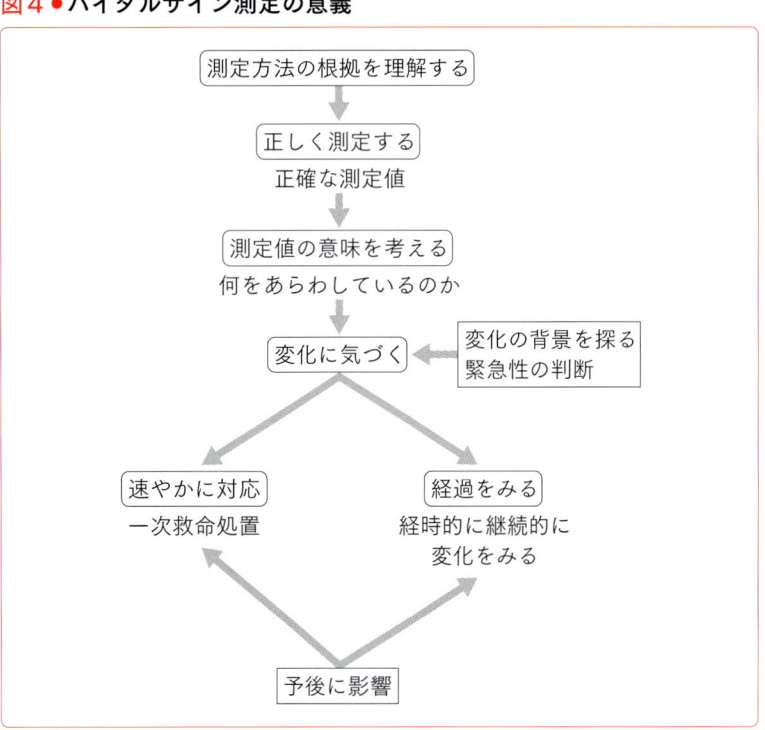

4 チーム医療と バイタルサイン

チーム医療の推進について 「チーム医療の推進に関する 検討会　報告書」 （厚生労働省）

2．看護師の役割の拡大
（1）基本方針
〇看護師については，あらゆる医療現場において，診察・治療等に関連する業務から患者の療養生活の支援に至るまで幅広い業務を担い得ることから，いわば「チーム医療のキーパーソン」として患者や医師その他の医療スタッフから寄せられる期待は大きい。

📖 **チーム医療**

多様な医療従事者であるスタッフが，互いの専門性を尊重し，互いの目的と情報の共有，業務の分担と連携，協働を通して，患者の状態，状況にあった個別的な医療を提供する必要がある。医療者が互いの専門性を理解し尊重し合うことは，患者からの信頼にもつながる。

　観察，測定して得られた情報は，看護職間や他の医療職間で共有することで，それぞれの職種が自らの専門性の発揮に役立つことができる。「チーム医療のキーパーソン」[2]である看護師の役割は，その情報がどのような意味があるのか，情報を解釈・判断した結果，どのような問題があるか，そのためどのような解決方法があるかなど，生活の視点で健康課題を考え看護の方向性を見出し，その情報を発信することである。

　患者の最も近い存在である看護師は，他の職種では把握できない内容を知る機会は多い。特に医師は，看護師の報告により診断，治療の方向性等を検討する際の重要な情報となる。事実は事実として，看護師の判断は判断として，簡潔にかつ明確に伝えることが重要である。

　看護師間，医療チーム間における情報の共有と確認は，医療安全の面からも重要であり，徹底していく必要がある。情報量が最も多い看護師が他の医療者に情報を提供していくことで，患者にとってよりよい看護，医療とは何かを考える機会となり，互いの連携・協働の強化につながる。キーパーソンとしての存在価値を看護師自らが高めていく努力が求められる。さらに，患者をはじめ他の医療者からも信頼される専門職として，的確にバイタルサインを測定し，測定値の意味を考え，今後の状態の変化について予測し，速やかに確実に対応できる観察力，判断力，実践力を高めていくことが求められる。

［引用・参考文献］
1）フローレンス・ナイチンゲール著・湯槇ます・他訳：看護覚え書－看護であること看護でないこと　改訳第7版．p189，現代社，2011．
2）厚生労働省：チーム医療の推進について（チーム医療の推進に関する検討会報告書）．平成22年3月19日　https://www.mhlw.go.jp/shingi/2010/03/s0319-9.html　（2019年6月アクセス）
3）小山眞理子編：看護学基礎テキスト第2巻　看護の対象．pp2-7，日本看護協会出版会，2011．
4）香春知永，齋藤やよい編：基礎看護技術　看護過程のなかで技術を理解する　改訂第3版．pp15-16，南江堂，2018．
5）箭野育子，大久保祐子：バイタルサインの把握と看護．pp8-11，中央法規出版，2011．

第1章 脈拍の把握と看護

1 脈拍に関する基礎知識

2 脈拍測定の基本技術

3 脈拍の観察と把握のポイント

4 臨床にいかす脈拍異常への対応

5 代表的な事例：胸痛を訴える急性心筋梗塞

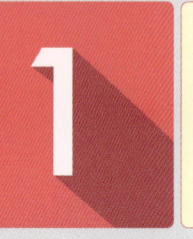

脈拍に関する基礎知識

1. 脈拍とは

　脈拍とは，動脈の拍動を意味している。心臓の収縮・拡張により拍動として大動脈の血管壁に圧変化として伝わり，その圧変化が末梢動脈に伝わる。その伝わった拍動を体表面近くで触知できるのが，脈拍である。脈拍は心臓から駆出した血液により血管内圧が変動し，動脈壁が拡張されることによって生じるものであるため，心臓や動脈に何らかの障害がなければ，心拍数≒脈拍数と考えてよい（図1-1）。

　生命の維持にはすべての組織に酸素と栄養が供給されなければならない。心臓から全身へ，どの程度血液が送り出されているのかを脈拍によって把握することができる。心臓には，安静時に1分間に4〜5L，活動時に15〜20Lの血液を拍出できるポンプ機能がある。脈拍の数やリズム，性状などを観察し，心臓から触知部位まで血液が届いているか，循環に有効な血液量が駆出されているかなどが把握できる。つまり，心臓の収縮・拡張である心拍の状態（心臓のポンプ機能）や，心臓から触知部位までの動脈の狭窄・閉塞等の血管の状態などを評価できる。

　心臓の構造については，図1-2に示す。

図1-1 ● 心拍と脈拍触知の関係

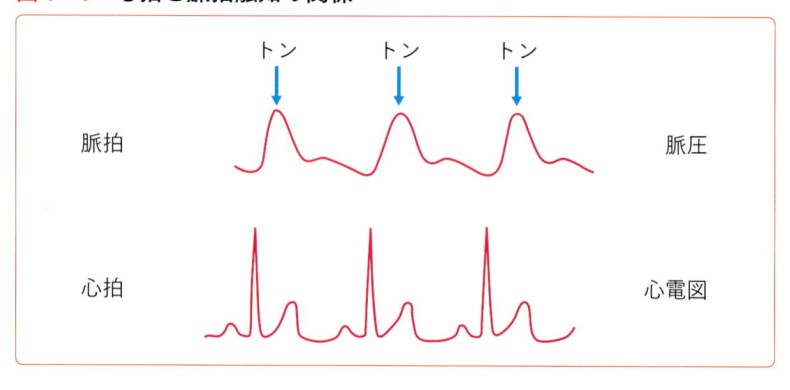

図 1−2 ● 心臓の構造

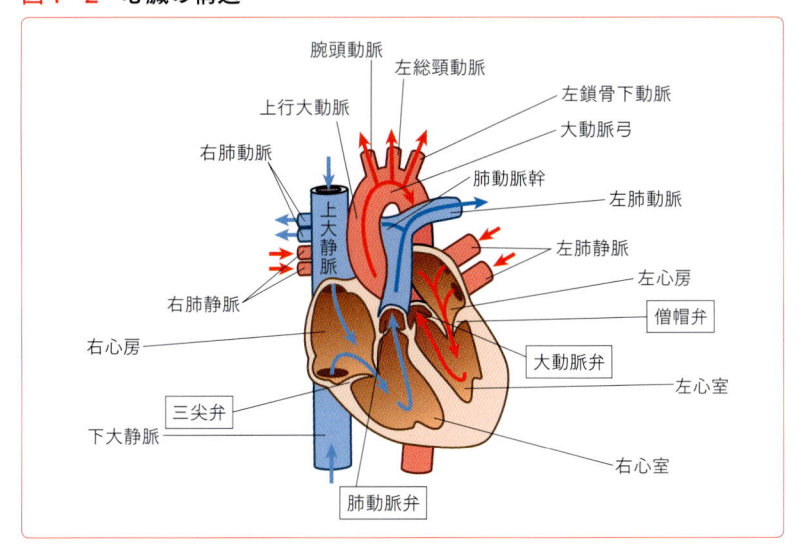

2 心周期と弁の開閉

　心周期とは，心拍動の周期であり，心臓がリズムのある収縮と拡張を繰り返す，周期的な活動が心拍動である。心周期には，収縮期（心臓が収縮し血液を血管に押し出している時期），拡張期（心臓が弛緩し，血液が流入し拡張している時期）の2つの過程がある。心筋の収縮により，心房・心室の容積と内圧，動脈圧，血流などが影響を受け，心周期とともに変化する。また，心周期には，弁の開閉が関与しており心音を発生させる。心房・心室の内圧と容積の変化は，心房収縮期，等容性収縮期，駆出期，等容性弛緩期，充満期の5つに区分される（図1−3）。

3 心拍出量と1回拍出量と心拍数の関係

　心拍出量とは，1分間に拍出される血液量のことで，以下の式で求めることができる。

1分間心拍出量（mL/分）＝1回拍出量×安静時心拍数

　1回拍出量は，1回の心臓の収縮によって拍出される血液量のことで，一般的に心収縮力が増すと1回拍出量も増加する。平均的な成人の安静時心拍数を70回/分，1回拍出量を70mL とすると，安静時の心拍出量は70回/分×70mL ＝4900mL/分となる。体重60kg の人の全血液量はおよそ5000mL であるため，1分間で全血液が全身を巡ることになる。また運動時の心拍出量は5〜6倍になると言われている。スポーツ選手の場合は，心臓の収縮力が増強しているため1回拍出量が多く，心拍数が少なかったとしても心拍出量は維持される。例えば，1回拍出量が100mL/分に増加していれば，安静時心拍数は50回/分であればよい

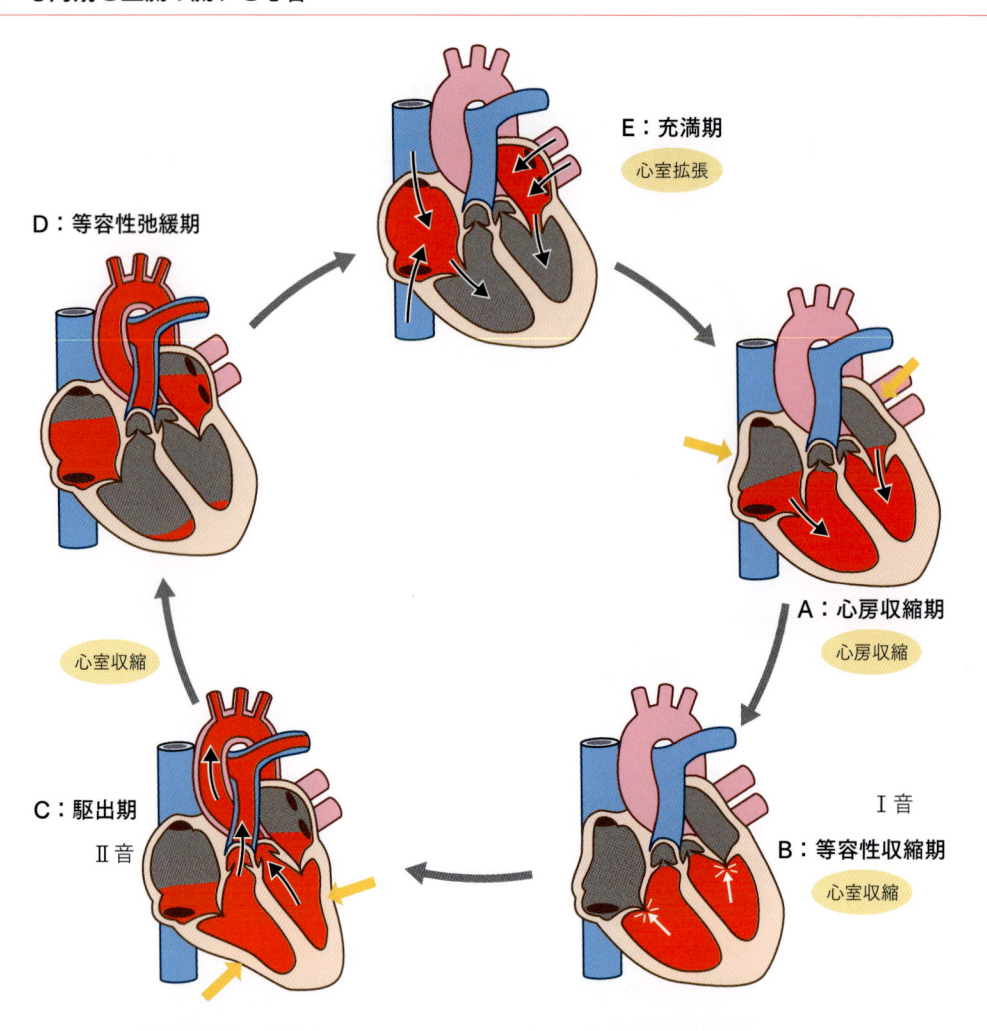

心周期	心房・心室の収縮・拡張と血液の流れ
A：心房収縮期	心房の電気的興奮によりはじまる。心房の収縮により心房内圧が上昇，房室弁は開いており，全身から心臓に戻ってきた静脈血が心房から心室内へ流入する
B：等容性収縮期	心房の電気的興奮がヒス束，左右の脚から心室全体に伝播し，心室の収縮がはじまり，心室内圧が上昇する。心房内圧より心室内圧が高まると，房室弁が閉じる（Ⅰ音）。収縮しはじめた段階では，心室内圧より大動脈圧・肺動脈圧のほうが高いので，大動脈弁，肺動脈弁はまだ閉じている
C：駆出期	動脈圧より心室内圧が高くなると，大動脈弁・肺動脈弁が開き血液が駆出され，終了すると大動脈弁・肺動脈弁は閉じる（Ⅱ音）
D：等容性弛緩期	駆出が終了し大動脈弁・肺動脈弁が閉じても，心房内圧より心室内圧が高いため，房室弁は閉じたままで，心室の容積は変わらない
E：充満期	心房内圧より心室内圧が低くなり，房室弁が開き，心房から心室内へ血液が流入する。大動脈弁・肺動脈弁は閉鎖しているため，心室に血液がたまる（充満）。流入しはじめは急激に心室内へ流入するため，心室壁の振動が生じる（Ⅲ音）

ことになる。トレーニングによって安静時心拍が減少しているような心臓のことを「スポーツ心臓」という。逆に，同じ体重60kgの人であっても，心臓の何らかの問題によって1回拍出量が50mL/分に減少している場合は，同じ心拍出量5000mL/分を確保するためには，安静時心拍数は100回/分となる。

運動や発熱時など，組織の酸素の消費が増加した場合など，組織の需要に応じるため，1回拍出量と心拍数は増加し，心拍出量を確保する。心不全による心臓の収縮力の低下や，出血・脱水などによる循環血液量の低下では1回拍出量は減少するため，心拍数を増加させ，心拍出量を維持しようとする。1回拍出量の減少がすすむと，心拍数の増加には上限があり，心拍出量は維持できず減少する。

4 脈拍のメカニズム：刺激伝導系・自律神経系

脈拍とは，心臓の拍動を意味している。心臓は拍動させるために自発的に興奮して収縮する自動能をもつ。その自動能は，刺激伝導系と自律神経系によって制御される。心臓は心筋という筋肉によって，規則正しく自発的に収縮する。収縮のリズムは心筋のどの部分が収縮をはじめるかによって変化する。実際，心房の細胞は約60回/分収縮し，心室の細胞は約20〜40回/分収縮している。この差が生じていても，刺激伝導系と自律神経系という2つの制御システムによって，心臓のポンプ機能は正常に活動している。

1 刺激伝導系

刺激伝導系は，心臓にのみ存在する特殊なものである（図1-4）。この興奮（刺激）伝導系に関与するのは，洞房結節，房室結節，房室束（ヒス束），脚，プルキンエ線維などの特殊心筋である。まず，上大静脈と右心房の境目にある洞房結節から電気的な興奮（刺激）が起こり，心房の心筋を介して，心房と心室の間にある房室結節へ興奮が伝わる。伝わった興奮が，房室束（ヒス束）に伝わる。この間，心房は収縮しており，房室束（ヒス束）に伝えられた興奮は，左右の脚へ伝わり，プルキンエ線維へすばやく伝わる。その結果，心室に刺激が伝わり，心室は心尖部から心房に向かって収縮をする。また，洞房結節は他の心筋とは異なり，自動的に興奮を起こす性質の細胞を有している心筋である。このため興奮（刺激）伝導系において，心臓全体の拍動，つまり心拍数とリズムを決定する存在でもあるため，洞房結節は「ペースメーカー」の役割をはたしている。

特殊な心筋の電気的興奮を体表面から検出したものが心電図で，生体への侵襲はほとんどなく，また簡便に測定することが可能である。心電図の波形には，心房の興奮（脱分極）を示すP波，心室の興奮（脱分極）を示すQRS波，心室の興奮がさめる（再分極）T波からなる。

図1-4●刺激伝導系と心電図

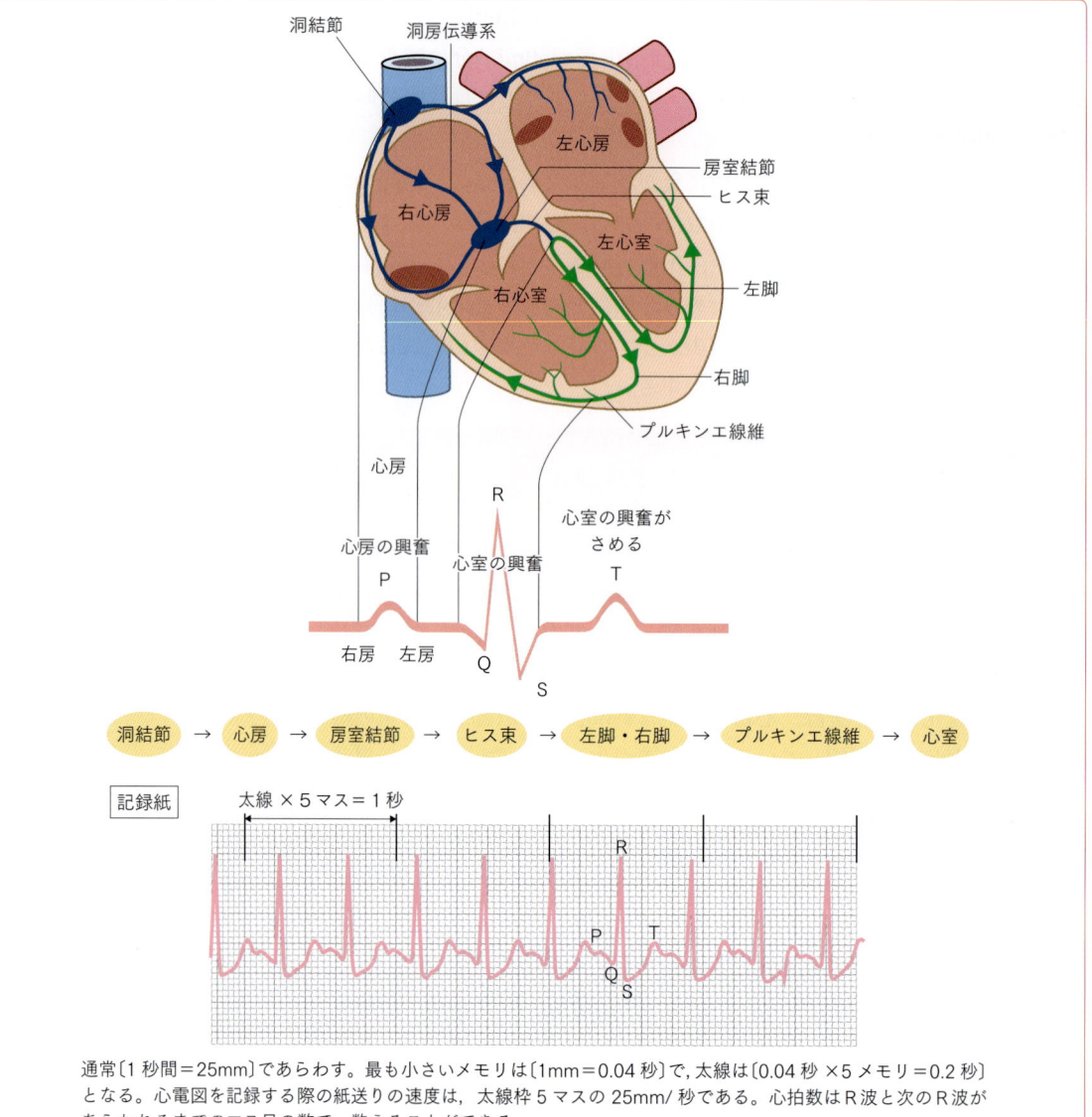

通常〔1秒間＝25mm〕であらわす。最も小さいメモリは〔1mm＝0.04秒〕で, 太線は〔0.04秒×5メモリ＝0.2秒〕となる。心電図を記録する際の紙送りの速度は, 太線枠5マスの25mm/秒である。心拍数はR波と次のR波があらわれるまでのマス目の数で, 数えることができる。

② 自律神経系

　自律神経系は, 延髄の循環中枢を中心にコントロールされており, 状況に応じて心拍数を増やしたり減らしたりしているが, いずれも一過性のものである。その種類には神経性調節, ホルモンや電解質による調節, 生理的な要因がある。

　神経性調節は, 主に①化学受容器, ②動脈圧受容器, ③心肺圧受容器の3つがある。1つ目に化学受容器として, 頸動脈小体と大動脈小体があり, 動脈血酸素分圧（PaO_2）が低下することで延髄の心臓血管中枢へ刺激が伝わり, 心拍数は増加する。2つ目に動脈圧受容器である頸動脈洞圧受容器と大動脈圧受容器が関与しており, 動脈圧が上昇すること

で，舌咽神経・迷走神経を介して，延髄の心臓血管中枢へ伝わり，副交感神経を刺激することで，心拍数が低下する。例えば，脈拍数が多い時に，内頸・外頸動脈の分岐部の頸動脈洞にある動脈圧受容器をマッサージで刺激を与えると，副交感神経を遠心路とする反射がおき，脈拍数が減少する仕組みである。3つ目は心肺圧受容器で，右心房入口付近や肺静脈などに存在し静脈還流量の増加によって交感神経が優位となり，心拍数の増加，脈拍数の増加に至る。

　ホルモンや電解質による調節には，交感神経と同じはたらきであるアドレナリン，ノルアドレナリン，ドーパミンなどのカテコールアミンや甲状腺ホルモンは，その作用により心拍数を増加させる。逆に，副交感神経が交感神経より優位だったり，アセチルコリンの作用で心拍数は減少する。

5 脈拍に影響を与える因子

　脈拍数は，心拍に影響を与える因子である生理的因子，環境的因子など，さまざまな因子により変動する。根拠の1つとして，脈拍が自律神経の支配を受けているからである。自律神経の交感神経が優位であれば，心拍数・脈拍数は増加する。一方で，副交感神経が優位になった場合，心拍数・脈拍数は減少する（図1-5）。

1 年齢・性差

　新生児や小児は基礎代謝が高く新陳代謝が亢進しており脈拍数は多いが，加齢とともに代謝が低下することから脈拍数は徐々に減少する。個人差はあるが目安として，年齢と最大心拍数の関係式を〔220 － 年

図1-5 ●自律神経系と脈拍数の関係

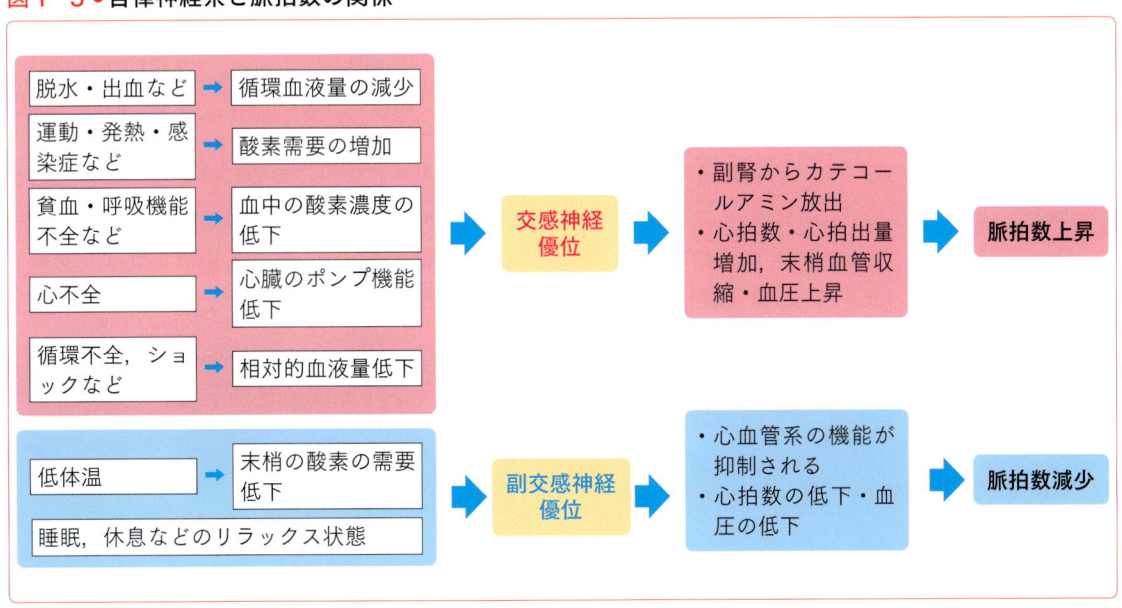

齢〕であらわすことができる。健康維持や競技力アップといった，幅広い対象者の目標に合わせた運動強度の設定に用いることができる。

　加齢に伴う安静時・運動時の心拍数の減少は，心臓自体の器質的老化と自律神経系の調節機構の変化によるものであるといえる。一般に女性は同年代の男性に比べ脈拍数はやや多い。

2) 活動・安静

　入浴や運動などによる筋の活動量が多くなるなど，循環血液量の増加による体温上昇をきたす。同時に末梢組織では酸素の需要が高まり，交感神経が優位となり，脈拍数は上昇する。安静や休息，睡眠など活動量が減少し，リラックス状態の場合は，末梢組織における酸素の需要が減少するため，副交感神経が優位となり脈拍数は減少する。

3) 食事

　食事の直前は，食物が胃腸に入る前に交感神経優位となるため，脈拍数が少し増加する。食事を摂取すると消化器系臓器のはたらきにより熱生産が促進され，脈拍数はさらに増加する。食事が終了してもしばらくは交感神経優位のままで脈拍数はほとんど変わらない。

4) 精神状態

　精神的な興奮や緊張状態では，交感神経が優位となり脈拍数は増加する。安静や休息，リラックス状態は副交感神経が優位となり脈拍数は減少する。

5) 環境

　気温の変化により脈拍数は変化する。気温が下がり寒冷刺激を受けると体温を上昇させようとして交感神経が優位となり，末梢血管の収縮，心拍数の増加，脈拍数の増加をきたす。

6) 薬物

　交感神経に分布しているα受容体はおもに血管にはたらきかけ収縮させ，β受容体は心筋の収縮力を高め心拍数を増加させる。そのため，β受容体遮断薬は，血管の緊張を緩めるため心拍数を減少させる。カルシウム拮抗薬，抗不安薬などは心拍数を増加させる。

2 脈拍測定の基本技術

1 脈拍の測定部位と方法

　脈拍とは，動脈の拍動を意味しており，心臓から全身にどれくらいの血液が送り出されているか，把握することができる。

　脈拍測定は，動脈が体表面を走行している部位で測定する。代表的な動脈の触知部位を図1-6に示す。脳への血流を確認するには総頸動

図1-6●脈拍の触れる部位

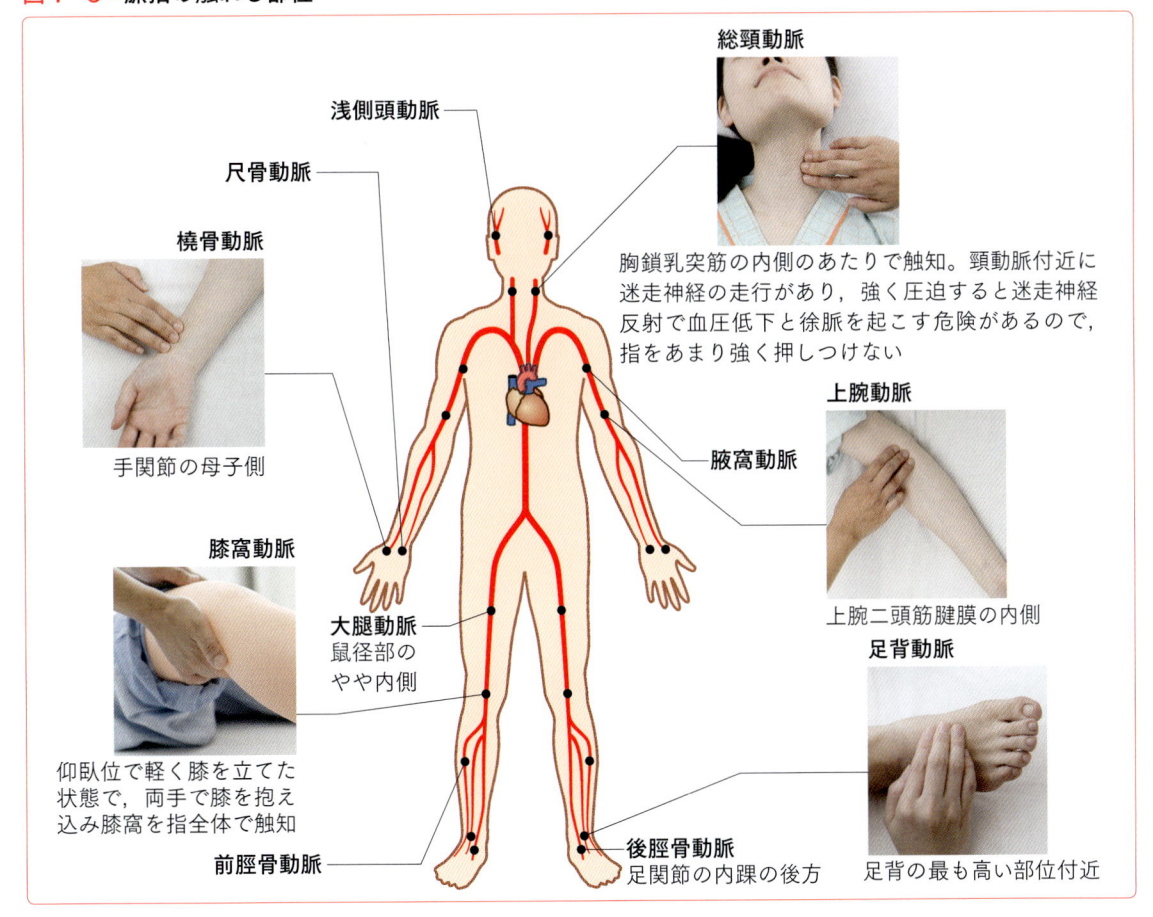

総頸動脈

浅側頭動脈

尺骨動脈

橈骨動脈

手関節の母子側

胸鎖乳突筋の内側のあたりで触知。頸動脈付近に迷走神経の走行があり，強く圧迫すると迷走神経反射で血圧低下と徐脈を起こす危険があるので，指をあまり強く押しつけない

上腕動脈

腋窩動脈

上腕二頭筋腱膜の内側

膝窩動脈

大腿動脈
鼠径部の
やや内側

足背動脈

仰臥位で軽く膝を立てた状態で，両手で膝を抱え込み膝窩を指全体で触知

前脛骨動脈

後脛骨動脈
足関節の内踝の後方

足背の最も高い部位付近

脈，上肢への血流の確認は橈骨動脈，腹部への血流確認には大腿動脈，下肢の血流の確認には足背動脈の触知が有効である。いずれも，激しい出血の時に，遠位側への血流を止めるのに圧迫される部位であるため別名「止血点」ともいわれる。

　測定部位で最も多く用いられている橈骨動脈による脈拍測定の方法とポイントについて以下に述べるが，橈骨動脈での測定が困難な場合もあるので，他の部位での測定方法についても理解しておくことが求められる。

2 脈拍の測定方法

　脈拍測定の方法には，測定者の手指を用いて測定する方法と，機器（脈拍計）を用いて測定する方法がある。手指による触診が比較的よく用いられている。

①患者に直接触れるため，手指衛生に努める。

　➡手が汚れていると消毒効果が落ちるため，手洗い（石けんと流水）した後に，アルコール含有手指消毒薬を用いて，擦式消毒することが望ましい。

②患者に測定することを説明し了解を得る。

③測定前に10〜15分の安静状態だったか否かを尋ねる。

　➡前述の「脈拍に影響を与える因子」から想定できる因子を情報収集することで，正確な値を測定することにつながる。

④測定者の手が温かいことを確認してから患者へ触れるようにする。

　➡突然冷たい手で触れられることで，患者が不快に思うだけでなく，冷感刺激により患者の交感神経が優位になり，脈拍が増加する可能性があり，正しい測定値が得られない。

⑤測定者の示指・中指・薬指の3本の指を動脈の走行と垂直になるように軽く当て測定する。

　➡母指や指の先端を当ててしまうと，測定者自身と患者の拍動を混同しやすくなるため，指の腹を用いて測定する（図1-6参照）。

⑥1分間測定する。

　➡10秒もしくは15秒測定し，6倍または4倍の数を測定値としてしまうと，測定していない45〜50秒の間にリズムの不整や脈の強弱などが出現した場合，患者の異常を見落としてしまうおそれがある。

⑦心電図モニター装着中であっても橈骨動脈などで実測する。必要時，心音を同時に聴取する。

　➡心臓の拍動（心拍）があっても，心機能の低下や期外収縮などにより心臓から拍出される血液量が減少し，末梢動脈への脈波として伝わらず，脈拍欠損が生じて心拍数よりも脈拍数が少なくなることがある。脈拍測定する際，心音を同時に聴取し，脈拍数の測定の他，リズム，脈の大小，血管の硬さ（緊張度）など，脈拍の性状を観察する必要がある。

⑧初診時や動脈の閉塞・狭窄など動脈疾患を伴う場合は，左右差を必ず確認する。

3 脈拍の観察と把握のポイント

1. 観察の視点

脈拍を観察するにあたって，回数を数えるだけではなく，触れている脈拍の性状を把握することがポイントとなる。

動脈壁の弾力性や緊張度といった性状を確認するためには，動脈の中枢側を左手指で圧迫し，血流を途絶してから，末梢側の血管を右手指で触診するとわかりやすい。

1) 脈拍数

成人の場合，100回 / 分以上を頻脈，60回 / 分以下で徐脈となる。高齢者の場合，加齢とともに徐脈傾向となるため，80回 / 分で頻脈，50回 / 分で徐脈となる。年齢での脈拍数の目安を表1−1に示す。

病的な原因によっても脈拍は変動する。脈拍が上昇する原因として，発熱，貧血，心不全，甲状腺機能亢進症などがあり，随伴症状として，動悸・息苦しさなどが生じる。脈拍数が減少する場合は，低体温，頭蓋内圧亢進，甲状腺機能低下症，スポーツ心臓などがある。また，薬剤によるものでは，例として降圧薬のβ受容体遮断薬は交感神経系に作用し，房室伝導速度を遅延させるため，脈拍数が減少する。

表1−1●脈拍数の基準値

年齢	基準値（回 / 分）
新生児（生後1週間）	120 〜 140
乳児（0 〜 3 歳未満）	100 〜 120
幼児（3 〜 6 歳未満）	90 〜 110
学童（6 〜 13 歳未満）	80 〜 90
成人（13 歳以上）	60 〜 90
高齢者（65 歳以上）	50 〜 70

② 脈拍のリズム

脈拍のリズムが規則的か不規則かを観察する。不規則な場合は不整脈があると判断する。規則的リズム異常や不規則なリズム異常も出現することがあるため，脈拍数は60秒間測定することが望ましい。

不整脈の種類は大きく分けて，刺激生成異常と興奮伝導異常がある。刺激生成異常とは，興奮の起こり方の異常によるもので，洞性不整脈や期外収縮，発作性頻拍，心房粗動，心房細動，心室細動などがある。期外収縮では規則的に触れていた脈拍が小さく触れたり突然欠損する結滞が生じることがある（**表1-2**）。

興奮伝導異常とは，興奮の伝わり方の異常である。代表的な異常には，洞房ブロック，房室ブロック，心室内伝導障害（左右脚ブロック），WPW症候群などがある。

不整脈がある場合は心臓の何らかの異常を疑い，脈拍と心拍の同時測定を実施し心電図検査を行う。

③ 脈拍の大小

脈拍の大小は，左心室から拍出された1回拍出量をあらわしており，この大小の変化で異常の有無を観察することができる（**図1-7**）。脈拍は心臓に近ければ近いほど強く触れ，末梢にいくほど弱く触れるという特徴がある。

大脈は脈圧が大きく，振り幅が大きく触れるもので，1回拍出量が増大する病態を示す甲状腺機能亢進症，大動脈弁閉鎖不全症などでみられる。小脈は脈圧が小さく，振り幅が小さく触れるもので，1回拍出量が減少する病態を示す。循環血液量の低下や心機能低下，大動脈狭窄症などで観察される。大小の脈が交互に起こるのを交互脈といい，うっ血性心不全の場合にみられる。

また，運動や精神的緊張など交感神経の緊張により大脈は一過性に出現する。しかし，病的な大脈が持続すると，心拍出量の増加による心負担が常にかかり，心不全併発の可能性がある。

吸気時に脈の拍動が弱くなる現象を奇脈という。心タンポナーデなどに代表される拡張障害の際にみられる現象で，心膜内に水が充満し心臓が十分に拡張できなくなる。結果的に吸気時に心拍出量が低下し脈の拍動が弱くなるため，緊急の対応が必要である。

④ 脈拍の遅速

脈拍の速さは左心室の収縮の速さを示している。脈の立ち上がりが急で大きく，急速に小さくなり大脈に伴うものを速脈という。大動脈弁閉鎖不全症や甲状腺機能亢進症で生じる脈拍の異常である。

一方，大動脈弁狭窄症の場合，左心室の血液を駆出するために時間を要するため，脈拍の立ち上がりおよび下降の速度が遅くなり，遅脈（脈

洞性不整脈
呼吸性不整脈とも言う。吸気時に脈拍が増加し，呼気時には減少する。

期外収縮
洞房結節よりも先に刺激が生成されて，異所での興奮が開始される。

WPW症候群
心房と心室との間に，正常な電気の伝導路とは別に副伝導路という伝導路がある状態。この副伝導路があると，頻拍性不整脈が起こりやすくなる。

表1-2 ● 代表的な不整脈と心電図の特徴

代表的な不整脈	心電図	病態と心電図の特徴
心房期外収縮（PAC）		・上室性で刺激の発生部位は心房内である。刺激は心房，房室結節，脚，心室と順行性に流れるため，QRS波は正常かやや幅が広い。P-QRS-T型である
心室期外収縮（PVC）		・刺激の発生は心室内で，QRS-T型でP波を伴わない。幅が広いQRS波が特徴的。RR間隔が突然短縮。洞結節からの正常な刺激と衝突した場合，正常洞調律による心拍が1拍休むことになる ・PVCのR波が先行の心拍のT波の上に出現した場合，その現象をR on Tという。心筋梗塞でR on Tが出現した場合は，致命的な心室細動に移行する可能性があるので，注意を要する。2段脈・3段脈，ショートラン（PVCの頻発）の原因になる
心室頻拍（VT）		・ヒス束分岐部より遠位の心室が刺激の発生源であり，3拍以上の連続した頻拍（心拍数100回/分以上）をいう。動悸，胸痛，心ポンプ機能低下に伴う脳血流量の低下による失神発作（アダムス・ストークス発作），急性心不全，ショックなどが出現する ・心室細動への移行という致命的な状況になる可能性がある。特に心筋梗塞などの心疾患の場合は注意を要する
心房細動（AFib）		・無秩序に心房の各所から刺激が発生する。一部が房室結節を通過し心室が収縮する。P波が欠損したQRS波を発生させる。基線に細動の波が生じる。RR間隔は不均等。高血圧，僧帽弁狭窄症や閉鎖不全などの弁膜症，心筋症，冠動脈硬化症などで出現する ・細動により心房内に血栓を形成しやすく，動脈の塞栓症を起こしやすい
心房粗動（AFL）		・頻脈性の不整脈で，刺激が右心房内を何度もめぐることで発生する。P波が消失し基線に三角波が規則的に連ねているのが特徴で，RR間隔はある程度一定。突然死をきたすことがあるが，通常予後はよい
心室細動（VF）		・致死的な不整脈で，早期発見・早期対応が原則である。無秩序に心室の随所から刺激が発生し，心臓全体を支配してしまう危険な不整脈である。P波，T波がなく，不規則で一定しない心室波が出現する。心拍数は150〜300回/分で，有効な心拍が発生せず，心拍が停止した状態と同じ状態となる。脳への血流停止に伴う意識消失をきたし，死に至る可能性が高い
房室ブロック（A-V block）	 第1度房室ブロック 第2度房室ブロック（MobitzⅡ型） 第3度房室ブロック（完全房室ブロック）	・房室結節からプルキンエ線維までの電気的刺激の通過障害により生じる不整脈。第1度から第3度の3つの型がある ・第1度：房室結節付近での刺激の通過時間の延長（P-Q時間の延長） ・第2度：洞結節を出た刺激が心房から房室結節付近を通過できないことがある。2個のP波の後にQRS波が1個，あるいは3個のP波の後にQRS波が2個しかあらわれなかったりする ・第3度：洞結節を出た刺激が房室結節付近を全く通過できない状態。P波とQRS波が無関係に存在する。QRS波は房室結節やプルキンエ線維から刺激による興奮である ・急性：急性心筋梗塞，迷走神経過緊張，薬剤性（βブロッカー，ジギタリス，カルシウム拮抗薬など）など ・慢性：虚血性心疾患，心筋症，サルコイドーシスなど

図1-7 ●心電図と脈拍触知

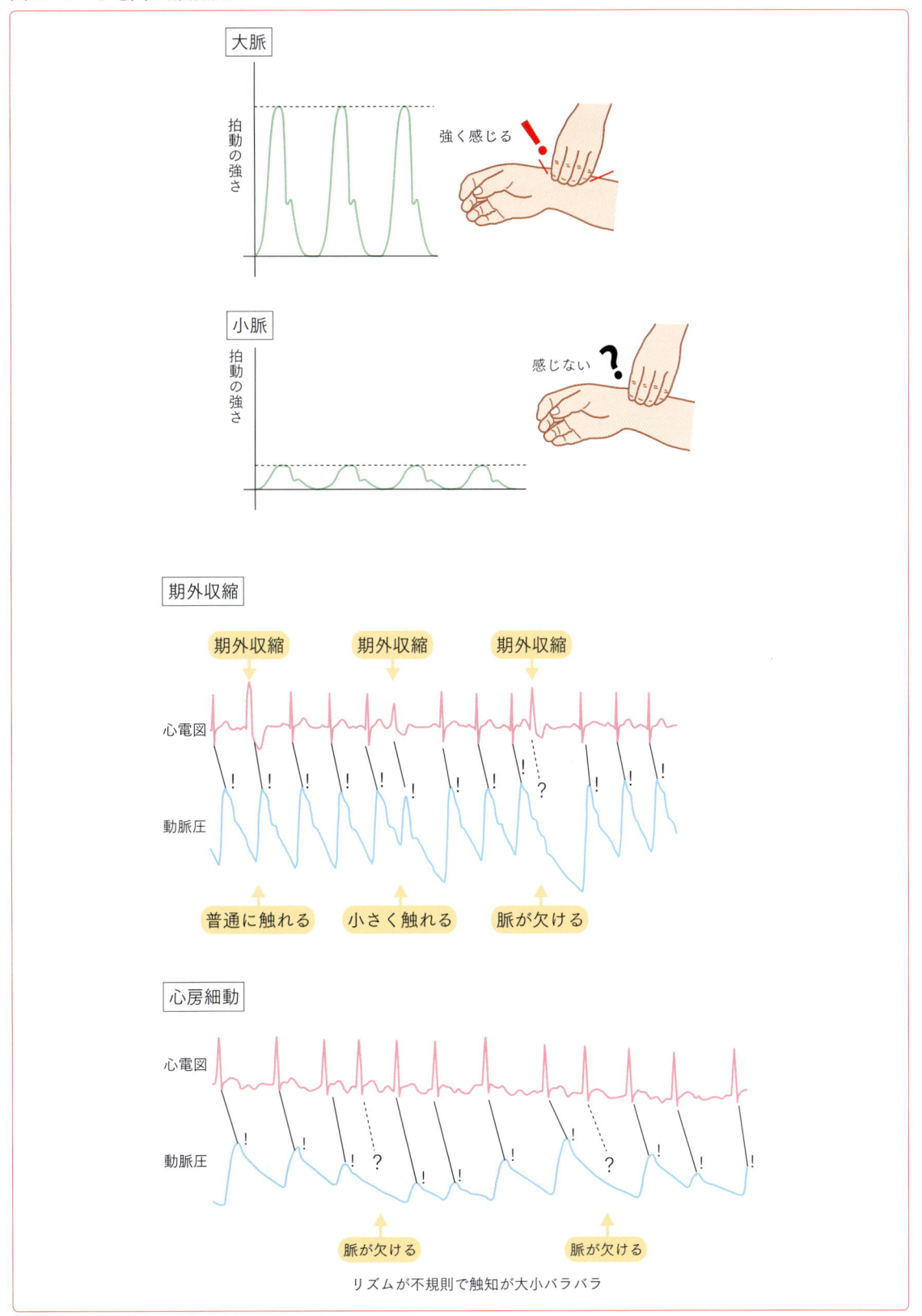

大脈

拍動の強さ

強く感じる

小脈

拍動の強さ

感じない

期外収縮

期外収縮　　期外収縮　　期外収縮

心電図

動脈圧

普通に触れる　　小さく触れる　　脈が欠ける

心房細動

心電図

動脈圧

脈が欠ける　　脈が欠ける

リズムが不規則で触知が大小バラバラ

の立ち上がりがゆっくりで消退もゆっくりで小脈を伴う）が生じる。

⑤　緊張度 / 動脈の硬さ（弾力性）

　脈拍の緊張度とは，触知した際の動脈壁の弾性のことである。高血圧や動脈硬化が進行している場合，硬い脈が触れる。やわらかい脈である場合，低血圧やショック状態で循環血液量が低下していることが考えられる。脈の緊張を観察する際には，血圧の観察も必要となる。動脈の硬さを観察する時，血管の蛇行，索状，数珠玉状の有無も観察する。

⑥　脈の左右差 / 上下肢差

　橈骨動脈での脈拍では，左右同時に測定し，強弱に左右差が生じた場合は，弱く触れた側の動脈の狭窄や閉塞，動脈解離を疑う。閉塞性動脈硬化症（ASO）の場合，左右差のみならず上肢と下肢の脈拍の触知（四肢動脈の触知）を行う。橈骨動脈は触知できるが足背動脈の触知が困難な場合は下肢の ASO を疑い，超音波等の機器で動脈の血流を確認し，狭窄・閉塞の部位や範囲を確認する必要がある。

2　随伴症状の有無の把握

①　動悸

　動悸は心臓の拍動に変化をきたした時に感じる自覚症状の１つで，心臓の拍動が速くなったり，強くなったり，あるいはリズムが不規則になったりすることで，不快感，違和感を覚える状態である。感じ方は個人の感受性により異なり個人差がある。発生する時間帯，動悸のはじまり方と終わり方，持続時間，頻度など動悸の性質を聴取することが有用である。また，動悸が出現している際に脈の状態が速くなるのか，規則的か不規則か，結滞の有無などもあわせて聴取することも大事な情報となる。循環器系に原因がない場合，感染症による発熱，妊娠，過労や睡眠不足，貧血や甲状腺機能亢進症，低血糖，心因性（不安，自律神経失調症，更年期障害）などを疑う。

②　胸痛

　循環器系疾患に特徴的な症状である。緊急対応を要する疾患は，急性心筋梗塞，大動脈解離，肺塞栓症などである。胸痛には，胸が痛い，締めつけられる痛み，引き裂かれるような感覚，胸が苦しいなどがある。

　狭心症の発作時に生じる胸痛は特徴的である。心臓での酸素消費が冠動脈からの酸素供給を上回るために生じる。心筋の虚血状態となり，冠動脈に伴奏する交感神経に伝わり，脊髄神経（第 8 頸髄神経〜第 4 胸髄神経のレベル）に伝達され，前胸部や胸骨部に，締めつけられるような痛み（絞扼性の疼痛）を感じる。同時に同レベルの知覚神経の支配領域

の左肩，左上腕，首，下顎などに放散痛が生じる。

労作性狭心症では，労作を中断することで症状は緩和してくる。胸痛の持続時間は5〜15分程度である。ニトログリセリン舌下後，1〜2分で効果がみられる。

心筋梗塞の場合は，メカニズムは狭心症と同様であるが，30分以上継続し，発汗や脱力感，嘔吐などの症状を伴うことが多い。

大動脈解離の場合，激しい痛みが特徴である。前胸部から肩甲骨部，腰部の引き裂かれるような激しい痛みが突然出現する。解離が大動脈に沿って進むと痛みが移動する場合がある。血管の外膜に感覚神経の末端があるため痛みを感じる。大動脈解離は，血管破裂，心タンポナーデ，血胸，血管の閉塞など重大な合併症を引き起こす場合がある。

急性肺塞栓症や食道炎，帯状疱疹など非循環器疾患でも胸痛は引き起こされるので，鑑別診断が重要である。問診，視診，触診，聴診等を駆使し詳細な観察を速やかに確実に行い，緊急に対応しなければならない状況かどうかを判断することが重要である。どのような痛みか，痛みのきっかけ，部位と範囲，持続時間，程度，緩和する方法，治療薬の有無などについて詳細に情報を得る。

激しい胸痛が生じた場合，ショック状態や重症度が高いなど，緊急性が高い状況では，救命救急処置を適切に行う。また，突然の強い胸痛は，死の予感や恐怖を感じさせ不安に陥りやすいため，精神的な支援が重要となる。

③ 浮腫

細胞間液（間質液）の異常な貯留により，全身あるいは局所の組織が腫張した状態を浮腫という。局所性浮腫は限局した部位に左右非対称で出現するが，全身性浮腫は左右対称で出現する。局所性浮腫では，眼瞼，手指，陰嚢，脛骨前面は組織圧が低いため出現しやすい。全身性浮腫は，病初期に下肢に部分的に見られ，臥床している患者では後頭部から背部にも強くみられる。

心不全などの心疾患に出現する浮腫を心臓性浮腫と言い，心筋や刺激伝導系などの障害により心機能が低下し，心拍出量が低下する。心拍出量の低下によって，有効な循環血漿量を保てず，糸球体濾過量の減少によりアルドステロンの分泌が促される。結果として尿細管での水とナトリウム再吸収が促進し，組織間隙に水が貯留する。

右心不全の場合，静脈系のうっ血により静脈圧が上昇し，血管内水分が組織間隙に移行し，浮腫が出現する。心不全の初期に特徴的な浮腫は，夕方に足踝から下腿に著明にあらわれる。また，浮腫そのものが心負担の増大につながり，心機能のさらなる低下をきたして，浮腫が増強するという悪循環となる。

アルドステロン

アルドステロンとは，腎臓におけるナトリウムイオンの再吸収を調整する副腎皮質ホルモンである。抗利尿ホルモン（下垂体後葉から分泌 ADH：バゾプレッシン）と比較して，きわめてゆっくり作用が出現するホルモンのため，大量の飲水をした場合，余剰の水分は2時間くらいで腎から排泄されるが，等張性の塩分（0.9％の濃度の NaCl 水溶液）を飲み，摂取された余分なナトリウムイオンは，24時間以上を要して排泄される。

④ チアノーゼ

血液中の還元型ヘモグロビン（酸素を運搬し終えた状態）の濃度が上がり，皮膚および粘膜が紫色にみえる状態になることである。先天性心疾患のなかでチアノーゼが出現する代表的疾患は，ファロー四徴症，完全大血管転位症，総肺静脈還流異常症などである。心臓の形態異常により，酸素量の少ない静脈血が動脈血に混ざりチアノーゼが出現する。

⑤ 息切れ・呼吸困難

通常の呼吸運動を行うのに不快感と困難感を自覚した状態である。息切れや呼吸困難が出現する循環器系の疾患には，左心不全，弁膜疾患，先天性心疾患がある。

⑥ 易疲労感

心機能が低下することで，心拍数の減少とともに，心拍出量も下がり，全身の酸素供給が不足することになる。このため，無酸素状態での活動が増え，疲労物質が体内に蓄積するため疲労を感じやすくなる。

3 心音の聴取

心音は，心臓が激しく動くため，その音が振動として胸壁に伝わることによって聴取することができる。正常な心音にはⅠ音，Ⅱ音，Ⅲ音がある。心室の収縮と房室弁の閉鎖によってⅠ音が生じ，大動脈弁閉鎖と肺動脈弁の閉鎖によってⅡ音が生じる。通常，大動脈弁閉鎖のⅡA音が肺動脈弁閉鎖のⅡP音より早く発生する。呼吸状態によって，ⅡA音とⅡP音の間隔が異なる。吸気ではその間隔が広がり，呼気では間隔が狭くなる。Ⅲ音とは，心室の急速充満時に発生し，若年者に聴取されるが，成人では聴取されない。

心音を聴取する部位は①大動脈弁領域，②肺動脈弁領域，③エルブ領域，④三尖弁領域，⑤僧帽弁領域の5か所である（図1-8）。

僧帽弁領域を心尖部といい，大動脈弁領域，肺動脈弁領域，三尖弁領域を心基部という。心尖部ではⅠ音が大きく聴こえ，心基部ではⅡ音が大きく聴こえる。また，心音と脈拍の拍動の関係は，Ⅰ音とⅡ音の間に脈拍の拍動が触れる。

心音聴取はⅠ音とⅡ音を聴診するのが基本で，例えば「ドッ，クン」「ドッ，クン」と聴こえる。収縮期のⅠ音（ドッ）が低く，拡張期のⅡ音（クン）のほうが高く，Ⅱ音の後にⅠ音が聴こえるまでのほうがⅠ音からⅡ音が聴こえるまでより長い。

聴取する時は，聴診器の膜面を用いる。心拍数，心拍のリズム，心拍数と脈拍数とあっているか，心雑音はないかなどを観察する。心雑音は弁の狭窄や閉鎖不全などの弁膜障害がある場合に聴取される。狭くなっ

図1-8 ● 心音聴取部位

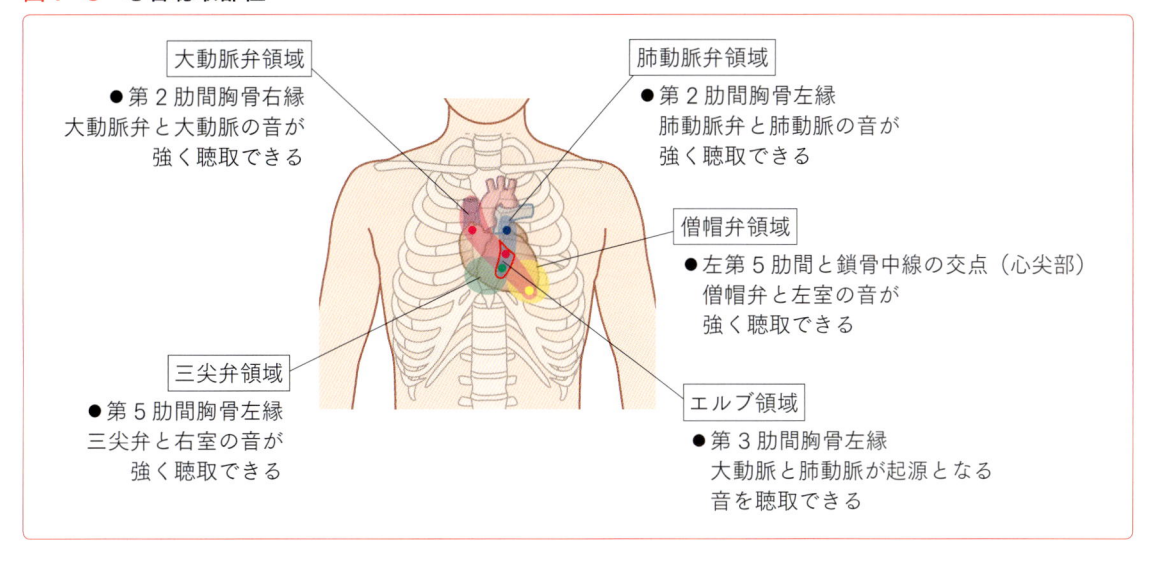

大動脈弁領域
●第2肋間胸骨右縁
大動脈弁と大動脈の音が
強く聴取できる

肺動脈弁領域
●第2肋間胸骨左縁
肺動脈弁と肺動脈の音が
強く聴取できる

僧帽弁領域
●左第5肋間と鎖骨中線の交点（心尖部）
僧帽弁と左室の音が
強く聴取できる

三尖弁領域
●第5肋間胸骨左縁
三尖弁と右室の音が
強く聴取できる

エルブ領域
●第3肋間胸骨左縁
大動脈と肺動脈が起源となる
音を聴取できる

た弁の間を血液が通る時，あるいは弁の閉鎖が不十分で血液が逆流して漏れる時などに雑音が聴取される。

心雑音の分類については**表1-3**に示した。

4 心電図の把握

1 心電図

特殊な心筋の電気的興奮を体表面から検出したものが心電図である。心電図の波形は，P波，QRS波，T波，U波の4つで構成され，それぞれが特徴を有している（14ページ**図1-4**）。

P波は最初に出て，右心房と左心房の伝達をあらわすが，心肥大や弁膜症がある場合，二峰性，2相性のP波がみられる。

QRS波は，右心室と左心室の興奮過程を示し，波形の中で一番大きな振れ幅を有する。QRS波の異常は，脚ブロック，心肥大，心筋梗塞などを疑う。

T波は右心室と左心室の興奮からの回復過程をあらわしている。T波の異常には，二峰性，テント状，陰転などがあり，心筋梗塞や狭心症，電解質異常などにみられる。

U波は緩やかな波形で，プルキンエ線維の回復過程を示しているといわれているが，すべての心電図でみられるわけではない。II誘導，V_3，V_4誘導でみやすい。低カリウム血症では増高が認められる。

2 心電図波形をみるポイント

心電図の判読手順は，①心拍数，②リズム，③P波，④PR間隔，⑤QRS間隔，⑥QT間隔の6つのポイントがある。

①心拍数

　　1分間の心拍数＝60秒÷RR間隔。RR間隔の目盛りを数えて計算する（1目盛り＝1mm＝0.04秒）

②リズム

　　PP間隔が一定なら心房リズムは正常で，RR間隔が一定なら心室リズムは正常である。

③P波

　　波形のどこに出現するかや波の高さ，幅をみる。高さ2.5mm以内，幅0.09〜0.11秒が基準値である。

④PR間隔

　　P波のはじまりからQ波またはR波のはじまりまでの目盛りを数え，0.04秒をかけて算出することができる。基準値は0.12〜0.20秒である。房室ブロックの場合はPR間隔が延長し，WPW症候群では短縮する。

⑤QRS間隔

　　Q波のはじまりからS波の終わりまでの目盛りを数えて，0.04秒かけて算出することができる。0.06〜0.10秒が基準値である。

⑥QT間隔

　　Q波のはじまりからT波の終わりまでの目盛りを数えて，0.04秒をかけて算出することができる。0.32〜0.40秒が基準値である。

3 心電図の誘導と電極装着部位

　　一般的に用いられる誘導法は，肢誘導法と胸部誘導法がある。肢誘導とは四肢に電極を装着し電位差を測定する方法で，胸部誘導は肢誘導に

表1-3 ● 心雑音の分類

分類		発生機序
収縮期雑音	駆出性収縮期雑音	半月弁の障害，駆出血液量および速度が増大する時に生じる。血液の駆出は房室弁が閉じた（Ⅰ音）後にはじまり，半月弁が閉じる（Ⅱ音）前に終わるため，等容積収縮が終わってから雑音は生じる
	逆流性収縮期雑音	房室弁の閉鎖不全では，収縮期に閉鎖せず心室から心房に血液が逆流する際に生じる。心室中核欠損では収縮期に左室から右室に血液が逆流し生じる。全収縮期性の雑音。Ⅰ音よりはじまりⅡ音は雑音で聴取しづらい
	後期収縮期性	収縮期中期以降に雑音が生じることがある
拡張期雑音	心室充満雑音	心室拡張中に血液が房室弁を通過する際に生じる。雑音はⅡ音に遅れて等容積拡張期の終了後か解放音に続いてはじまり，Ⅰ音の前に終わる
	心房収縮性雑音	心房の収縮により血流の速度が増大して生じる。Ⅰ音の少し前の前収縮期〜Ⅰ音にかけて生じる
	逆流性拡張期雑音	拡張期の半月弁閉鎖不全により，心室に大血管から血液が逆流し生じる。拡張期の雑音でⅡ音の直前あるいはⅡ音から急激に増大してⅠ音の前に終わる
連続性雑音		左心系（高圧）と右心系（低圧）との交通によって，収縮期，拡張期を通して圧格差により生じる

6つの胸部誘導を合わせ12誘導で測定する方法である。電極の装着部位と心臓の位置関係を図1-9に示した。

5 他のバイタルサインとの関連

1 意識

　心筋梗塞や不整脈の出現によって，心室細動や心停止など生命が重篤な状態になった場合，意識障害をきたす。また，心性の失神が生じる場合もあり，洞機能不全症候群（SSS）や房室ブロックによって生じる徐脈性不整脈，上室性や心室性の頻拍によって起こる頻脈性不整脈がそれにあたる。

2 体温

　環境温度が10℃高くなると，心臓の化学反応速度は約2倍になる。よって，心拍数も温度が上昇すれば速くなり，低下すれば遅くなる。これは洞房結節のリズムを発生する基本反応が化学反応に由来する。つまり，体温が上昇することによって，脈拍数も上昇し，体温が低下すれば脈拍数も減少する。

3 呼吸

　脈拍数が呼吸に関与するのは，肺うっ血を伴う循環器疾患であり，左心不全，弁膜疾患，先天心疾患がそれである。心不全の場合の重症度分類にはNYHA分類が使われる（表1-4）。

4 体液バランス

　脱水時には，循環血液量が低下するため脈の緊張度が下がる。細胞外液の減少や低マグネシウム血症，低血圧時には頻脈となり，高カリウム血症や高カルシウム血症では徐脈がみられる。

　電解質の異常により心臓に致死的な異常をもたらすことがある。例えばカルシウムイオンの低下は心機能を抑制し，ナトリウムやカリウムなどは，刺激伝導系にも関与する必須の電解質であるため，体内での値の異常によって心機能の障害は避けられない。

5 血圧

　脈拍は前述のように，心臓に近ければ近いほど強く触れる。つまり，中枢部であれば，拍動は強く触れ，末梢にいくほど弱く触れるという特徴がある。体表面から触知できる動脈が触れていることが確認できれば，収縮期血圧の値が推測できる。表1-5は脈拍測定で用いられる動脈と収縮期血圧の値の目安である。

図1-9●心電図の誘導

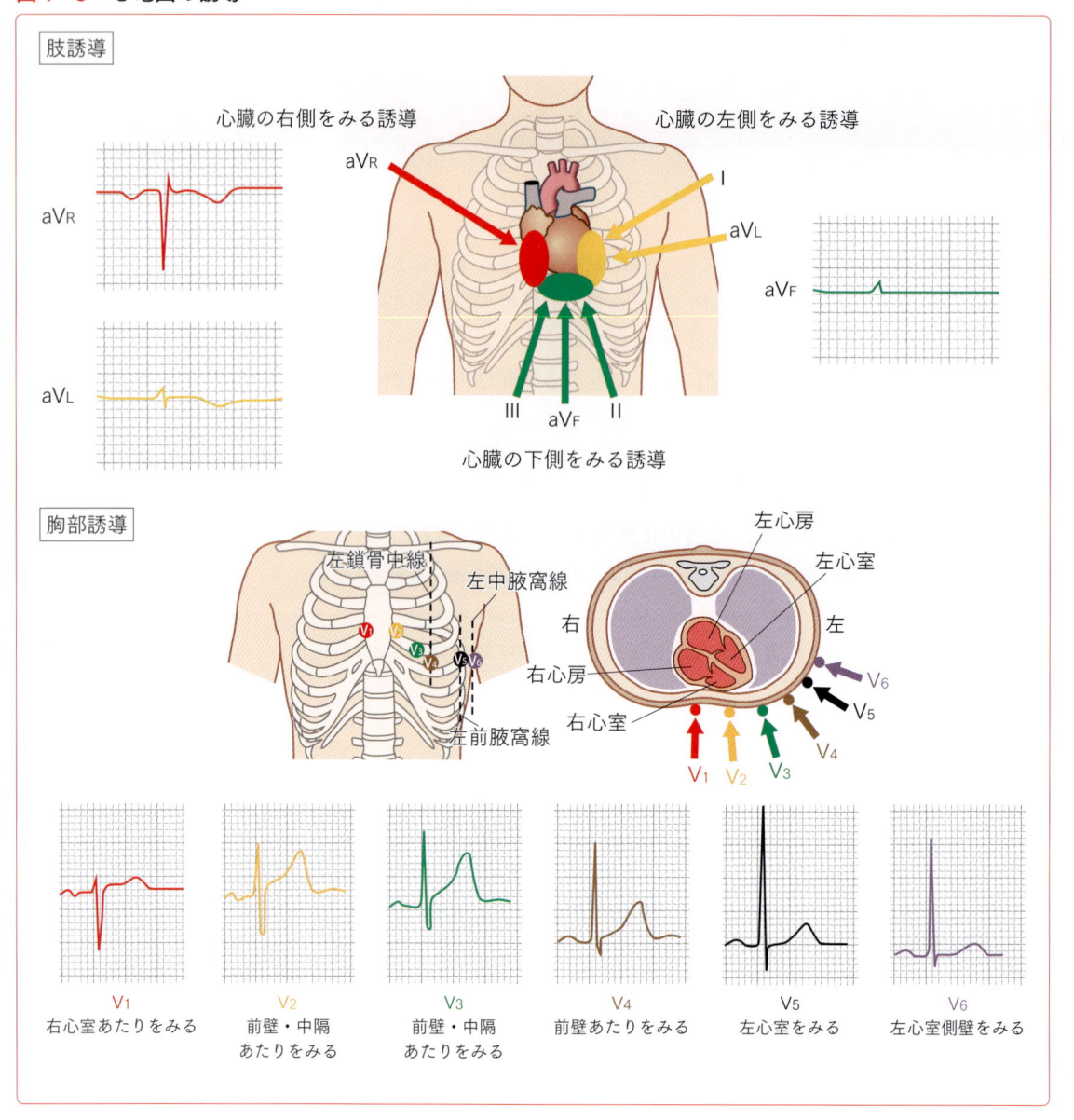

表1-4●心不全の重症度分類（NYHA分類）

Ⅰ度	心疾患はあるが，日常の活動の疲れ，動悸，呼吸困難，または狭心発作を起こさない
Ⅱ度	安静時は無症状だが，日常の活動で疲れ，動悸，呼吸困難，または狭心発作を起こす
Ⅲ度	安静時は無症状だが，軽度の日常の活動で疲れ，動悸，呼吸困難，または狭心発作を起こす
Ⅳ度	安静時にも心不全または狭心症状があり，軽度の活動で症状が悪化する

表1−5 ●動脈と収縮期血圧の値の目安

動脈	収縮期血圧の値の目安
橈骨動脈	80mmHg 以上
上腕動脈	70 〜 80mmHg
大腿動脈	60 〜 70mmHg
頸動脈	50 〜 60mmHg
頸動脈触知不能	循環停止

臨床にいかす 脈拍異常への対応

　臨床の現場で脈拍測定は，生命にかかわる循環動態を知る手掛かりとして重要である。患者をみて「おやっ，おかしい」と感じたら，まずは脈拍をみることからはじまる。脈拍の数，リズム（規則的・不規則），大小について注意深く観察しながら，緊急性があるかどうか，対処が必要かどうかを判断する。脈拍の数は心拍数を反映している。また脈のリズムは心臓の刺激伝導系の異常を，脈の触れ方やその大小は1回拍出量や血圧を反映しているため，心臓の機能の状態を推測できる。異常を早期に発見し早期に対処することが，ベッドサイドで患者の身近にいる看護師の責務である。いかに異常を察知し，緊急対応の必要性の判断をするかが重要である。詳細な観察によりその情報の意味を考え，原因を探り，なりゆきの予測などから，迅速に適確な判断を行い，適切な治療や看護につなげていくことが求められる。

1. 頻脈（図1-10）

　頻脈は心拍数100回/分以上をいう。頻脈が続くと，拡張期の短縮により1回拍出量が低下し血圧の低下をまねき，全身の組織の循環不全による虚血を引き起こす。頻脈は心筋の収縮が激しく繰り返されることから，心筋での酸素消費量が増加するが，心筋に酸素を供給する冠動脈は心筋の収縮により圧迫され冠血流量が減少する。また拡張期の短縮により大動脈からの逆流する血液が減少するため，結果的に冠血流量は減少し心筋への酸素供給量が低下し，心筋酸素需給の不均衡が起こり，心筋の虚血を引き起こす可能性がある。

　頻脈性不整脈には，①洞性頻脈，②上室性頻拍，③心室性頻拍，④心房細動・心房粗動，⑤心室細動などがある。脈拍の触診で異常を察知したら，速やかに心音聴取，リズム不整の有無，心電図をとって確認し，動悸，息切れ，胸痛，めまい，意識低下などの随伴症状等を把握し，原因を探る。

　致死性不整脈など危険な不整脈へ移行していないか，心電図と自覚症状，血液検査結果等を把握し危険の予測を行い，有効な治療や看護につ

図1-10●頻脈への対応フロー

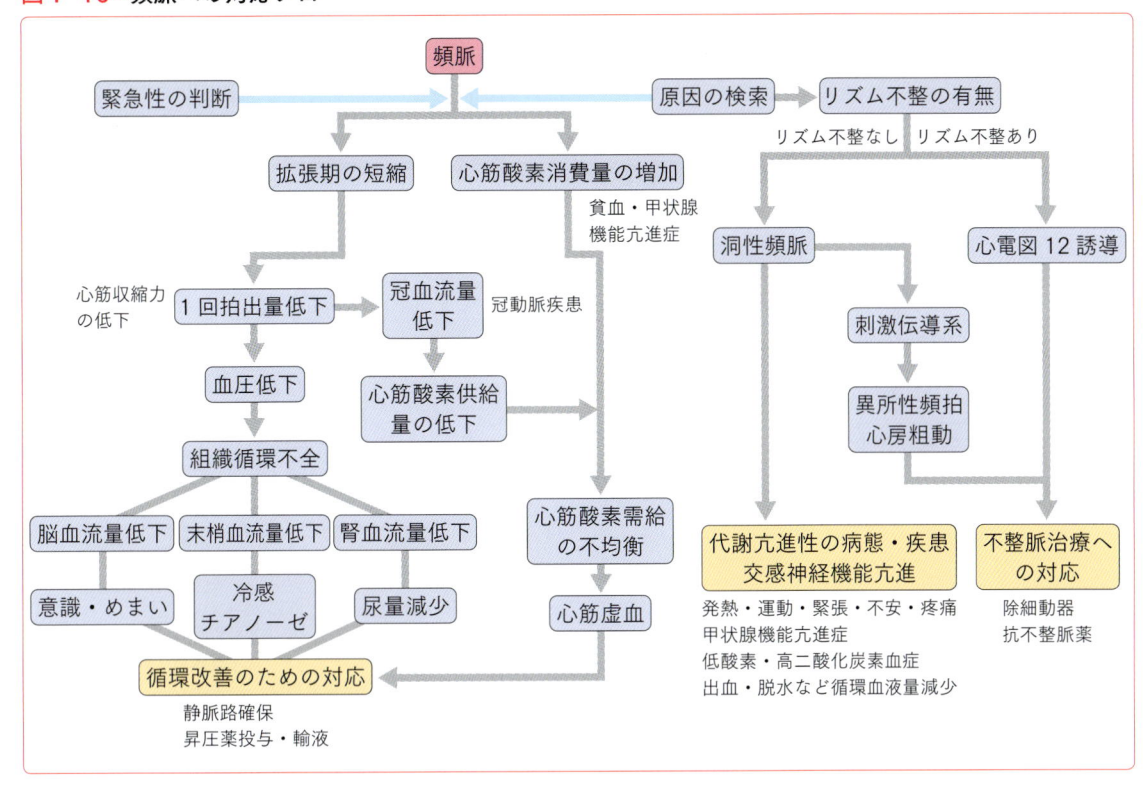

なげていく。150回/分以上の場合は速やかに心拍数が適正範囲になるように対処する必要がある。

2 徐脈（図1-11）

徐脈とは，心拍数が60回/分以下であるが，スポーツ選手の場合，安静時心拍が40回/分以下のこともあり，徐脈がすべて異常ということではない。

徐脈になると一般に拡張期の延長をきたし，心室では血液の充満度が増す。心筋の収縮頻度が減少するため心筋での酸素の需要が減少し，循環動態の破断がなければ心筋にとってはある程度負担は少ない。

徐脈には，洞性徐脈，不完全房室ブロック，完全房室ブロックなどがあり，通常40回/分前後の心拍数となる。完全房室ブロックでは，心拍数は通常40回/分以下，強さはほぼ一定で規則的で，運動による増加は少ない。

アダムス・ストークス症候群の場合は，急に発生した脈拍異常により，一時的に心臓から血液が拍出されない状態となり，失神発作を伴うのが特徴的である。これは心拍出量の著明な低下により脳循環血液量の減少をきたし，めまい，意識消失，けいれん等の脳神経障害の出現による。軽症のアダム・ストークス発作では，目の前が急に暗くなった，あるいは白くなった，めまい，ふらつき，急な眠気などがみられる。脳へ

アダムス・ストークス症候群

重症不整脈により起こる脳虚血発作。めまいや失神発作などの症状がある。高度房室ブロック，洞不全症候群などの徐脈性と心室細動，心室頻拍，時には上室性頻拍などの頻脈性不整脈でみられる。ペースメーカーや除細動器植え込みの適応となる。

図1-11●徐脈への対応フロー

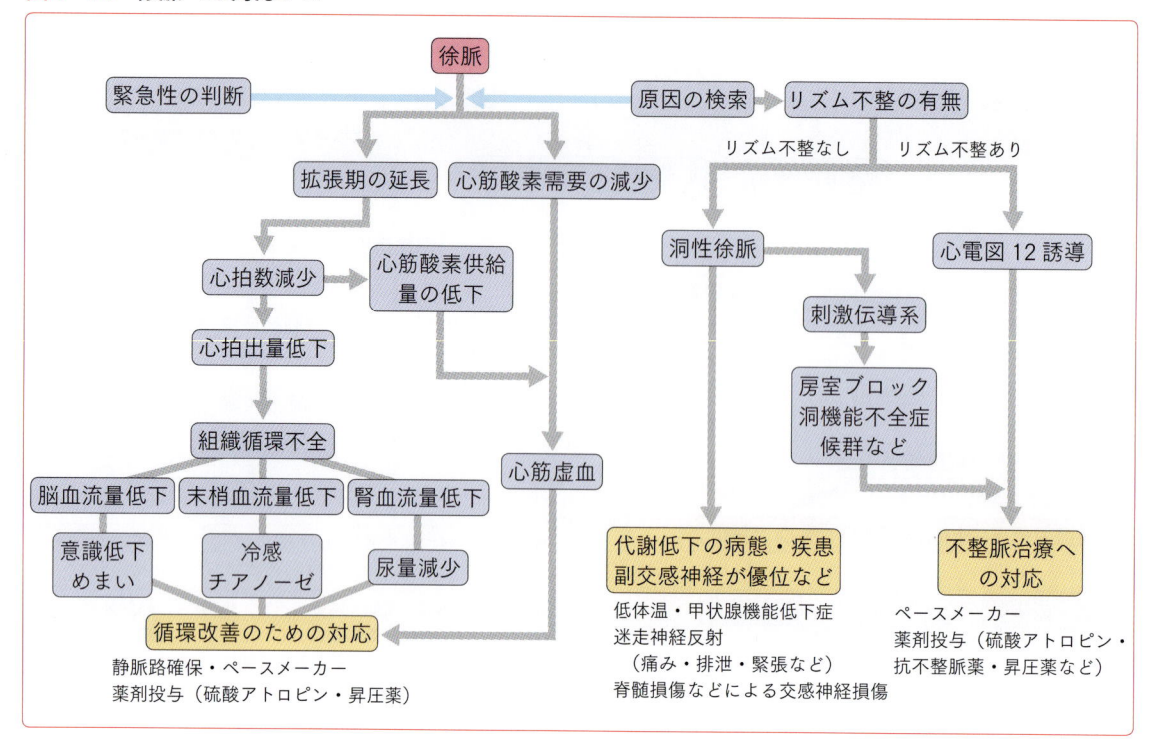

の血流が途絶えることが10秒以上継続すると，意識が消失し，けいれん，チアノーゼなどがあらわれる。

　高度な徐脈の場合は，全身の循環血液量が低下し，易疲労感や四肢の冷感，呼吸困難，浮腫などの心不全症状がみられ，さらに徐脈によって不整脈，低血圧，心不全などが誘発されるので，心拍数を増やす迅速な対処が必要である。

3 脈拍の左右差

　脈拍の数や大きさは，通常左右差はなく触知する。脈拍に左右差がある場合は，中枢側の動脈の狭窄・閉塞などの通過障害が推測される。特に大動脈解離をまずは疑う。大動脈解離は発症から48時間以内の死亡率が高く，緊急性が高く早急な対応が必要なため，脈拍の左右差を発見した時は，胸背部痛や意識障害などの随伴症状の観察と血圧の左右差を確認する。

　急性の通過障害の場合，組織の虚血が急激に進み，不可逆的な組織障害を引き起こす可能性がある。随伴症状の観察とあわせ原因を検察し，速やかな対処が求められる。

4 脈拍のリズムの不整と脈拍欠損

　脈拍のリズム不整は，心臓の収縮と拡張が不規則であり，1回拍出量

が変動し，心拍出量が低下している可能性がある。また脈に大小のばらつきがみられる。少ない1回拍出量では不整脈が頻発すると全身の循環血液量が低下し，循環動態に影響を及ぼす。また心室細動など致死性の不整脈に進行する場合もあり，循環動態を確認し心電図検査を速やかに行い不整脈の鑑別を行う必要がある。

脈拍欠損がある場合は，心音と脈拍を同時測定し1分間に何個の欠損があるかを把握する。さらに心電図の波形の解析を行い，治療効果を確認する。

5 触知不能（橈骨動脈）（図1–12）

橈骨動脈での触知が不能の場合は，末梢まで血液循環が保たれていないことであり，緊急の対応が必要になる。原因は，心臓そのものの拍動がない，もしくは拍動が弱く1回拍出量が極端に少なく，脈拍として触知できないことが考えられる。また，心臓の拍動はあるが，動脈に異常があり部分的な循環不全により生じていることも考えられる。橈骨動脈が触知できなければ，頸動脈が触知できるかどうかを確認する。同時に意識状態やチアノーゼなどの虚血状態を確認する。頸動脈が触知できない・意識がない場合は，速やかに心肺蘇生を開始する。

頸動脈が触知可能で意識がある場合は，組織循環不全の程度と範囲を判断しながら，循環状態の改善のための治療や看護につなげる。

意識が清明で頸動脈が触知できる場合は，反対側の橈骨動脈の触診を行い左右差の有無を確認し，左右差がある場合は動脈の狭窄・閉塞などの通過障害を疑う。

図1–12●橈骨動脈の触知不能への対応フロー

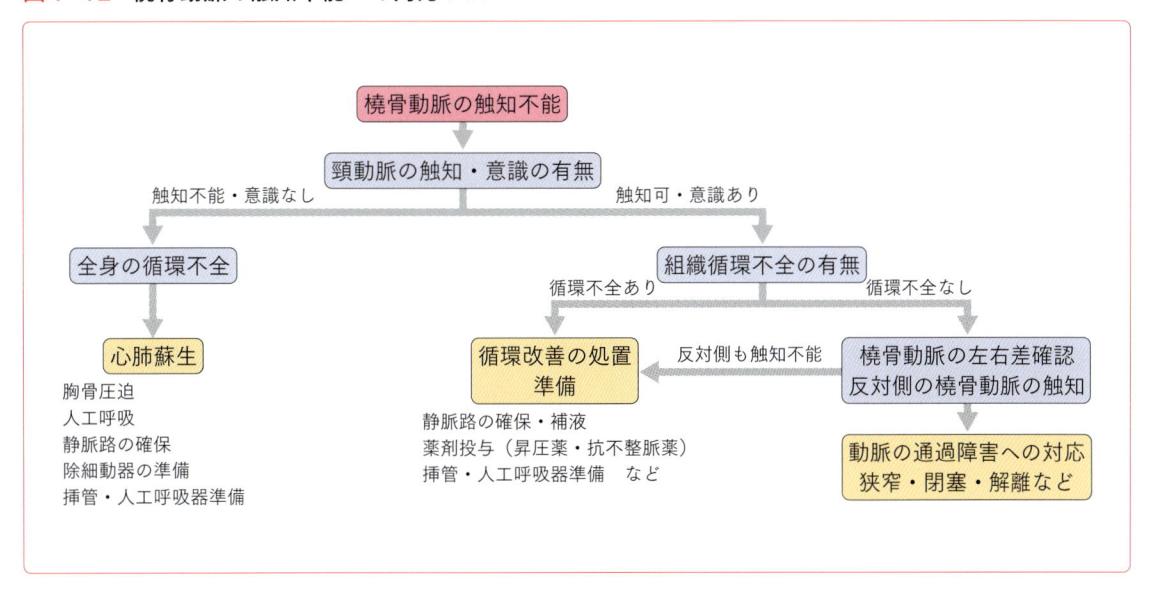

5 代表的な事例：胸痛を訴える急性心筋梗塞

1 事例紹介

　Aさん，60歳代男性，168cm，75kg。

　数年前に定年退職し，妻（60歳代）と暮らしている。長女一家の2人の孫（5歳児，双子）の世話をしながら，趣味の家庭菜園で野菜や果物を作っている。元職場の同僚と月1回程度の飲み会に出かけること以外は，家で過ごしていることが多い。既往歴に高血圧があり薬物療法（β受容体遮断薬内服）を受けていた。食事は，妻の手料理を食べていたが，食卓にあるしょう油や塩を欠かさず使っていた。孫が生まれたことを機に禁煙している。以前は20本/日の35年間の喫煙歴がある。

　10月8日6時ごろ，家庭菜園で作業中，胸痛が出現したが1分ほどでおさまった。翌日の夕方，寒気と悪心があり，食欲がなく自室で休んでいたところ，左肩や左腕，背中にかけての放散痛が出現し，呼吸困難もみられたため，家族に伝えようと部屋を出ようとしたところで，前胸部から心窩部にかけて強い痛みに襲われ意識を失った。物音に気づいた家族がAさんのそばに駆けつけると，意識が朦朧とした状態で床に倒れているのを発見，すぐに救急車の要請をし，B病院へ搬送された。

2 観察のポイント

　激しい胸痛から考えられる疾患の1つが急性心筋梗塞である。

　急性心筋梗塞（AMI：acute myocardial infarction）は，冠動脈の閉塞，もしくは狭窄により血流が途絶えて，心筋の虚血が一定時間持続し，その結果心筋の細胞が壊死に陥った病態をいう。約半数の症例に発症1か月前以内に狭心症の症状がみられることから，入院直前の様子だけではなく，1か月程前からの経過を詳細に確認する必要がある。

　通常，突然の激しい胸痛で発症することが多い。不整脈や心不全，心原性ショック，心破裂などの合併症を発症し，心停止をきたして死亡する例がある。心筋の壊死の範囲や程度により合併症の程度が異なるが，

常に起こり得ることを前提に異常を早期に察知できるよう，バイタルサインや全身状態など，観察を怠らない。心電図モニターを装着し，致死的な不整脈の出現に注意し，速やかに救急処置ができるようにしておく。

急性心筋梗塞に特徴的な心電図波形の経時的変化については，図1-13に示した。

胸痛の発生機序は，心筋の壊死により生じた代謝産物が心筋，心膜，冠動脈壁の交感神経を刺激することから痛みが生じる。前胸部の締めつけられるような激痛（絞扼感）が特徴的で，20分以上持続する。また，頸部や肩，背部への放散痛の出現頻度は高い。痛みの部位や出現のしかた，痛みの程度と性質，持続時間などを詳細に確認する。

胸痛や心筋虚血により交感神経の緊張が高まるため悪心・嘔吐がみられることがある。また，心筋の虚血や不整脈などにより心拍出量が減少し循環障害に陥る可能性が高いので，末梢の冷感や顔面蒼白，チアノーゼ，意識消失等の観察が必要である。

したがって，全身状態の観察のポイントは，痛みの部位や起こり方，範囲や程度，性質，発生頻度と持続時間などを把握する。さらに冷や汗，悪心・嘔吐，顔面蒼白などの随伴症状，意識レベル，バイタルサイン，尿量，心電図の波形などの経時的変化を把握する。また，血液所見として，急性心筋梗塞に特徴的な検査項目である白血球数増加，AST，CK，CK-MB，ミオグロビン，H-FABP（心臓型脂肪酸結合蛋白），心筋トロポニンT などの心筋障害を反映する心筋マーカーの上昇の有無や程度を把握する。

さまざまな苦痛に伴う精神的緊張や不安，死への恐怖などを抱きやすいことから，睡眠の状態，抑うつ症状，せん妄等の精神状態や行動について把握する。また，測定や観察時は，看護師自身の目や手を使って患者に直接触れて情報を得ることで患者の安心につながる。

心筋マーカー

心筋壊死の発生や程度を確認する血液生化学的検査。心筋の壊死により，心筋細胞から流出する酵素や蛋白を測定する。

3 アセスメントのポイント

自覚的な訴え，心電図，全身状態などから，心筋の虚血状態により心臓のポンプ機能や全身の組織循環の状態をアセスメントする。さらに梗塞範囲の拡大予防が最も重要なポイントであることから，鎮痛薬による胸痛の緩和が図れているかを把握し，梗塞拡大の徴候の有無についてア

図1-13●急性心筋梗塞の経時的な心電図変化

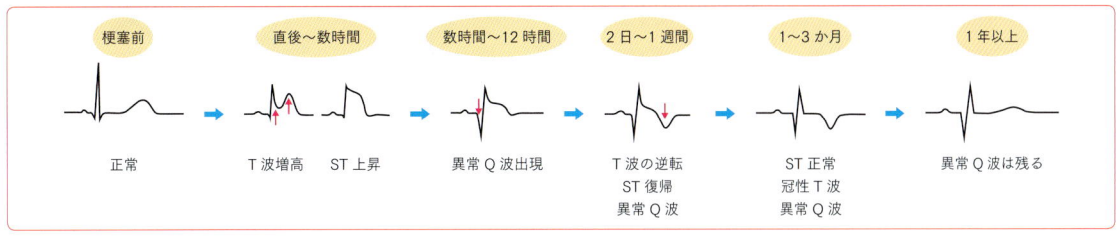

梗塞前	直後～数時間	数時間～12時間	2日～1週間	1～3か月	1年以上
正常	T波増高　ST上昇	異常Q波出現	T波の逆転 ST復帰 異常Q波	ST正常 冠性T波 異常Q波	異常Q波は残る

セスメントする。

　治療の経過に伴い，心電図の波形，バイタルサイン，全身状態などの経時的観察により，硝酸塩（ニトログリセリン）の投与や酸素投与などの効果，合併症の有無などについてアセスメントする。

　既往歴に高血圧があり β 受容体遮断薬を内服していることから，徐脈傾向である可能性も疑いながら，バイタルサイン測定を行う。

　また，喫煙歴を含めた生活習慣なども鑑みつつ，治療内容と退院後の生活にも目を向けて，アセスメントする必要がある。

4 対応

　心疾患はわが国の死亡順位の第 2 位であり，そのなかでも急性心筋梗塞の死亡率は高く 20％弱で，死亡例の半数以上は発症から 1 時間以内に集中しており，そのほとんどが重症不整脈によるといわれている。

　A さんは，病院到着後，血液検査で白血球数増加，AST，CK，CK-MB が上昇しており，急性心筋梗塞が疑われ，酸素療法，昇圧薬と血管拡張薬，抗凝固薬，モルヒネなどの薬物療法を受けた。心電図では ST 上昇，$V_1 \sim V_4$ において異常 Q 波がみられた。しかし，P 波と QRS 波が無関係に存在する不整脈も生じており，波形をみると第 3 度房室ブロック（完全房室ブロック）が起きていた。冠状動脈前壁中隔の左前下行枝の閉塞による急性心筋梗塞と診断され，直ちにカテーテル室にて経皮的冠状動脈インターベンション（PCI）にて，ステント留置が施行された。術後は CCU で管理され，心臓リハビリテーションが開始，術後 4 日目から一般病棟に転床となっている。

　A さんは，BMI25 を超えており，I 度の肥満であった。また，長年の喫煙習慣によって，動脈硬化が進行し，高血圧の原因となっていたと考えられる。高血圧の薬物療法を受けていたが，5 年前まで喫煙を継続しており，食事の見直しや禁煙など日常生活が改善されないまま 10 年間過ごしている。救急搬送された日の朝方の胸痛は，早朝の家庭菜園での農作業中に起きている。寒さによる血管の収縮と農作業の疲労が重な

図 1-14 ● 動脈硬化のメカニズム

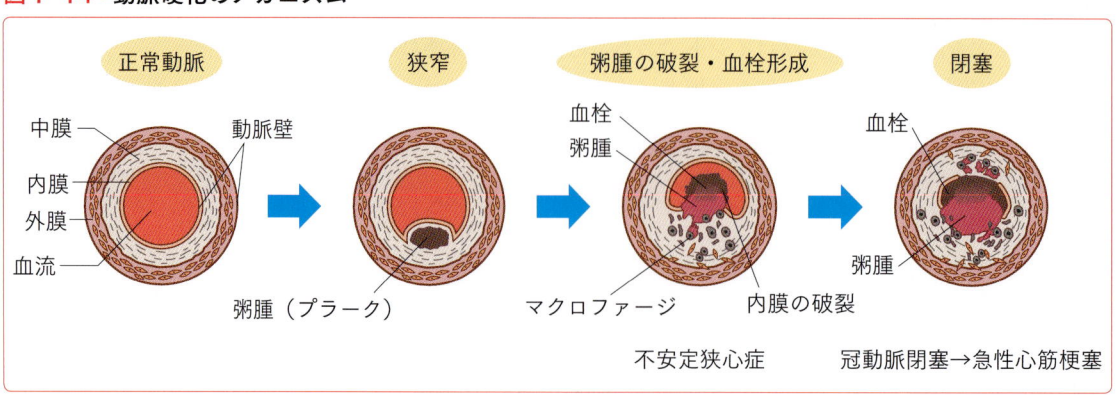

り，冠動脈の動脈硬化による粥腫形成が原因で生じた一過性の狭心症症状であったと考えられる（図1-14）。

収縮期血圧135mmHg 以上もしくは拡張期血圧85mmHg 以上の高血圧では，冠動脈疾患の発生率が男性で約２倍，女性で約1.5倍である。高齢者においても血圧の上昇によって循環器疾患の死亡率が上昇する。また，喫煙の本数と虚血性心疾患の発症率は相関する。一方，虚血性心疾患のリスクは禁煙後約２年で低下しはじめ，10〜14年で非喫煙者と同等となるといわれている。

再梗塞を起こさないためには，退院後の生活習慣の見直しが不可欠となる。「心筋梗塞二次予防に関するガイドライン」（2011年改訂版）によると，食事療法や血圧管理などが必要となってくる。

以上のことから，入院直後の救命が優先される時期を乗り越え，状態が安定してきたら，退院後の再発予防のための指導計画を立て，内服管理や食事や活動内容などの生活習慣の振り返りが行えるような関わりを行う。また，心機能や心負荷の状態をみながら活動を計画的に拡大していく「早期リハビリテーションプログラム」がある。医師をはじめ，薬剤師や管理栄養士，理学療法士，臨床工学技士等，関係職種と連携・協働を図りながら，対応することが望まれる。

[引用・参考文献]

1）貴邑冨久子，根来英雄：シンプル生理学　改訂第７版．南江堂，2016.
2）エレイン　N．マリーブ著，林正健二・他訳：人体の構造と機能　第４版．医学書院，2015.
3）日本生理人類学会編：人間科学の百科事典．丸善出版，2015.
4）高石昌弘監・樋口満，佐竹隆編著：からだの発達と加齢の科学．大修館書店，2012.
5）落合慈之監・大西哲，田鎖治，山﨑正雄編著：循環器疾患ビジュアルブック．学研メディカル秀潤社，2010.
6）石井礼奈：基礎と臨床の看護技術．ナーシングキャンバス２（4）：24-27，2014.
7）道又元裕監，尾野敏明編：エビデンスに学ぶ！　看護技術・ケアQ&A．ナーシングキャンバス１（8）：18-19，2013.
8）日本循環器学会：ST 上昇型急性心筋梗塞の診断に関するガイドライン（2013年改訂版）
　http://www.j-circ.or.jp/guideline/pdf/JCS2013_kimura_h.pdf（2018年２月アクセス）
9）日本循環器病学会：心筋梗塞二次予防に関するガイドライン（2011年改訂版）
　http://www.j-circ.or.jp/guideline/pdf/JCS2011_ogawah_h.pdf（2018年２月アクセス）
10）清村紀子，工藤二郎編著：フィジカルアセスメントの根拠がわかる！　機能障害からみたからだのメカニズム．医学書院，2014.
11）医療情報科学研究所編：フィジカルアセスメントがみえる．メディックメディア，2015.
12）一般社団法人日本感染症学会ホームページ　消毒及び滅菌の基礎と実際（1）Q9
　http://www.kansensho.or.jp/sisetunai/kosyu/pdf/q009.pdf（2018年２月アクセス）
13）松崎和代：意外と知らないバイタルサインの常識．エキスパートナース33（1）：

18-22, 2017.

14) 本庄恵子, 吉田みつ子監：写真でわかる臨床看護技術2アドバンス. インターメディカ, 2012.

15) 竹田津文俊：病態生理・基礎のキソ　絵で見てわかる病気のしくみ　第2版. 学研メディカル秀潤社, 2013.

16) 落合慈之監：循環器疾患ビジュアルブック. pp132-195, 学研メディカル秀潤社. 2013.

17) 藤野智子監：基礎と臨床がつながるバイタルサイン. pp40-66, 学研メディカル秀潤社. 2015.

18) 曷川元監：フィジカルアセスメント完全攻略Book. 慧文社, 2014.

19) 桑原美弥子編著, 山内豊明医学監修：まるごとやりなおしのバイタルサイン. pp30-51, メディカ出版, 2016.

20) 落合亮一：ゼロからわかるバイタルサインの見かた. 成美堂出版, 2014.

21) 高木永子監：看護過程に沿った対症看護─病態生理と看護のポイント　第4版. 学研メディカル秀潤社, 2010.

22) 岡部俊子監・山本則子編：エビデンスに基づく疾患別看護ケア関連図　改訂版. 中央法規出版, 2014.

23) 岡部俊子監・小板橋喜久代, 山本則子編：エビデンスに基づく症状別看護ケア関連図　改訂版. 中央法規出版, 2013.

第2章

血圧の把握と看護

1 血圧に関する基礎知識

2 血圧測定の基本技術

3 血圧の観察と把握のポイント

4 臨床にいかす血圧の異常への対応

5 代表的な事例：高血圧症（降圧薬内服中）

1 血圧に関する基礎知識

1. 血圧とは

　身体のなかには血管が網の目のように走行し，寝ている時も激しい運動をしている時でも，全身の隅々まで血液を供給している。その狭い血管のなかに血液を流し，全身の組織へと血液を送り届けるには圧力が必要となる。その圧力を血圧（blood pressure）といい，簡単にいうと「血液が血管壁に及ぼす圧力」のことである。

　単位はmmHg（ミリメートルエッチジーまたはミリメートル水銀柱）であり，大気圧よりどれだけ高いかで表される。1mmHgは，垂直に立てた1mmの水銀柱がもたらす圧力であり，$1.36cmH_2O$静水圧にほぼ等しい（$1mmHg ≒ 1.36cmH_2O$）。動脈，静脈，毛細血管など循環系を構成する血管のどの部分の圧力も血圧というが，一般的には上腕動脈の圧力を意味する。その理由は，上腕の動脈が左心につながった血管のうちの1本であり，その部分の血圧が体循環系の圧力を反映したものとなるからである。

　血圧は，心臓の収縮と拡張という周期的な活動を伴っている。心臓が収縮すると心臓内の血液は大動脈へ送り出され，押し出された血液によって大動脈の血管壁に圧力がかかる。これを収縮期血圧または最高血圧（systolic blood pressure：SBP）という。大動脈に弾力性がないと，圧力を逃がすことなくそのまま受けることになるため血圧は上昇する。逆に心臓へ血液が戻ってきている状態では，心臓は拡張し大動脈の血液量が減ることから血管壁にかかる圧力は低下する。これを拡張期血圧または最低血圧（diastolic blood pressure：DBP）という（図2-1）。その際にみられる血圧の振幅を脈圧といい，収縮期血圧−拡張期血圧の差で示される（図2-2）。脈圧の平均値は40〜50mmHgで，50mmHg以下が望ましく，70mmHg以上を要注意，80mmHg以上では太い血管の動脈硬化が進行しているといわれている。脈圧は，動脈硬化の指標の1つとして，脈圧が大きいほど動脈硬化が進行している可能性が高く，心筋梗塞や脳卒中を起こしやすくなる。

図2-1 ● 血圧と心臓の動き

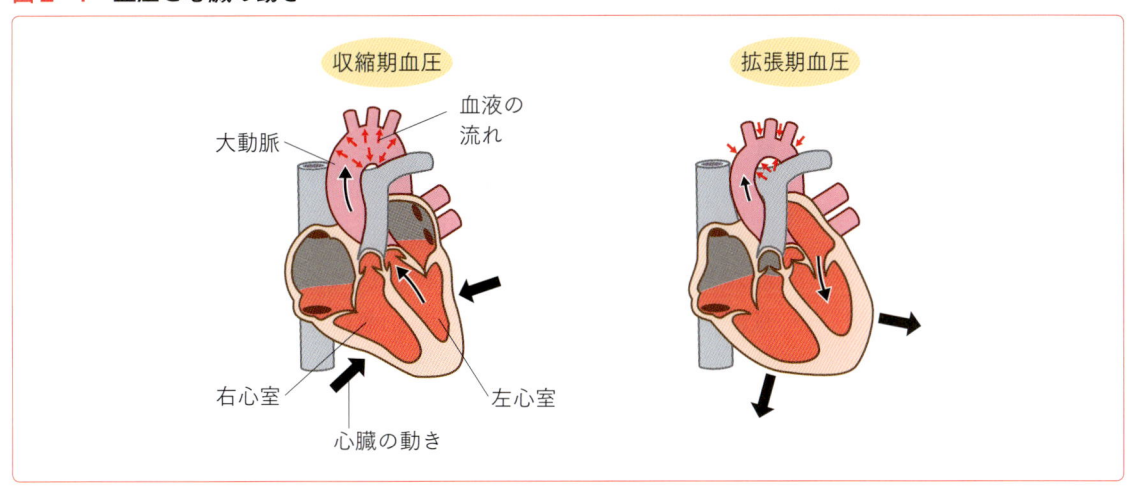

図2-2 ● 血圧・脈圧の計算式

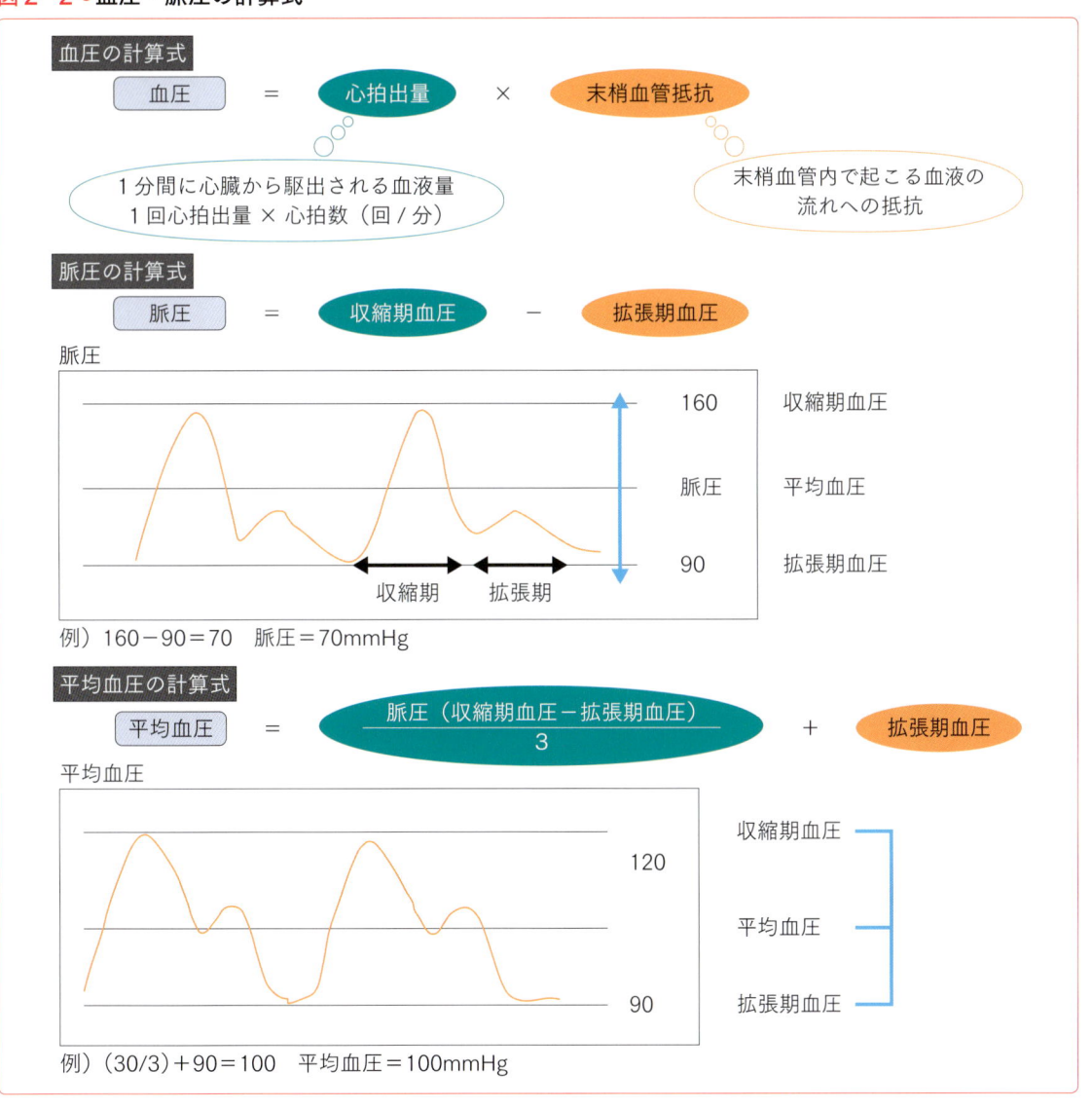

さらに，1回の心周期（心臓が1回収縮と拡張を行う間）全体の血圧の平均値を平均血圧という。平均血圧は，拡張期血圧に脈圧の1/3を加えることによって概算できる。

2 血圧を直接規定する因子

血圧を直接規定する因子は心拍出量（心臓が収縮して送り出される血液の量）と末梢血管抵抗（血液を流れにくくする抵抗）である。心拍出量は，循環血液量，心収縮力，心拍数によって変わり，末梢血管抵抗は，血管の太さや弾力性，血管を流れる血液の粘稠度によって変化する。1回の心拍出量は，「前負荷」「心収縮力」「後負荷」の3つの因子で決定される（図2-3）。

前負荷とは，心臓に戻る静脈血液量のことであり，心収縮力は心臓から血液を送り出そうとする心筋の力のことであり，後負荷は心臓が血液を拍出する際にかかる抵抗（大動脈弁，大血管抵抗，血液の粘稠度など）のことである。心拍出量に末梢血管抵抗が加わることで，駆出された血液に勢いがつき，全身の隅々まで血液を行き渡らせることが可能になる。

つまり，心拍出量が増えれば血圧は上がり，末梢血管抵抗が小さくなれば，血圧は下がるという関係にある。血圧値が異常な場合は，心拍出量と末梢血管抵抗のどちらが影響しているのかをアセスメントすることが重要になる。

1 血管の太さ

心臓から打ち出す血管の太さが細いと，心臓は狭い血管に向かって血液を押し出すために強く収縮しなくてはならない。例えば，10mL のシリンジに18G の針を装着した場合と23G の針を装着した場合では，18G の針のほうが楽にシリンジの内筒を押すことができる。これと同じ原理であり，この現象は血管の中膜の平滑筋が発達している末梢の動脈でみ

注射針の太さ

針の太さをG（ゲージ）という。数値が大きいほど外径が細い。

図2-3 ● 前負荷と後負荷

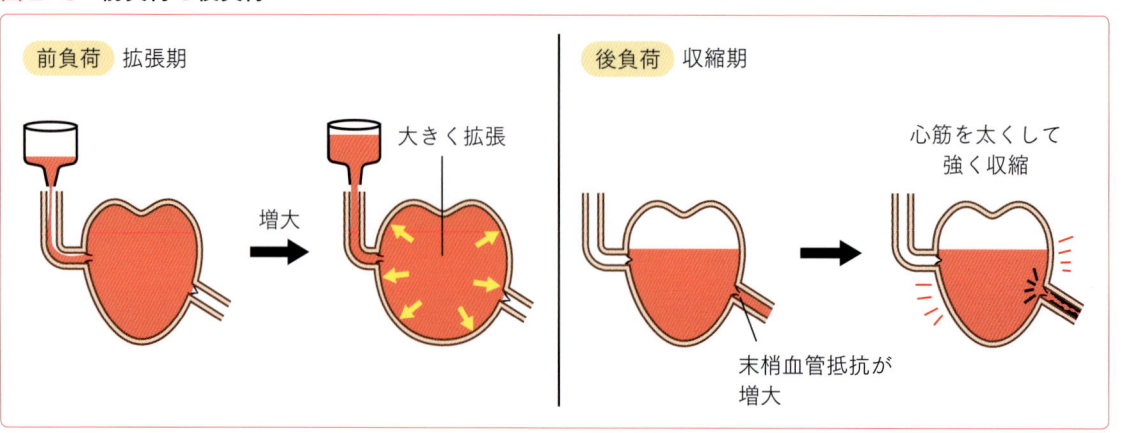

前負荷　拡張期　　　大きく拡張　　増大

後負荷　収縮期　　　心筋を太くして強く収縮

末梢血管抵抗が増大

ることができる。血管の平滑筋が収縮したり拡張したりして，全身の血流配分や血圧のコントロールを図っている。動脈の壁は，心臓に近いほど太くて柔らかく弾性に富み，末梢にいくほど血管は硬くかつ細くなる（図2-4）。そのため，血圧は末梢にいくに従い収縮期血圧は高く，拡張期血圧は低くなる。

2) 血管の弾力性

血管には弾力性があり，通常心臓から血液を押し出した時に血管は軽く膨らむ。動脈硬化などで血管の弾力性が消失すると，心臓から血液を拍出する際の抵抗となる。動脈硬化は，高血圧，脂質異常症，糖尿病，高尿酸血症などが危険因子であり，動脈壁に脂質などの蓄積，沈着により慢性的炎症を起こし，血管内腔の狭窄や閉塞をきたす病態である。狭窄，閉塞の多くは粥状硬化によって引き起こされ，一般に動脈硬化というと粥状硬化症をさす。男性は女性より動脈硬化を起こしやすいが，閉経後の女性はエストロゲンの低下により，動脈硬化を起こしやすくなる。また，加齢とともに動脈硬化が進み，圧受容体に障害が起こると，血圧の変化を感じ取る機能が低下してくる。さらに，血管の柔軟性が失われると，血管の緩衝能（ふいご機能）が低下して，本来ならば収縮期に動脈にためられ，拡張期に末梢へと拍出されるはずの大部分の血液が末梢に流れてしまう。このため収縮期血圧が上昇し，拡張期血圧が下降することになる。

📖 動脈硬化
38ページ図1-14参照

3) 血液の粘稠度

血液の粘性は主に赤血球で決まる。貧血の場合（ヘマトクリット低下）は血液の粘性が減少し，血管抵抗が減少する。逆に赤血球増多症などのようにヘマトクリットが高い場合は，血管抵抗が増大し血圧が上昇する。粘性が少なくサラサラしている液体はスムーズに流れるが，粘性が高くドロドロした液体は流れがゆっくりとなる。この流れやすさが血管抵抗である。

図2-4●血管の太さと弾力性

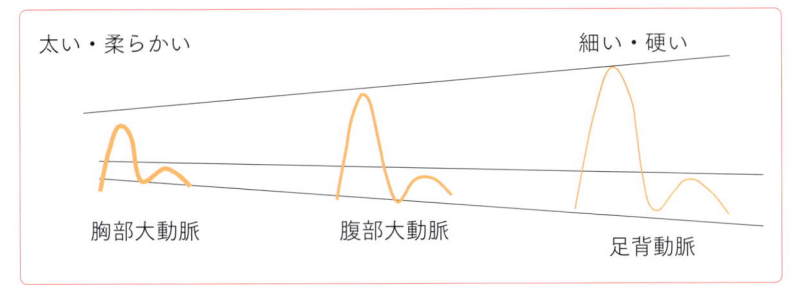

太い・柔らかい　　　　　　　　細い・硬い

胸部大動脈　　　腹部大動脈　　　足背動脈

3 血圧のメカニズム

1 血圧の自動調節機能

　生体のもつ生理的機能として，血圧を一定に保とうとする自動調節機能がある。例えば急激な起立に伴って重力負荷が生じると，下肢および体幹の容量血管（静脈）に血液が貯留（0.5〜1 L）する。続いて起こる静脈還流量の一時的減少により，心拍出量が低下し，その結果として血圧が低下する。この変化に反応して，大動脈弓および頸動脈小体の圧受容器が自律神経反射を亢進させることで，血圧は速やかに正常化する。交感神経系により心拍数と心収縮力が亢進し，容量血管の血管運動緊張が上昇する。同時に起こる副交感神経（迷走神経）抑制も，心拍数を増加させる。ほとんどの人では，この自動調節機能によって，起立時にみられる血圧および心拍数の変化は最小限かつ一過性であり，症状は発生しない。

2 血圧調節因子

　適切な血圧を維持できるように血圧調節機構がコントロールしている。血圧調節因子には，①神経性調節因子，②液性調節因子，③腎性・体液調節因子などがあり，作用発現時間が異なる（表2−1）。
　血圧は心拍出量の増加と末梢血管抵抗の増加によって上昇する。心拍出量の増加には，腎機能の低下などにより体内のナトリウムイオン（Na^+）が増加し，体液濃度を一定にするために水分が増加し，これに伴い血液が増加することが関わっている。末梢血管抵抗の増加には，動脈硬化により血管内腔が狭くなることなどが影響している。心拍出量の増加と末梢血管抵抗の増加の両方に交感神経の活性化が関わっている。交感神経が活性化されると交感神経末端や副腎からカテコールアミンが分泌される。カテコールアミンは直接的に心拍出量の増加，血管収縮による末梢血管抵抗に関わるほか，腎臓に働きかけてレニンに代表される昇圧ホルモンの分泌を促すことで血圧を上昇させる（図2−5）。

3 レニン - アンジオテンシン系活性化による血圧上昇

　腎臓の輸入細動脈の壁にある傍糸球体細胞からレニンが分泌され，血液中のアンジオテンシノーゲンからアンジオテンシンⅠという物質をつくる。アンジオテンシンⅠはアンジオテンシン変換酵素（ACE）によりアンジオテンシンⅡに変換される。アンジオテンシンⅡは全身の動脈を収縮させるとともに，副腎皮質からアルドステロンを分泌させる。
　アルドステロンは Na^+ を体内に溜めるはたらきがあり，これにより循環血液量が増加して心拍出量と末梢血管抵抗が増加する。これをレニン - アンジオテンシン - アルドステロン系（Renin-Angiotensin-Aldoste-

rone System：RAAS）といい，血圧上昇後にはレニンの分泌は抑制され，この系のはたらきが低下する（図2-6）。

4 心拍出量増加による血圧上昇

特に若年の軽症高血圧患者においては，心拍出量増加による血圧上昇がみられることがある。心拍出量の増加は主に2つの機序によってもたらされる。すなわち，①循環血液量増加による前負荷増大，②交感神経活性化を介した心臓刺激による心収縮力増大である。しかし，心拍出量増加による血圧上昇の機序は高血圧初期にはみられることが多いが，高齢者などでみられる慢性的な高血圧の病態では，心拍出量は正常から逆に低下していることが多い。

5 塩分過剰摂取および腎での Na^+ 排泄障害による血圧上昇

塩分の過剰摂取は循環血液量の増加をもたらし，前負荷を増大させることによって心拍出量を増加させて血圧を上昇させる。また，腎からの Na^+ 排泄機構に問題が生じた場合にも血圧の上昇がみられ，腎における不十分な Na^+ 排泄が高血圧の主要な原因である。この説では，本態性高血圧患者の腎では，交感神経系活性化やレニン - アンジオテンシン系の活性化などにより圧 -Na^+ 排泄曲線のリセットが起こり，正常よりも血圧が高くなければ腎からの必要な Na^+ 排泄量を維持できず，体液量バランスの恒常性を維持できなくなる。

表2-1 ● 血圧調整因子のはたらき

神経性調節因子（秒単位で作動）	
圧受容体反射	血圧変動を感知し，脳の血管運動中枢を刺激，血管の収縮や拡張を調節する
化学受容体感受性	血液中の炭酸ガス濃度や脳への酸素供給を感知し，血圧と呼吸を調節する
中枢神経の虚血反応	脳への血流減少を感知して，血圧を調節する

液性調節因子（分から時間単位で作動）	
レニン - アンジオテンシン系活性化	レニン分泌→血液中のアンジオテンシノーゲンを昇圧物質であるアンジオテンシンⅠに変換→血中の転換酵素によりアンジオテンシンⅡ変換→血管収縮作用による血圧上昇
毛細血管性体液移動	血圧が高い時は体液を毛細血管の外へ，低い時は内へと体液の移動によって血圧を維持する

腎性・体液調節因子（時間から日単位で作動）	
体液の腎性調節	血圧の変化に対応して尿量を増減させて血圧を正常化する（圧利尿）
アルドステロン系	アルドステロンが Na^+ と水の再吸収を高めて血圧を上昇させる

図2-5 ● 血圧上昇の危険因子とメカニズム

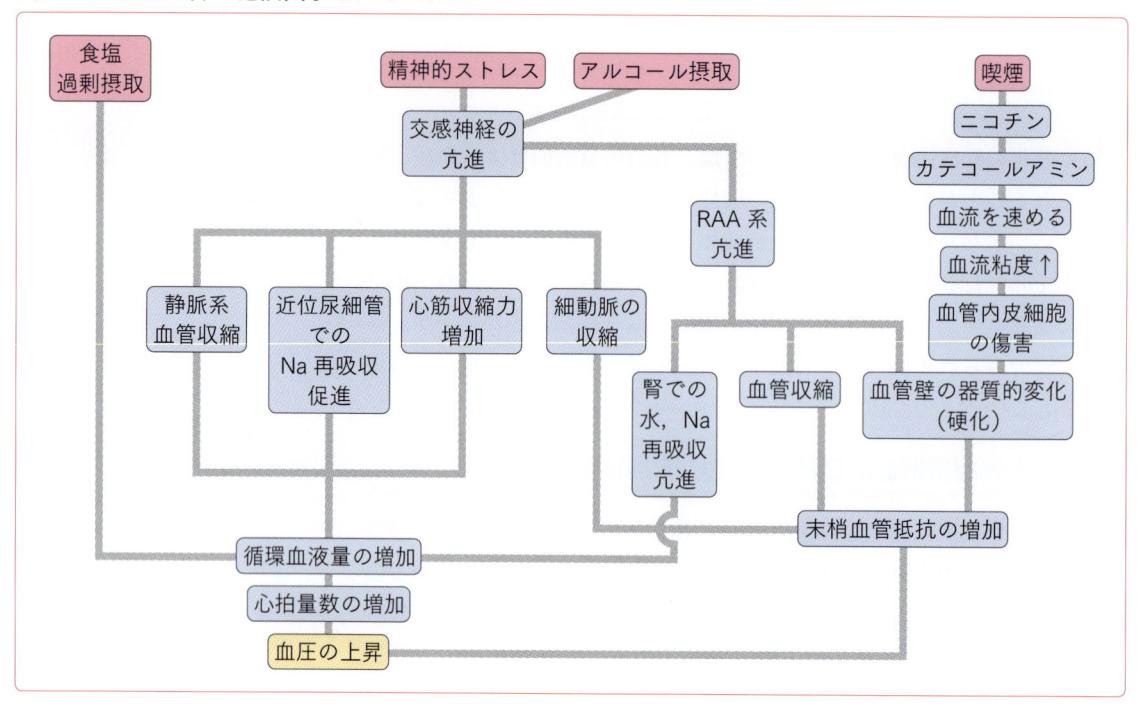

図2-5 ● 血圧上昇の危険因子とメカニズム

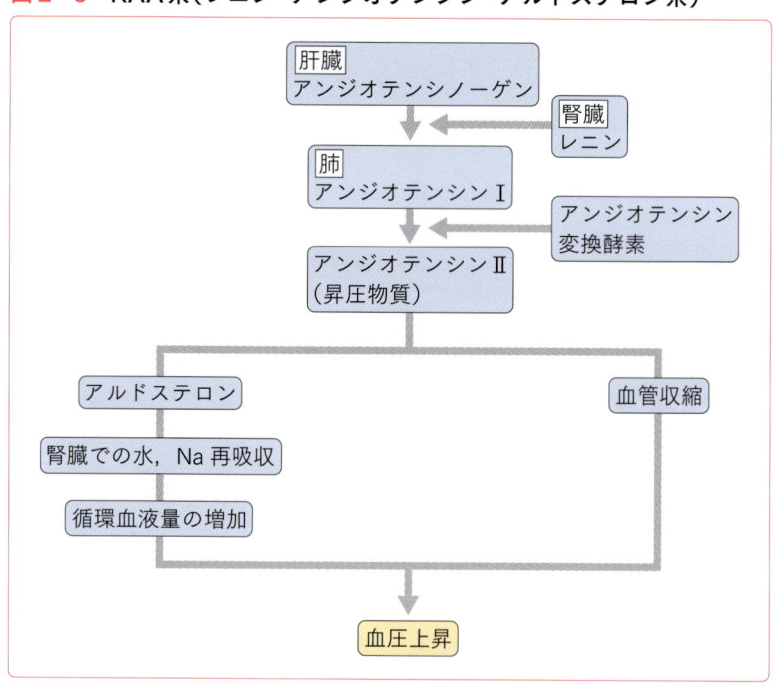

図2-6 ● RAA系 (レニン - アンジオテンシン - アルドステロン系)

4. 血圧の基準値

　「高血圧治療ガイドライン」は，高血圧に基づく，脳卒中，虚血性心疾患，心不全，腎不全，さらに大動脈瘤といった心血管疾患の発症防止

のための治療指針を，臨床現場の医師を対象として作成している。

　血圧の基準として広く採用されているのが，WHO（世界保健機関）とISH（国際高血圧学会），BHS（英国高血圧学会），米国高血圧合同委員会による分類である。日本では，2000年にわが国最初の高血圧治療ガイドラインをJSH（日本高血圧学会）が発行し，5年ごとに改定されている。世界の代表的な高血圧治療ガイドラインに示されているポイントは，血圧分類（正常血圧と高血圧の範囲），高血圧患者の危険因子や臓器障害および合併症等の評価，具体的な治療指針，すなわち生活習慣の修正方法や降圧薬の使用法，さらに諸種合併症を有する高血圧の治療指針および降圧目標等である。各国によって人種差，高血圧の成因と病態，高血圧に基づく合併症，生活習慣，使用できる降圧薬や医療機器等に差があることから，世界中でいくつかの高血圧治療ガイドラインが必要となる。

　わが国では，2019年4月に改訂された日本高血圧学会による「高血圧治療ガイドライン2019」が最新の基準となっている（表2-2）。主な変更点は，高血圧患者の降圧目標の引き下げである。診察室血圧の高血圧の基準は従来通り（140/90mmHg以上）として，降圧目標を75歳以上は140/90mmHg未満，75歳未満は130/80mmHg未満として，年齢により異なる降圧目標値が設定されているなどである。臨床でのエビデンスに基づき，高血圧による脳心血管病のリスクを回避することを目指して変更されている。医師をはじめ，チーム医療関係者，保健行政関係者等が適切な指導を行うことにより，生活習慣の修正，強化を図るための基準を示している。また，フレイル・要介護・エンドオブライフにある高齢者の降圧治療の記載など，積極的な降圧を目指すとした米国や欧州の新ガイドラインと整合性がとれた方針となった。

　わが国の高血圧患者数はおよそ4300万人と推定されていることから，日々の生活習慣を見直し，健康の維持・増進を図ることで，生活習慣病の改善・予防，高血圧の改善・予防へとつながることが期待されて

表2-2 ●成人における血圧値の分類

分類	診療室血圧（mmHg）			家庭血圧（mmHg）		
	収縮期血圧		拡張期血圧	収縮期血圧		拡張期血圧
正常血圧	＜ 120	かつ	＜ 80	＜ 115	かつ	＜ 75
正常高値血圧	120 〜 129	かつ	＜ 80	115 〜 124	かつ	＜ 75
高値血圧	130 〜 139	かつ / または	80 〜 89	125 〜 134	かつ / または	75 〜 84
Ⅰ度高血圧	140 〜 159	かつ / または	90 〜 99	135 〜 144	かつ / または	85 〜 89
Ⅱ度高血圧	160 〜 179	かつ / または	100 〜 109	145 〜 159	かつ / または	90 〜 99
Ⅲ度高血圧	≧ 180	かつ / または	≧ 110	≧ 160	かつ / または	≧ 100
（孤立性）収縮期高血圧	≧ 140	かつ	＜ 90	≧ 135	かつ	＜ 85

（日本高血圧学会高血圧治療ガイドライン作成委員会編：高血圧治療ガイドライン2019．p18，日本高血圧学会，2019．）

いる。

5 血圧値の逸脱

　日本高血圧学会の「高血圧治療ガイドライン2019」による高血圧管理の対象者は，140/90mmHg 以上の高血圧患者であり，脳卒中，心臓病や腎不全発症リスクが高い病態である糖尿病，蛋白尿陽性の慢性腎臓病（CKD）を合併した患者では，降圧目標は130/80mmHg 未満となる。

6 血圧値に影響を与える因子

1 日内変動

　血圧は１日中同じ値を保っているわけではなく，さまざまな要因で上がったり下がったりしている。この血圧の変化を血圧日内変動という。
　睡眠中は身体の活動が低下しているので，血液の需要も少なく，血圧もかなり低下している。起床と同時に身体は活動的になり代謝が増大する。この代謝活動のために血流や心拍出量も増加し，次第に血圧も上昇する。この血圧日内変動には，自律神経のはたらきが大きくかかわっていると考えられている。自律神経には，身体を活動的な状態にする交感神経と，身体を休めるようにはたらく副交感神経の２つの系統があるが，朝から昼間にかけては交感神経が強くなるため血圧が高くなり，逆に夜や睡眠中は副交感神経が強くなるため血圧が低くなるものと考えられている。
　血圧サーカディアンリズムが正常であれば，通常，昼間の血圧に対して夜間の血圧が10〜20％ 低くなるパターン（ディッパー型）を示す。しかし，なかには血圧日内変動のリズムが乱れ，夜間に血圧が低くならないノン・ディッパー型や，夜間に血圧が極端に下がりすぎてしまうエクストリーム・ディッパー型がいることがわかっている。このうち，ノン・ディッパー型では，脳血管障害や心肥大などの合併症や臓器障害と深い関係があり注目されている。また，エクストリーム・ディッパー型のほうでも，はっきりとした結論にはなっていないものの，症状を伴わない脳梗塞になりやすいという研究結果もある。このように血圧日内変動をみると，合併症の危険性がわかることがあり，高血圧の治療では家庭血圧の測定や24時間自由行動下血圧測定（ABPM）がすすめられる。

2 呼吸・体温

　血圧は交感神経のはたらきに影響を受け，呼吸１つでも上がったり下がったりする。深呼吸でリラックス効果が生まれると，交感神経の興奮が抑えられる。その結果，心拍数が減少し，血管が拡張して血圧が低下する。

血圧や体温の調整は，脳の視床下部が交感神経に指令を出して行っている。体温の仕組みとして，人は心臓に近い部分の血液の温度（中枢温）が37.0℃と一定になっており，その血液が全身に巡る時には少し温度が低下する。日本人の場合，その平均体温が36.89℃（±0.34）とされ，体温を一定に保つために，日々の代謝のうち75%のエネルギーを使うといわれている。

一方血圧は，気温やその時の体調，タバコを吸った時等，さまざまな環境で変動するため，一概に高血圧の時に体温が高く，低血圧の時に体温が低いとはいえない。ただし，高血圧になる場合は心臓が勢いよく血液を全身に送り出すため，体温は上昇するのが一般的である。そのため，高血圧で低体温（35℃代）である場合は注意が必要となる。特に，高血圧症の人が以前より平熱が低下している場合，その原因として血行障害があげられる。疲労やストレスにより，交感神経が緊張し血管を収縮させ，その結果，血流が悪くなり低体温となる。

平熱
普段の体温のこと。平熱は人によって異なる。第4章を参照。

③ 体位

立位では重力の影響で血液が下肢の静脈に貯留しやすく，静脈還流が減少するため血圧は低くなる。一般に収縮期血圧は臥位→座位→立位の順で低値となり，拡張期血圧は臥位→座位→立位の順で高値になる。立位になると全身の循環血液量のうち，500〜800mLは腹部や下肢に移行し，心臓にもどる静脈還流量が減少する。そのため，心拍出量は減少し，大動脈や頸動脈洞に存在する圧受容体（血圧をコントロールする器官）の刺激も低下する。正常なら，これが誘引となって交感神経を中心とする調節反射がはたらいて，心拍数の増加や心臓の収縮能，末梢血管の抵抗が高められ，立位になっても血圧が維持される。しかし，このような血圧コントロールの過程のなかで，何らかの原因で調節反射が正常にはたらかないと，血圧は起立時に下がったままで臥位の状態にもどらず，起立性低血圧となる。起立性低血圧とは，一般的に立ち上がった後，3分以内に収縮期血圧が20mmHg以上，拡張期血圧が10mmHg以上の低下がみられるものをいう。

起立性低血圧
73ページ参照。

④ 年齢，性差

加齢に伴い細動脈の柔軟性が低下し，末梢血管抵抗が増大することによって，血流の停滞が生じやすい。動脈硬化があると，末梢血管では収縮期の血流が増加し，拡張期の血流が減少する。末梢血管の血流が低下すると，心臓はより強い圧力で血液を全身に駆出しようとする。そのため動脈に高い圧力がかかり，結果として高血圧になる。また，さらに動脈硬化が進行し圧受容体に障害が起こると，血圧変動を感知する機能も低下する。血管の緩衝能（ふいご機能）が低下し，本来ならば収縮期に動脈にためられ，拡張期に末梢へと拍出されるはずの大部分の血液が末梢に流れてしまう。このため収縮期血圧が上昇し，拡張期血圧が低下す

脈圧

42ページ参照。

る。脈圧は，20〜40歳では男性＞女性，50〜60歳では女性＞男性といった性差が生じる。

⑤ 体格

　一般に身長が高く体重が重い人のほうが，循環血液量が多く血圧は高い。肥満は高血圧の重要な発症要因でもあるため，肥満者は体格指数（BMI：［体重（kg）］÷［身長（m）]^2）で25kg/m^{2}未満を目指して減量し，非肥満者はこのレベルを維持する。肥満が高血圧を招く理由は，血液中のインスリン濃度が高くなる高インスリン血症によるものと考えられている。食べすぎや運動不足によって消費しきれなかったエネルギーは中性脂肪に変わり，内臓脂肪の脂肪細胞に蓄えられる。その後，脂肪細胞からサイトカインという物質が分泌され，インスリン抵抗性が大きくなる。脂肪細胞に蓄えられていた中性脂肪が，遊離脂肪酸に分解されて肝臓に入ると，インスリンを処理するはたらきが妨げられ，インスリンが血液中に流れ出て高インスリン血症を招く。その結果，交感神経の緊張が高まり，血圧を上げるホルモンのカテコールアミンの分泌が促進され，腎臓でNa$^+$を取り込む量も増える。このような作用が相まって血管を収縮させ，血圧の上昇につながる。

　肥満解消は高血圧改善に絶大な力を発揮し，軽度の高血圧なら，体重を落とすだけで血圧が低下し，降圧薬なしで正常血圧に戻ることも可能な場合がある。実際に，体重を4kg落とせば降圧薬1剤に相当するといわれるほど，減量は大切である。

BMI

Body Mass Index の略で肥満度をあらわす指標。

⑥ 睡眠

　睡眠は，副交感神経が優位となり，脳内で睡眠を促すメラトニンというホルモン物質がつくられる。それによって血圧や体温が下がり，深い睡眠へと導いてくれる。しかし，寝不足などで睡眠の質が悪くなると，このメラトニンが正常に分泌されなくなり，夜になっても血圧が低下せずに，血圧のコントロールが不安定になる。そのため，寝不足が続くことで，慢性的な高血圧症になりやすくなる。

　アメリカ・シカゴ大学保健学部の研究者ら[1]によって，十分な睡眠をとっていない中高年では，高血圧になる可能性が高いと発表された。睡眠時間が少ないほど高血圧になる割合が高く，睡眠時間が6時間と5時間のグループを比較すると，5時間のグループが高血圧になる割合が37％も高いという報告がある。

⑦ 入浴

　入浴直後は，皮膚の急激な温度変化に反応して血圧が上昇するが，身体全体が温まると，末梢血管が拡張し血圧は低下する。また，長時間身体全体を湯につけると，静水圧のため心臓への負荷が増大し，血圧変動をきたす要因となる。室温20℃以上，湯温40℃以下では血圧はほとん

静水圧

228ページ参照。

ど上がらないとされている。目安としては，38℃〜42℃くらいの湯温で5〜10分くらいの入浴が推奨されている。特に12〜1月の冬期は，入浴時の温度差が10℃以上になることは稀ではなく，1年のうちで入浴中の突然死が最も増える。暖かい居間から寒い脱衣所や浴室への移動，そして熱い湯船への移動という動きのなかで，急激な温度変化が短時間のうちに起こり，これに伴って，血圧の急激な上昇や下降が引き起こされる。これを，ヒートショックという。ヒートショックは，身体に大きな負担をかけるため，冬の入浴中に起こる突然死の大きな要因となる。例えば，急激に血圧が上昇した場合は脳出血や脳梗塞，心筋梗塞などで死亡するおそれがあり，逆に急激に血圧が低下した場合は脳貧血を引き起こし，浴槽でめまいを生じて怪我をしたり，溺れたりする危険性がある。

8 食事

食事をすると，食べた物を消化・吸収するために消化器官の血流が増加する。しかし，そのままでは心臓の血液が減少し危険な状態になるので，血管を収縮させて心拍を速めるなどの自動調節機能がはたらき，血圧を保っている。ところが，糖尿病患者や高齢者，パーキンソン病，多系統萎縮症（シャイン・ドレーガー症候群）患者は，体内の代謝をコントロールする自律神経機能が低下しているため，心臓の血液量が減少し食後低血圧が起こりやすい。特に，炭水化物を多量に摂取した時には，腸管ペプチドという消化管ホルモンが分泌されて，大量の血液が消化器官に集まるため，急激な血圧の低下から食後低血圧の注意が必要である。

また，ナトリウム過剰摂取は，末梢動脈平滑筋の緊張を高め，収縮性を亢進させると同時に，腎臓における水分の再吸収を促進し，体液量を増加させて血圧を上昇させる。カルシウム，カリウム，マグネシウムなどのミネラルは，ナトリウムの排泄を促進し，血管の収縮を抑制することから，これらの摂取不足は血圧上昇に関与する。

9 精神的ストレス

不安や緊張，疼痛などの精神的ストレスは，交感神経を活性化し心拍出量と末梢血管抵抗を増加させる。さらにストレスは副腎髄質に作用して，正常時に比べより多くのカテコールアミンを分泌させる。交感神経活性は循環アンギオテンシンⅡ，アルドステロン，バソプレシンを増やし，これらが末梢血管抵抗を増大させ，また腎作用を介してナトリウムと水の貯留を増加する。加えて，アンギオテンシンⅡとカテコールアミン上昇が遷延すると血管と心臓の肥大を引き起こす。

10 気温

血圧は夏に低く，冬は寒冷刺激が自律神経を刺激し，体温を逃さない

ために毛細血管を収縮させ，血圧が上昇する特徴がある。これは心臓や血管が，身体の状況に応じて収縮と弛緩を繰り返すことにより交感神経と副交感神経という自律神経が，血圧を調整しているためである。冬の脱衣所など急激な温度差があると，体温を調節するために血管が収縮し，血圧や脈拍が上昇する。高血圧の高齢者では，心筋梗塞や脳梗塞などを起こし，病死や溺死を起こす原因となりやすい。家庭内で高齢者が死亡する原因の4分の1を占めるヒートショックは年間1万人以上であり，浴槽内溺死の8割以上は高齢者であり，その最大の原因と考えられている。

11) 運動・活動

運動をすると，四肢などの筋肉が酸素やエネルギーを安静時よりも多く必要とするので，呼吸・心拍数・心拍出量を亢進させ，より多くの血流にのせて，エネルギーや酸素を末端の筋肉に届ける必要がある。そのため，血管はより多くの血液を運べるように拡張する。歩行，ジョギング，水泳などの有酸素運動を長期間続けていると，交感神経活動の低下による末梢血管抵抗の減弱と血液粘度の低下，カロリー消費による体重減少（内臓脂肪の燃焼），心肺機能の向上がみられ，これら多因子の改善により血圧が下がる。身体活動の増加は血圧低下のみならず，体重，体脂肪，ウエスト周囲長の減少，インスリン感受性や血清脂質の改善が指摘されている。

12) 飲酒

飲酒は，日々の飲酒量が多いほど血圧の平均値が高く，高血圧症になるリスクが高い。ただ飲酒は，一時的には血管拡張作用のため循環を促し，血圧を下げる効果や善玉コレステロールを増やす効果もあるといわれている。しかし，慣習的になると長期的に心臓や血管に負担をかけるため高血圧になりやすい。その理由としては，血管の収縮や脈拍を高める交感神経優位になること，腎臓からマグネシウムやカルシウムが奪われやすいこと，アルコール自体または一緒に摂取する脂っこい味の濃い食品で肥満や動脈硬化につながりやすいこと，生活が不規則になりやすいこと，などが考えられている。アルコールの適量には個人差はあるが，「高血圧治療ガイドライン2019」ではエタノールで男性20〜30mL（おおよそ日本酒1合，ビール中瓶1本，焼酎半合弱，ウイスキーダブル1杯，ワイン2杯に相当）/日以下，女性はその約半分の10〜20mL/日以下にすべきとされている。

13) 喫煙

タバコには，4000種類以上の化学物質が含まれている。そのなかでも，血圧に影響を与える物質がニコチンであり，喫煙するとニコチンが副腎を刺激して，血圧を上げるアドレナリンやノルアドレナリンを分泌

する。さらに，交感神経も興奮させるため，血圧が上昇し脈拍が増加する。一般に，喫煙することで1分間の脈拍は15〜25増加し，収縮期血圧で3〜12mmHg，拡張期血圧で5〜10mmHg上昇させるとされている。また，喫煙すると，長期的には動脈硬化も進行させるため，狭心症や心筋梗塞のリスクも高まる。

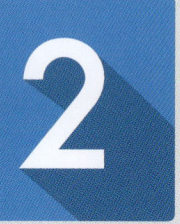

血圧測定の基本技術

1 血圧測定の種類

1 直接法と間接法

　血圧の測定には，主に直接法（観血的測定法）と間接法（非観血的測定法）がある。間接法はさらに，水銀血圧計などを用いる手動血圧測定と，自動血圧計を用いる自動血圧測定がある。

■ 直接法（観血的測定法：IBP）（図2-7）

　橈骨動脈や尺骨動脈にカテーテルやテフロン針を挿入し，トランスデューサーを接続して持続的に動脈内圧を測定する方法である。モニターに動脈圧波形や血圧の値が表示されているため，マンシェットでは測定が困難な場合や，心不全やショックなどで循環動態が不安定で連続的に血圧監視が必要な場合，また血液ガス分析のため頻回に採血が必要な場合に行われる。

◎ 必要物品
①圧セット（圧トランスデューサー，高圧延長チューブ，圧トランス

図2-7 ● 直接法

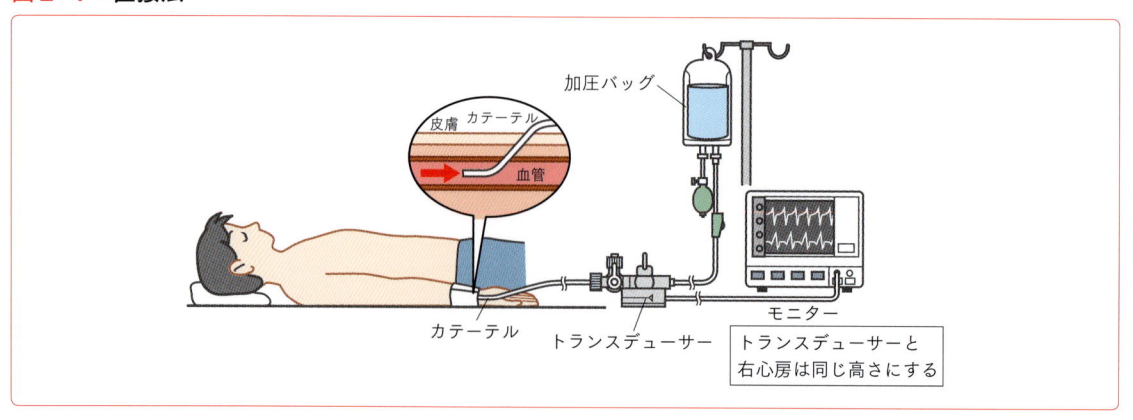

デューサー架台，水準器，加圧バッグ，ヘパリン加生理食塩水（生理食塩水500mL ＋ヘパリン2 mL））

②22G 留置針

③注射器

④固定用テープ

⑤防水処置用シーツ

⑥消毒液

⑦手袋

◉ **観血的動脈圧測定の方法**

①処置の目的・部位・方法を医師から患者に説明する。

②ヘパリン加生理食塩水を加圧バッグにセットし，300mmHg の圧をかける（3 mL/ 時程度の速度でヘパリン加生理食塩水が注入される）。
　➡血液の逆流を防ぎ血栓を予防する。

③圧セットは医師が処置をする前にセットアップする（プライミング）。

④穿刺部位の下に防水処置用シーツを敷き，橈骨動脈がわかりやすいように，手関節を伸展させ，動かさないように固定する。

⑤医師が穿刺部位を消毒し留置針を挿入する（必要時，局所麻酔を使用することもある）。

⑥留置針が確実に挿入され，血液の逆流を確認したうえで，圧トランスデューサーを接続する。チューブが短い時は，高圧延長チューブを使用する（接続する際は気泡の混入に注意する）。

⑦モニター画面に圧波形が映し出され，波形に問題がなければ穿刺部位をテープで固定する。接続部位が直接皮膚に当たらないように，ガーゼなどで保護する。

⑧圧ゼロ点補正は患者を仰臥位にし，胸部垂直方向に1/ 2の高さに圧トランスデューサーを合わせる。

⑨患者が手を動かし，正確な圧測定が困難な場合は，シーネなどで固定する。圧セットの接続部のゆるみや，三方活栓の向きなどで容易に出血するので注意する。

■ **間接法（非観血的測定法：NIBP）** ···························

　マンシェットを巻いて加圧し，その動脈の血圧を測定する。一般的には間接法で測定する。上腕にカフを巻いて測定する非観血式には，聴診法（コロトコフ法）とオシロメトリック法がある。

2 触診法と聴診法

　手動血圧測定には，触診による方法（触診法）と聴診器を用いて測定する方法（聴診法）がある。はじめて測定する場合や普段の血圧がわからない時は，触診法でまず測定する。

　血圧測定の際，基本的には聴診法が用いられるが，触診法は，聴診法でマンシェットをどこまで加圧するか，おおよその値を推定するために行う。また，うまく聴診できない場合や，血圧が低下している場合には，触診法が用いられることがある。聴診法との違いは，聴診器を使うか，使わないかであり，触診法では，聴診器の代わりに自分の指を使う（図2-8）。脈拍測定の時のように，示指，中指，薬指をそっと橈骨動脈に当てながら，マンシェットを加圧し，脈が触れなくなってからさらに20mmHgほど高くなるまで加圧してから，徐々に空気を抜いていく。この時最初に脈を感じた値が，収縮期血圧（最高血圧）となる。なお，触診法の場合，拡張期血圧（最低血圧）を測定することは困難であり，また触診法の場合は，聴診法で測定するよりもやや低い値になる。これは，コロトコフ音の第1音は，収縮期血圧を下回るとすぐに聴取できるが，聴取した時点では，末梢での脈波は弱く，橈骨動脈で脈拍として触知できないためである。

■ 聴診法（コロトコフ法）·····

　臨床の場で，聴診器を使用し音を聞く方法である。マンシェットを巻き，カフの空気を膨らませて血圧測定部位の血流を止めることで，どれくらいの圧をかければ心臓から送り出された血流の圧（血圧）とつり合うのかをみている。血流を止めた後，マンシェットの空気を徐々に抜いていくことで，血流が再開し，「トン」という血管音が聞こえる。この音が聞こえたら，その時点が収縮期血圧（最高血圧）となる。

　さらに空気を抜いていくと，「トントン」という音から雑音が混じったような「ザーザー」「ドンドン」という音になっていき，やがて音はなくなる。音が聞こえなくなったら，その時点が拡張期血圧（最低血

図2-8●触診法での触診の位置

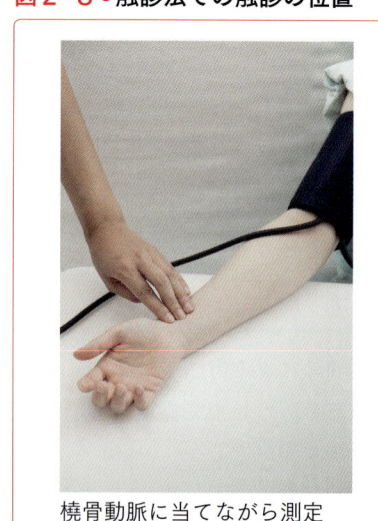

橈骨動脈に当てながら測定

圧）となる。この時に聞こえる血管音が，有名な「コロトコフ音」である（図2-9）。聴取しているコロトコフ音は，血管に流れる血液乱流音のことであり，その音は，カフ圧の強さにより，どの程度血管が圧迫されているかで変化する。ロシアの医師コロトコフ（Korotkoff）がこの方法を提唱したが，その後100年以上が経過した現在においても，高血圧を評価するガイドラインなどにおいて，血圧測定の標準法として用いられている。

オシロメトリック法

聴診法が音（コロトコフ音）を検出するのに対し，オシロメトリック法は振動（オシレーション）を検出する方法で，現在使われてる自動血圧計のほとんどがこの方式である。カフの空気圧を上げた後，徐々に空気圧を下げていくと，コロトコフ音とほぼ同時にカフ圧に脈の振動が重なる。さらに圧を下げていくと脈の振動が急に大きくなる点があり，この時のカフ圧が収縮期血圧となる。さらに圧を下げていって，振動が最大になる点のカフ圧を平均血圧という。この後，振動の減衰が緩やかになる時のカフ圧が拡張期血圧である。

3 血圧計の種類（図2-10）

間接法で用いる血圧計は，水銀を用いた水銀式と空気圧の変化を見て測定するアネロイド型（ギリシャ語で液体を使わないの意味），自動血圧計がある。水銀計の代わりに電子式のアナログ柱を用いたハイブリット血圧計もある。自動巻き付け式血圧計は誤差が生じやすいため，待合室などで使用する場合は，カフが肘関節にかからないこと，カフと心臓の位置を同じにするなど，十分な指導と管理が必要である。指用の血圧計は不正確であり，手首血圧計は使用が容易であるが，水柱圧補正が困難であること，また手首の解剖学的特性から動脈の圧迫が困難である場合があり，不正確になることが多い。

> **水銀血圧計**
>
> 水銀血圧計・水銀体温計は，2021年1月1日以降の製造と輸出入が禁止されている。世界保健機関（WHO）は，2020年までに水銀血圧計・水銀体温計の全廃を目指し，日本医師会・日本医学会も，実地診療では新規の導入を行わないように自粛を求めている。

図2-9 ● コロトコフ音

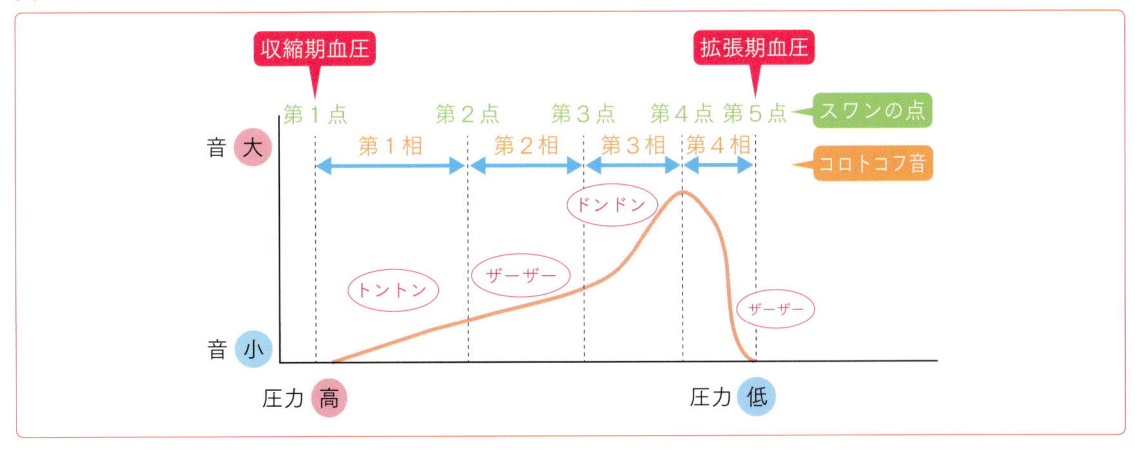

④ マンシェットの種類

マンシェットのサイズは，正確にはマンシェットの中にあるゴム嚢のサイズのことである。ゴム嚢の長さは上腕周囲径の約40% の長さ（成人では12〜14cm），かつ幅は上腕周囲径の約80〜100% の長さのものが推奨されている。つまり，上腕を1周，もしくは2/3を覆うことのできる長さが必要である。もし，不適切なサイズで測定した場合は，正確な測定値が得られない。幅が狭すぎるゴム嚢を用いた場合，圧のかかる面積が小さく高い圧が加わるため，血圧が実際より高く測定される。逆に幅が広すぎるゴム嚢を用いた場合，圧のかかる面積が大きく低い圧となり，血圧が実際より低く測定されやすい。血圧値を正確に測定するためにも，ゴム嚢のサイズ選択は重要である（表2−3）。

⑤ 血圧測定場面

高血圧と診断するには，正しい血圧測定が必要である。血圧測定に

図2−10●血圧計の種類

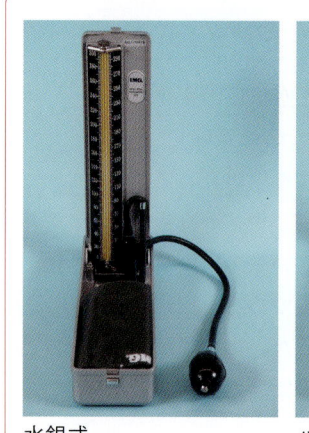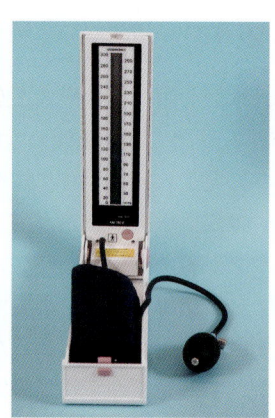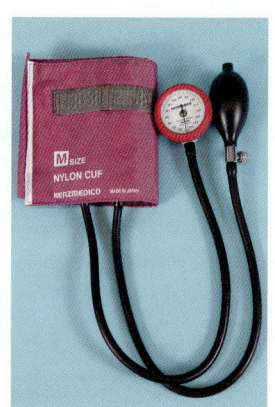

水銀式　　　　　　　　ハイブリッド　　　　　アネロイド型

表2−3●マンシェットのサイズ

部位	年齢	マンシェット	
		幅（cm）	長さ（cm）
上腕用	新生児〜満3か月未満	3	15
	乳児（3か月以上3歳未満）	3〜5	20
	幼児（3歳以上6歳未満）	5〜7	20
	学童（6歳以上9歳未満）	7〜10	20
	成人	12〜14	22〜24
	肥満した成人	15.5	30
大腿用	成人	18.5〜20	48〜50

＊小児上腕周囲27cm 未満では小児用カフ，腕周 34cm 以上の太さで成人用カフを使用

は，測定場面によって「診察室血圧」「自由行動下血圧」「家庭血圧」の3つがあり，高血圧の基準はそれぞれ異なる。「高血圧治療ガイドライン2019」では，「家庭血圧と自由行動下血圧には診察室血圧と同等か，それ以上の臨床的価値がある」とされている。

診察室血圧測定

診察室血圧は，病院や診療所などで測った血圧のことである。家庭などのリラックスした状態で測った血圧よりもやや高めになることが多い。

自由行動下血圧測定

自由行動下血圧は，自動血圧計を装着した状態で生活することで，24時間，夜間や早朝の血圧を計測できる。自由行動下血圧測定は白衣高血圧の診断に有用であり，白衣高血圧が疑われる場合およびコントロール不良な高血圧，治療抵抗性高血圧の診断に適応となる。24時間，携帯型の自動血圧計を装着して通常の生活を送るなかで，15〜30分間隔で測定された血圧のことをいう。運動中や睡眠中も測定することができ，24時間の血圧の変化を確認することができる。診察室で測定される血圧よりも，将来的には狭心症，心筋梗塞，または脳卒中などの病気を発症する危険性を予測できると考えられている。ambulatory blood pressure monitoring を略して，ABPM とも呼ばれている。

家庭血圧測定

家庭で測定する血圧を家庭血圧という。家庭でリラックスして測定することができる。

白衣高血圧と仮面高血圧

高血圧の方に限らず一般の人でも，家庭血圧より診察室血圧のほうが高い数値がでることが多いとされている。診察室血圧は家庭血圧に比べると，収縮期血圧で20〜30mmHg，拡張期血圧で10mmHg も高くなる場合がある。診察室血圧が140/90mmHg 以上で高血圧，家庭血圧が135/85mmHg 未満で高血圧でない場合，「白衣高血圧」と呼ばれる。

家庭血圧が高血圧で，診察室血圧が高血圧でない場合，「仮面高血圧」または「逆白衣高血圧」と呼ばれる。白衣高血圧は積極的に治療せず，経過をみる場合が多いが，仮面高血圧は心血管の病気になるリスクが高いので，治療が必要な場合もある。仮面高血圧は，仕事や家庭などで精神的ストレスを抱えている人，ヘビースモーカーなどでみられることが多い。

2 血圧測定方法

① 聴診法による血圧測定（上腕動脈を用いて）

実施前の準備

①必要物品を準備する。

　血圧計，マンシェット，聴診器，アルコール綿，廃棄用ビニール袋，トレー

②血圧計の点検し，排気バルブやゴム嚢の空気の漏れの有無を確認する。

・マンシェットとゴム嚢，送気球，血圧計等を接続する。

・水銀血圧計を水平において水銀コックを開き，圧力を加えず，水銀の上面が0点に戻っていることを確認する。

・マンシェットを折りたたむか，ピンなどに巻き付け，送気球の排気バルブを締める。

・水銀コルクを開き，150〜200mmHg くらいに目盛りが上昇するまで加圧する。

・加圧後，目盛りが2mmHg 以上下降しないことを確認する。

・送気球のバルブを緩めた時，速やかに目盛りが0点に戻ることを確認する。

③測定するための環境を整える。

➡寒冷な気温は血管収縮作用により血圧を上昇させるので，室温は適温に保つ。

④血圧を変動させる因子（運動，食事，入浴，精神的緊張など）がないかを確認する。

➡あった場合は，しばらく時間をおいてから測定する。およそ30分〜1時間後が望ましい。

⑤測定の5〜10分前には，ベッドに安静臥床して待つように説明する。

⑥測定部位を選択する。

➡一般的には上腕動脈で測定するが，その他にも膝窩動脈や後脛骨動脈，足背動脈がある（図2-11）。

⑦血圧を測る目的，方法について説明し了解を得る。

聴診法

①血圧計を安定した場所で目盛りの高さと測定者の目の高さが同じにできる場所に置く。

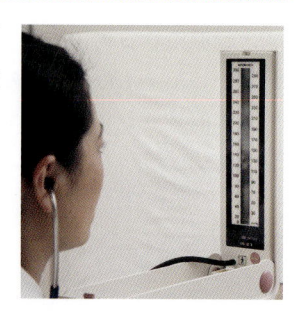

図2-11●測定部位

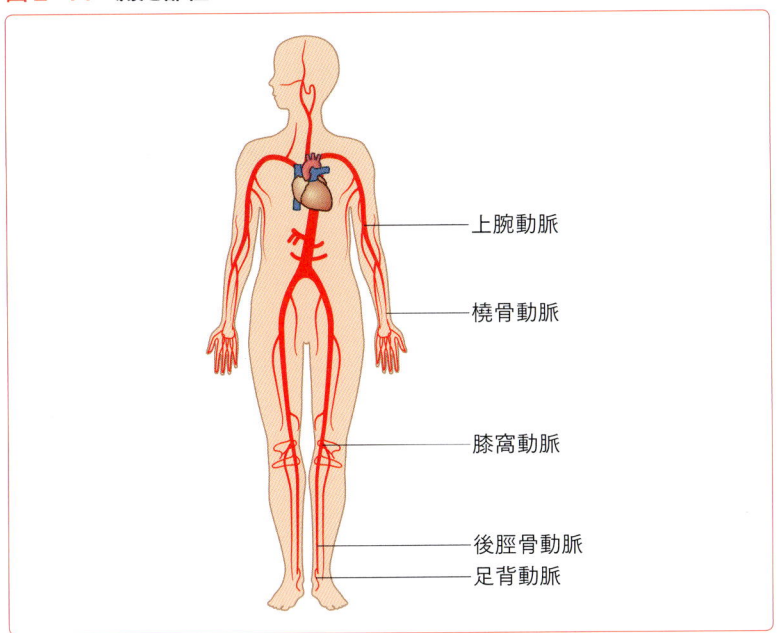

- 上腕動脈
- 橈骨動脈
- 膝窩動脈
- 後脛骨動脈
- 足背動脈

②測定部位である腕を露出する。

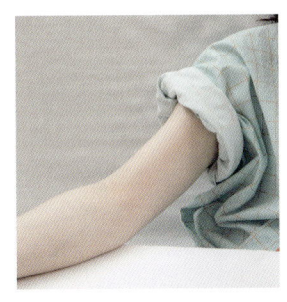

③マンシェットを巻く位置と心臓の
高さが同じになるように調整す
る。

※血圧は，心臓から流れ出た血液が動
脈を通過する時，どれだけ水銀を上
に押し上げる強さがあるかを測定し
ているものである。測定部位が心臓
より低い位置だと重力がかかるた
め，より強い力で水銀を押し上げる
必要があり，その結果，血圧が高く
測定される。心臓より高い位置で
は，これとは逆の原理がはたらくの
で，血圧は低く測定されてしまう。

④患者の手掌を上にして，上腕動脈の拍動を
触診で確認する。

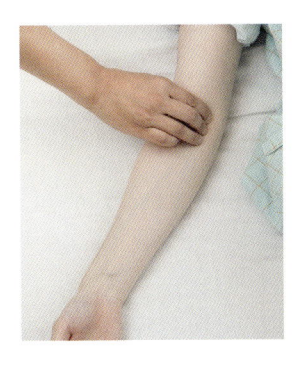

⑤マンシェットのゴム嚢の中心と上腕動脈の
　走行をあわせマンシェットを巻く。
➡上腕動脈に均等に圧が加わるようにするた
め。

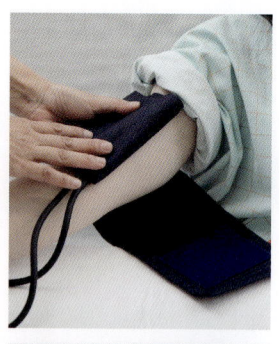

⑥マンシェットの下端が肘関節より2～3
　cm上になるように巻く。また指が2本入
　る程度の巻き具合にする。
➡マンシェットの下に重ねて聴診器を当てる
と，動脈を均一に圧迫することができず，値
が不正確になる可能性がある。より正確に聴
診するために，肘関節から聴診器分を中枢側
にずらしてマンシェットを巻くことが大切で
ある。
➡マンシェットが緩すぎると血圧が高く，またきつく巻くと血圧は低い
値になるので注意する。

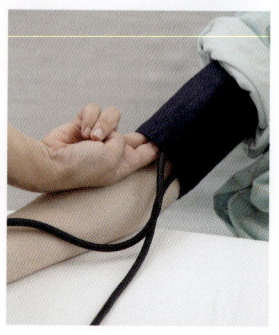

⑦聴診器の膜面を皮膚にあてる前に手で温め
　ておく。

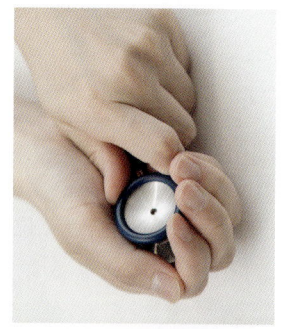

⑧肘窩で上腕動脈が触れるところに聴診器を
　あてる。

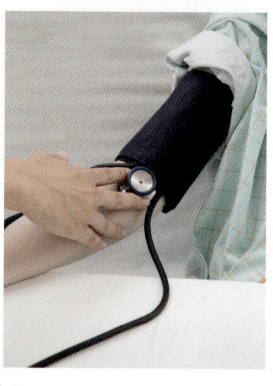

⑨測定中は動いたり話したりしないように説明する。

⑩利き手で送気球を握りバルブを締める。

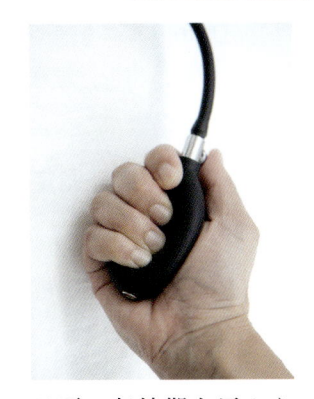

⑪触診法で推定した収縮期血圧もしくは，日頃の収縮期血圧より20mmHg位高い値まで加圧する。

⑫圧を毎秒2mmHgの速さで下げ，変化する血管音（コロトコフ音）を聴取し血圧を測定する。

➡減圧は送気球の排気バルブを母指と示指で挟み反時計回りに緩めていく。

➡コロトコフ音発生開始時の加負圧が収縮期血圧，コロトコフ音が消えた時の圧が拡張期血圧である。

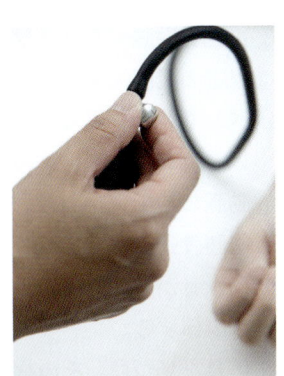

⑬コロトコフ音が消え数値を確認したら，送気球のバルブを全開にし，マンシェットの空気を抜く。

⑭終了したら速やかにマンシェットをはずし，寝衣を整える。

🟧 後片づけと報告・記録

①終了したことを告げ，必要に応じて測定値を伝える。

➡血圧についての受け止め方や日頃の測定値を把握しておくと，患者へ説明しやすい。

②アルコール綿で聴診器のチェストピース，イヤーピースを消毒する。

③物品を所定の場所に片づける。

④測定値，随伴症状等の観察事項等の報告と記録を行う。

🟧 触診法

①準備は聴診法と同様。

②聴診法の実施の①〜⑥まで同様。

③反対側の手の第2〜4指を橈骨内側にあて，橈骨動脈の拍動を確認する。

④70〜80mmHgまで一気に加圧し，その後10mmHg位ずつ加圧する。

⑤橈骨動脈の拍動に触れなくなったところからさらに20mmHg程度加圧する。

⑥減圧しながら脈拍を触知する。

➡脈拍が触れたところの目盛りが収縮期血圧の値。

⑦送気球のバルブを速やかに全開させ，マンシェットの空気を抜く。
⑧後片づけ，報告，記録は聴診法に同じ。

② 下肢の血圧測定

　下肢動脈（大腿動脈，膝窩動脈，足背動脈）の拍動が微弱であるか触知しない場合，末梢動脈疾患などを除外するために下肢血圧を測定する。

■ 超音波ドプラによる下肢の血圧測定方法

①超音波ドプラ聴診器を準備する。
②後脛骨動脈もしくは足背動脈の皮膚表面にジェルを塗る。
③患者の足関節を回外させる。
④ペンや鉛筆を握るようにプローブを保持し，患者の脚方向に角度をつける。ステソドップの場合は角度をつける必要はない。
⑤動脈の拍動音が聞こえるまで，プローブをゆっくりと足背動脈または後脛骨動脈を横切って動かす。
⑥動脈音が聞こえたら，プローブを可能な限り高い信号が聞こえる位置に調節する。
⑦信号を見つけ，その状態で固定し，カフの加圧をはじめる。
⑧カフ圧を加圧し続けると血流が停止し血流音が中断する。
⑨マノメータの目盛りを読みながら，聞こえはじめる血流音に注意してゆっくりカフ圧を下げる。
⑩最初の血流音が聞こえたところを収縮期血圧とする。

■ 膝窩動脈での測定方法（聴診法）

［適応］膝窩動脈，足背動脈の拍動が微弱であるか，触知しない場合。
①患者を腹臥位とし安静にする。
②膝窩動脈の走行を確認し，ゴム嚢の中央が大腿後面で下1/3覆われるように大腿にマンシェットを巻く。その際，カフのゴム嚢の幅は大腿直径よりも20% 広いものとし，15〜18cm のものを用いる。
③膝窩動脈が触れるところに聴診器を当て測定する。
④カフを加圧し，脈が触れなくなってからさらに20〜30mmHg 加圧する。
⑤カフ圧を減圧していき，脈の触れ出すところ（触診法），または血圧計の針が振れ出すところ（オシロメトリック法）を収縮期血圧とする。大腿の血圧は，上腕より10〜20mmHg 高いことが多い。

■ 足背動脈と後脛骨動脈での測定方法（聴診法）

［適応］足背動脈，後脛骨動脈の拍動が微弱であるか，触知しない場合。
①患者を仰臥位または座位とし，安静にする。

②マンシェットの下側が内踝（内くるぶし）の真上にあるように，かつ，ゴム嚢の中央が後脛骨動脈の上にくるようにマンシェットを足首に上腕用カフを巻く。

③足背動脈・後脛骨動脈を触知する。仰臥位の場合，母指をやや背屈させてもらったほうが足背動脈を触知しやすい。

④カフを加圧し，脈が触れなくなってからさらに20～30mmHg加圧する。

⑤カフ圧を減圧していき，脈の触れ出すところ（触診法），または血圧計の針が振れ出すところ（オシロメトリック法）を収縮期血圧とする。

■ 足関節上腕血圧比：ABI（ankle brachial index）

　足関節の収縮期血圧と上腕の収縮期血圧の比で求められる（**図2-12**）。四肢の血圧はドプラ血流計で測定できる。慢性動脈閉鎖症の診断および重症度の指標となる。ABIを求めるには，上腕は左右両側ともに測定して高いほうの血圧値を分母とする。足関節血圧の測定は，左右それぞれに足関節にマンシェットを巻き，足背動脈と後脛骨動脈両方ともにドプラ法で血圧を測定して高いほうの血圧値を左右それぞれの足関節血圧として分子にして計算する。

図2-12●ABI

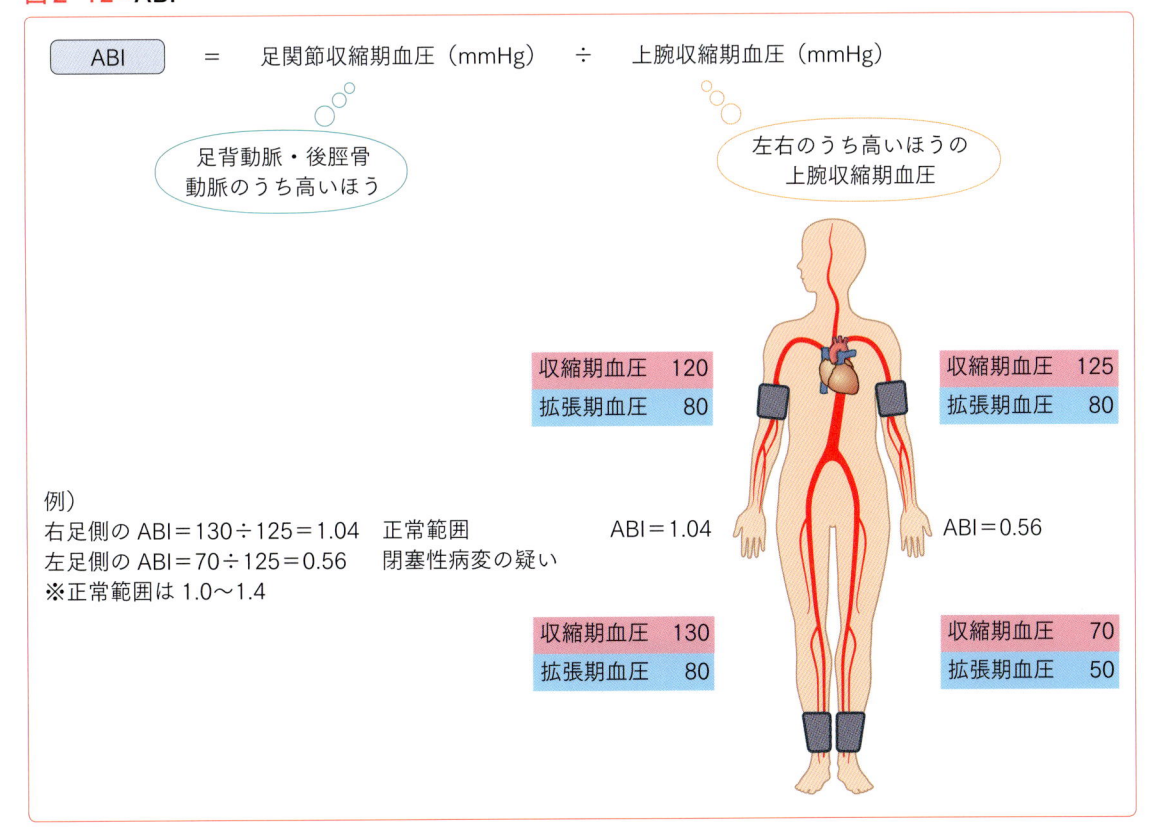

ABI ＝ 足関節収縮期血圧（mmHg）÷ 上腕収縮期血圧（mmHg）

足背動脈・後脛骨動脈のうち高いほう

左右のうち高いほうの上腕収縮期血圧

収縮期血圧　120
拡張期血圧　80

収縮期血圧　125
拡張期血圧　80

収縮期血圧　130
拡張期血圧　80

収縮期血圧　70
拡張期血圧　50

ABI＝1.04

ABI＝0.56

例）
右足側のABI＝130÷125＝1.04　正常範囲
左足側のABI＝70÷125＝0.56　閉塞性病変の疑い
※正常範囲は1.0～1.4

3 血圧の観察と把握のポイント

1 観察の視点

(1) 血圧値の異常

　心機能や血液，血管の状態の異常は血圧にあらわれる。急な血圧上昇は悪性高血圧と高血圧性脳症という2つの特異的な病態へと移行する場合がある。

(2) 血圧値の左右差

　患者の左右の血圧を順次測定した場合，後から測定したほうの血圧が高く測定されることがある。これは1度測定したことで，末梢血管の抵抗が増え，それに対応するために心収縮力が増大するためと考えられている。収縮期血圧で10〜20mmHg以上の差がある場合は，大動脈炎症候群や動脈の狭窄や閉鎖を疑う。

(3) 血圧値の上下肢差

　立位で上下肢の血圧差は収縮期血圧で10mmHgの差がみられるが，仰臥位では上下肢を同時に血圧測定した場合，ほとんど差はない。大動脈狭窄の場合は，上肢の血圧が下肢に比べて非常に高くなる。大動脈弁閉鎖不全では，収縮期に左心室から拍出された血液が，拡張期に再び左心室に逆流するため，末梢へ十分な血液を供給できない。そのため，左心室は収縮力を増大し，大動脈内に拍出される血液量は増大する。その結果，臥位における上下肢の血圧は，軽度で20mmHg，中等度で40mmHg，高度で60mmHgの差が生じる。

2 随伴症状の有無と把握（表2-4）

　高血圧は通称サイレントキラーと呼ばれ，自覚症状があまりないまま放置され，その結果，動脈硬化，狭心症，心筋梗塞，脳卒中などといっ

表2−4 ● 随伴症状の把握

	随伴症状	理由
高血圧	頭痛，めまい，耳鳴り，肩こり，手足のしびれ，頭重感，不眠，心悸亢進，悪心・嘔吐，食欲不振，倦怠感，顔面紅潮	高血圧によって動脈硬化が脳血管に発症，動脈硬化の発症した箇所にプラークが形成されることで血管が肥大化，拡張した血管が周囲の三叉神経を刺激し，神経ペプチドを分泌し頭痛やめまい，悪心・嘔吐などの随伴症状が生じる。また，冠動脈に動脈硬化が発症すると末梢動脈の血管抵抗が増し，心臓の仕事量が増加，心筋繊維が肥大しポンプ機能が弱まることで，心悸亢進や動悸が生じやすい
低血圧	頭痛，めまい，あくび，耳鳴り，肩凝り，手足の冷え，食欲不振，悪心・嘔吐，精神力や活力の減退，易疲労性，倦怠感，起床困難，心気的傾向	低血圧の場合，血圧をコントロールする自律神経が正常にはたらかないことや循環血液量の不足が原因で，下半身に集まった血液が心臓に戻りにくい。血液の循環が悪く，脳や身体の組織に送られる血液が不足しがちなために，頭痛，めまい，あくび，手足の冷え，悪心・嘔吐，易疲労，倦怠感などの不快症状が生じやすい

た重病が引き起こされることがある。これらの合併症は数年〜数十年もの長い間自覚症状がなかった末に急に発症するものであり，命を脅かす可能性が高い病気である。低血圧の随伴症状は，自律神経失調症や軽度のうつ病の症状に似ており，低血圧であることを見落とされることもある。

3 他のバイタルサインとの関連

　血圧は，心機能と末梢血管の収縮・拡張の状態を判断する重要な指標であり，体温，脈拍，呼吸，電解質，尿量など他のバイタルサインと密接に関係している。

4 臨床にいかす 血圧の異常への対応

1. 高血圧

　高血圧の人は極めて多く，日本では約4300万人が高血圧と推定されている。日本人の死亡原因は，悪性新生物，心疾患，脳血管障害でほとんどを占めるが，このうち心疾患と脳血管障害は，高血圧が最も重要な危険因子である。高血圧のおよそ90%は原因が不明の本態性高血圧であり，発症因子として遺伝的因子と環境的因子（加齢，肥満，食塩の過剰摂取，運動不足，喫煙，アルコールの過剰摂取，精神的ストレス，過剰な肉体労働）などの生活習慣と深く関わっている（表2-5）。高血圧が持続すると心臓や脳，腎臓，目などに悪影響を及ぼし，心筋梗塞や脳梗塞，脳出血などを引き起こしやすくなるため，高血圧治療がすすめられる。高血圧の治療対象は，140/90mmHg以上のすべての高血圧患者であり，高血圧患者は血圧値と血圧以外の危険因子，高血圧性臓器障害の有無など，予後影響因子の組み合わせにより「低リスク」「中等リスク」「高リスク」の3群に層別化される。

表2-5 ● 高血圧の原因

本態性高血圧（90%）	二次性高血圧（10%）
・原因不明 ・原因不明の血液量増加，体血管抵抗増加 ・遺伝形質 ・ストレスへの異常反応 ・糖尿病と肥満 ・年齢，人種，社会経済的状況	・腎動脈狭窄 ・腎疾患 ・原発性アルドステロン症 ・褐色細胞腫（カテコールアミン産生性腫瘍） ・大動脈狭窄 ・妊娠，子癇前症 ・甲状腺機能亢進症／甲状腺機能低下症 ・クッシング症候群（糖質コルチコイド過剰分泌） ・睡眠時無呼吸

1 高血圧の分類

1 本態性高血圧症

　高血圧の原因となる基礎疾患が見当たらない疾患であり，遺伝的な背景や環境因子が関与している生活習慣病の１つである（表2-6）。

2 腎実質性高血圧症

　腎実質性疾患に伴って発症する高血圧であり，高血圧全体の２～５％を占める（表2-7）。

3 腎血管性高血圧症

　腎動脈の狭窄あるいは閉塞により発症する。腎動脈狭窄の原因として粥状動脈硬化症，線維筋性異形成症，大動脈炎症候群などがある（表2-8）。

表2-6 ● 本態性高血圧症の原因

誘因・原因	高血圧体質の家族歴，加齢や肥満，塩分の過剰摂取，喫煙など
病態生理	高血圧持続→末梢血管抵抗増大→心臓の後負荷増大→血管，脳，心臓，腎臓などの障害，動脈硬化
症状	頭痛，肩こり，めまい，のぼせ，耳鳴り，悪心・嘔吐などの症状がある場合は，他の疾患との鑑別が必要である
検査・診断	本態性高血圧か二次性高血圧かを診断。高血圧の基準は，診察室血圧が140/90mmHg以上，家庭血圧135/85mmHg以上
治療	食事療法や適正体重の維持，運動，禁煙，飲酒制限などの生活習慣の改善指導。目標値に達しない場合は，降圧薬による治療
予後	生活習慣の改善や降圧薬などにより良好な予後が期待できる。放置すれば臓器障害が進行し，脳・心血管系疾患の原因となる

表2-7 ● 腎実質性高血圧症の原因

誘因・原因	糖尿病性腎症，慢性および急性糸球体腎炎，慢性腎盂腎炎，多発性囊胞腎，膠原病などが原因疾患
病態生理	腎実質障害に伴うナトリウムや水の排泄障害→腎血流量や糸球体濾過値が低下→体内のナトリウム量・体液量の増加→心拍出量増大→末梢血管抵抗増大→交感神経活性の亢進
症状	体液貯留による浮腫，腎炎に伴う血尿，腎性貧血に伴う動悸・息切れ・めまい。腎不全に伴う消化器不全や精神症状，水腎症，腎腫瘍や多発性囊胞腎などによる腹部腫瘤
検査・診断	蛋白尿，血尿，体液貯留，心胸郭比の増大，腎機能の低下など
治療	高血圧によって腎症の進行が加速されるため，降圧療法は心血管疾患発症の抑制と腎保護のために重要である
予後	不十分な血圧コントロールは腎不全の進行を加速するため，腎疾患の治療とともに血圧の緩徐な降下が不可欠である

腫瘍などが原因でホルモンが過剰に産生され高血圧を生じる疾患群である（**表2-9**）。

5 早急に対応しなければならない病態「高血圧緊急症」·····

高血圧緊急症とは，過度に上昇した動脈圧により脳や心臓，腎臓，大動脈などの臓器に重篤な障害が進行している状態で，ただちに降圧治療を行わなければ致死的になる病態につけられた総称である。1時間以内に降圧をはかる必要がある狭義の緊急症と，数時間以内に降圧をはかる広義の緊急症に大別される（**表2-10**）。血圧は200/130mmHg以上を示すことが多く，悪性高血圧症では眼底に乳頭浮腫と網膜出血を認める。

2 降圧療法

高血圧の治療は，減塩，肥満の改善，禁煙など，まず生活習慣の改善

表2-8 ● 腎血管性高血圧症の原因

誘因・原因	腎動脈の狭窄や閉塞による高血圧。粥状動脈硬化，線維筋性異形成症，大動脈炎症候群が原因の80～90%を占める
病態生理	腎動脈狭窄，閉鎖→腎血流量低下→糸球体の輸出細動脈内圧が低下→傍糸球体細胞からのレニン分泌亢進→RAA（レニン-アンギオテンシン-アルドステロン）系の産生増大→高血圧
症状	30歳以下，または50歳以上での発症。高血圧の病歴が短い。低カリウム血症があらわれる。治療抵抗性高血圧の場合が多い。腹部血管雑音は約半数で聴取され，腎サイズの左右差（10mm以上）もみられる
検査・診断	診断は，腎動脈の狭窄と高血圧を確認
治療	経皮（経管）的腎動脈形成術（PTRA）が第1選択
予後	線維筋性異形成症でPTRA後の予後は比較的良好だが，再狭窄をきたすこともある

表2-9 ● 内分泌性高血圧症の原因

誘因・原因	原発性アルドステロン症はおもに副腎皮質の線腫や過形成，クッシング症候群はおもに下垂体や副腎の腫瘍や異形成，褐色細胞腫はおもに副腎髄質の腫瘍が原因となって，ホルモン分泌が過剰になり高血圧を生じる
病態生理	アルドステロン，コルチゾール，カテコールアミンなどが副腎，下垂体などにできた腫瘍によって過剰に分泌→高血圧
症状	原発性アルドステロン症は，多飲，多尿，筋力低下，周期性四肢麻痺などをあらわす。クッシング症候群では，満月様顔貌，糖尿病，中心性肥満，皮膚線状，月経異常，筋力低下など多彩な症状をきたす。褐色細胞腫では，5Hの症状が特徴的であるといわれ①持続性高血圧（Hypertension）②代謝亢進（Hypermetabolism）③高血糖（Hyperglycemia）④頭痛（Headache）⑤発汗過多（Hyperhydrosis）などの症状があらわれる
検査・診断	原因となる腫瘍の診断，線腫の局在，転移巣の診断
治療	腫瘍の所在を確認し，手術で摘出する。薬物治療は，術前か手術が不可能な症例に対して行う
予後	原因に対する適切な治療で治癒可能な場合が多い。悪性褐色細胞腫で手術不可能，転移した場合は予後が不良

表2-10●高血圧緊急症の分類と疾患名

1時間以内に降圧	高血圧性脳症，高血圧性脳内出血，高血圧性左心不全，急性大動脈解離，カテコールアミンの過剰（褐色細胞腫のクリーゼ，交感神経作動薬の使用，降圧薬中断による反跳性高血圧，脊髄損傷後の自動性反射亢進，子癇）
数時間以内に降圧	乳頭浮腫を伴う悪性高血圧，加速性高血圧

に努めることで高血圧の原因を除去することから開始する。年齢や糖尿病などの合併症の有無により降圧目標や降圧薬は異なる。降圧薬の第1選択薬として，カルシウム（Ca）拮抗薬，アンジオテンシンⅡ受容体拮抗薬（ARB），アンジオテンシン変換酵素（ACE）阻害薬，利尿薬がある（表2-11，表2-12，表2-13）。降圧薬の服用は1日1回が望ましい。1年以上血圧が正常化しても降圧薬の減量や中止はしない。降圧薬の減量や中止をすると，6か月以内に血圧の再上昇が認められる。

2 低血圧

　収縮期血圧が100mmHg以下の状態を低血圧といい，立ちくらみ，失神など，何らかの症状が伴う場合を低血圧症という。低血圧の原因となる疾患が明らかではないものを本態性低血圧症，原因となる疾患が明らかな場合を二次性（症候性）低血圧症という（表2-14）。本態性低血圧症では，倦怠感やめまい，立ちくらみ，頭痛，食欲不振，動悸，息切れ，全身症状や神経症状，消化器，呼吸器，循環器などにさまざまな症状や不定愁訴があらわれる。明らかな原因は認められないが，自律神経の調節がうまくはたらかないためといわれている。二次性低血圧では，原因疾患によって低血圧症状が急性に認められる場合と慢性的な経過をたどる例が認められる。本態性低血圧の治療は，日常生活に影響が認められなければ治療は不要であり，場合によっては精神療法や生活指導が必要となる（表2-15）。二次性低血圧症では，原因となる疾患の治療が最優先される。

1 起立性低血圧症（表2-16）

　通常，臥位から立位になると，圧受容体反射などを介して末梢血管が収縮して血圧が維持されるようになっている。しかし，中枢神経や末梢神経，血管の障害のために交感神経による血管収縮が不全をきたすために起こると考えられる。症状は，臥位から急に立位や座位になった時にめまい，立ちくらみ，失神，ふらつき，目のかすみ，頭痛，複視，視野狭窄，眼前暗黒感，四肢あるいは全身のしびれ感などが起きる。臥位や蹲踞位になると症状が改善する。

　起立性低血圧を日常診療で簡便に検査する方法として起立試験がある。安静5分後1〜2回の座位（または臥位）血圧に比較して，能動的

🔖蹲踞位

膝を折って腰を下ろした体位。しゃがんだ状態のこと。

表2-11 ● 高血圧緊急症時の降圧薬

静脈内投与	舌下または直腸内投与
・Ca拮抗薬（ジルチアゼム，ニカルジピン） ・硝酸薬（ニトログリセリン，硝酸イソソルビド） ・硫酸マグネシウム ・フェニトラミン（交感神経末梢遮断薬） ・トリメタファン（自律神経遮断薬） ・β遮断薬（プロプラノロール）	・Ca拮抗薬（ニフェジピン） ・ACE阻害薬

表2-12 ● 降圧薬の種類と特徴

第1選択薬	特徴	薬剤名（一般名）	禁忌
カルシウム（Ca）拮抗薬	DHP系は降圧効果が高く，臓器障害合併例や高齢者にも使用可能	DHP系：アゼルニジピン，アムロジピンベシル酸塩，シルニジピン，ニソルジピン，ニカルジピン塩酸塩，ニフェジピン等	除脈（非DHP系）
		非DHP系：ジルチアゼム塩酸塩	
アンジオテンシンII受容体拮抗薬（ARB）	単独もしくは利尿薬，Ca拮抗薬と併用され，I〜III度高血圧に用いられる	イルベサルタン，オルメサルタンメドキソミル，カンデサルタンシレキセチル配合剤，テルミサルタン配合剤等	妊娠，高カリウム血症，両側腎臓動脈狭窄症
アンジオテンシン変換酵素（ACE）阻害薬	臓器合併症や糖尿病をもつ患者によく使用される	アラセプリル，イミダプリル塩酸塩，エナラプリルマレイン酸塩，カプトプリル，キナプリル塩酸塩等	妊娠，血管神経性浮腫，高カリウム血症，両側腎動脈狭窄症
利尿薬	サイアザイド系は降圧薬として，ループ系は腎機能障害をもつ高血圧やうっ血性心不全に用いる	サイアザイド系：トリクロルメチアジド，ヒドロクロロチアジド配合剤等	痛風，低カリウム血症（サイアザイド系）
		サイアザイド類似利尿剤：インダパミド，クロルタリドン，トリパミド，メチクラン，メフルシド等	
		ループ利尿剤：フロセミド	

表2-13 ● 第1選択にならない降圧薬

第1選択にならない降圧薬	特徴
α遮断薬	早朝高血圧には眠前投与が有効。初回投与時に起立性低血圧の副作用があらわれるため少量より開始する
血管拡張薬	ヒドララジンは速攻性があるため高血圧緊急症に用いられる
アルドステロン拮抗薬（選択的アルドステロン拮抗薬），カリウム保持性利尿薬	低レニン性高血圧に効果が期待できる。臓器保護効果がある。サイアザイド系利尿薬と併用される
中枢性交感神経抑制薬	副作用が多いので他剤を用いることができない時に使用する
β遮断薬（αβ遮断薬含む）	糖・脂質代謝に悪影響を及ぼすため第1選択にはならない

表2-14●低血圧症の原因

本能性低血圧症	純粋自律神経機能不全，パーキンソン病に伴う自律神経失調，シャイ・ドレイガー症候群
二次性低血圧症	加齢
	内科疾患：糖尿病，腎不全
	自己免疫疾患：ギラン・バレー症候群，リウマチ性関節炎，全身性エリテマトーデスなど
	中枢性疾患：多発性硬化症，脳腫瘍など
	代謝疾患：ビタミンB_{12}欠乏症など
	その他：薬剤，大動脈弁狭窄，不整脈，肺高血圧症などの心肺疾患，出血・脱水などの循環血漿量の減少，下肢静脈瘤などの静脈内血液貯留によるものなど

表2-15●低血圧症の予防対策

①活動はなるべく日中に行う
②いきんだり，重い荷物を持つことを避ける
③長時間の立位は避ける
④過呼吸の原因となる激しい運度は控える
⑤弾性ストッキングの着用，水中歩行などは積極的に行う
⑥炭水化物やアルコールは控える
⑦1回の食事量を減らして，食事回数を増やす
⑧食後にコーヒーやお茶を飲むとカフェインの血管収縮作用で症状が軽減できる

表2-16●起立性低血圧症の検査と評価

検査の種類	検査方法	評価
シェロング試験	臥位で血圧と脈拍数を測定後，すばやく起立させ，そのまま10分間，1分ごとに血圧と脈拍数を測定する	収縮期血圧で20mmHg以上の幅，拡張期血圧で10mmHg以上の幅の低下で陽性
ヘッドアップティルト試験	自動角度調整機能つきの検査台に臥床し，角度による血圧と脈拍数の変化をみる	PNE（血漿ノルエピネフリン値）濃度と血漿レニン活性を同時に測定する
バルサルバ試験	臥位で血圧計に連動させたマウスピースをくわえ，10〜15秒間，40mmHgの呼気負荷を加える	収縮期血圧が30mmHg以上の幅低下，平均血圧が20mmHg以上の幅低下，終了開始直後あるいは終了直後の血圧上昇がない場合は陽性

起立後1〜3分後の血圧を測定する。同時に脈拍数を記録し，血圧下降と比較し脈拍数の増加が軽微であれば，圧反射弓の障害が考えられる。立ちくらみの症状や転倒が起立直後にみられることも多く，起立直後の血圧も測定すべきである。

3 ショック状態

　ショックとは十分な組織酸素供給量を保てなくなった結果，生体の機能不全を呈した重度かつ生命の危機を伴う病態である。それは，血液が酸素や栄養素を全身に輸送しているが，生体に対する何らかの侵襲あるいは侵襲に対する生体反応の結果，重要臓器の血流が維持できなくなり，細胞の代謝障害や臓器障害が起こり，生命の危機にいたる急性の症候群を指す。典型的には，収縮期血圧90mmHg 以下の低下を指標とすることが多く，交感神経系の緊張により頻脈，顔面蒼白，冷汗などの症状を伴う。ショックは，その要因によって**表2-17**の4つに大別される。

1 ショック時のバイタルサイン

- ・収縮期血圧　90mmHg 以下
- ・心拍数　100回 / 分以上
- ・微弱な脈拍
- ・爪床の毛細血管の CRT（capillary refilling time：末梢血管再充満時間）の遅延
- ＊爪床部を押して，爪の色が元に戻るまでの時間。圧迫解除後2秒以上かかる場合は，末梢循環不全，ショックの徴候（**図2-13**）。
- ・意識障害（JCS 2桁以上または GCS10点以下）または不穏・興奮状態
- ・乏尿・無尿（0.5mL/kg/hr 以下）
- ・皮膚蒼白と冷汗，または39℃以上の発熱（感染性ショックの場合）

2 ショックの特徴的な症状（ショックの5P）（表2-18）

　ショックは初期治療が重要であり，発症6時間を目安として循環動態を安定させることを目標に治療を進めるため，注意深い観察による症状の早期発見が求められる。

表2-17●ショックの分類

分類	状態	疾患名
循環血液量減少性ショック（hypovolemic shock）	出血によって血液が減少した状態	出血，脱水，腹膜炎，熱傷
血液分布異常性ショック（distributive shock）	末梢血管拡張により血圧が低下した状態	アナフィラキシー，敗血症脊髄損傷
心原性ショック（cardiogenic shock）	心機能が低下して血圧を維持することができなくなった状態	心筋梗塞，弁膜症，重症不整脈，心筋症，心筋炎
心外閉塞・拘束性ショック（obstructive shock）	心原性ショック以外の理由で心臓の充満不足が生じる状態	肺塞栓，心タンポナーデ，緊張性気胸

③ ショックの初期治療と看護師の対応

　ショックの初期治療は，タイミングを逃すことなく的確な初期治療を行うことが予後を左右するとされている。観血的動脈圧測定や中心静脈路確保，大量輸液，昇圧薬，人工呼吸器管理などの治療が行われる。看護師は，物品準備と処置の介助を怠りなく行い，治療が円滑に進むようにしなければならない。また，この間のバイタルサインの管理による病態の変化を把握することが重要である。

図2-13●爪床の毛細血管のcapillary refilling time

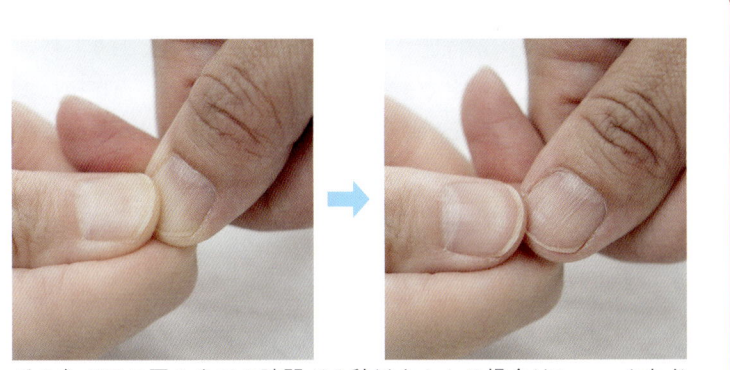

爪の色が元に戻るまでの時間が2秒以上かかる場合はショックなどの徴候

表2-18●ショックの5P

1	顔面蒼白（Pallor）
2	虚脱・無欲・無関心（Prostration）
3	冷汗（Perspiration）
4	脈拍触知不可（Pulselessness）
5	呼吸不全（Pulmonary insufficiency）

5 代表的な事例： 高血圧症（降圧薬内服中）

1 事例紹介

　Bさん，50歳代男性，身長176cm，体重70kg。

　定期受診時に頭痛，めまい，肩こりの訴えあり。診察室血圧が血圧180/110mmHg，脈拍120bpm，呼吸数24回 / 分，体温37.0℃，動脈血酸素飽和度99%。

　降圧薬・Ca拮抗薬を内服している。最近，仕事が忙しく疲労の蓄積，外食と飲酒，喫煙量の増加，体重増加があるという。

2 観察のポイント

　高血圧は，発症原因が特定できるか否かで分類されており，特定できない本態性高血圧と，特定できる二次性高血圧がある。血圧値によりレベルが分類され，「高血圧治療ガイドライン2019」では，診察室血圧で140/90mmHg以上とされている。高血圧の分類や病態生理，症状等については，46ページからを参照。

1 これまでの血圧及び治療等の経過

　過去の血圧レベルや高血圧の罹病機関，降圧薬の服薬状況など，治療経過を確認する。

2 二次性高血圧を示唆する身体所見

　二次性高血圧症には，腎実質性高血圧症，腎血管性高血圧症，内分泌性高血圧症がある。それぞれの原因，誘因，病態生理，症状等についての身体所見を把握する。

- ・体重，身長，肥満度（BMI），腹囲
- ・睡眠時無呼吸症候群（夜間尿，夜間呼吸困難，頭痛，昼間の眠気，抑うつ状態，集中力の低下，いびきと無呼吸）
- ・腎臓病（夜間尿，血尿，多発性嚢胞腎の家族歴）

- 薬剤（非ステロイド性消炎鎮痛薬，漢方薬，経口避妊薬など）
- 褐色細胞腫（発作性の血圧上昇，動悸，発汗，頭痛）
- 原発性アルドステロン症/腎血管性高血圧（脱力，周期性四肢麻痺，多尿）
- 頸部血管雑音，頸静脈怒張の有無
- 眼底所見

③ 臓器障害を示唆する症状

　脳血管障害や心臓疾患，腎臓疾患，末梢動脈性疾患など，臓器障害に伴う所見や症状を把握する。

- 脳血管障害（一過性脳虚血発作，筋力低下，めまい，頭痛，視力障害）
- 心臓疾患（呼吸困難，体重増加，下肢の浮腫，動悸，胸痛，心雑音，心胸郭比）
- 腎臓（多尿，夜間尿，血尿，蛋白尿）
- 末梢動脈性疾患（四肢の血圧差，間歇性跛行，下肢冷感，感覚障害，腱反射）

④ 生活習慣の変化の確認

　高血圧と生活習慣は密接な関連がある。日々の生活のしかたについて詳細に把握し，高血圧症の経過観察や生活習慣の見直し，生活指導等に生かす。

- 運動習慣（頻度と強度）
- 睡眠習慣（睡眠時間と睡眠の質）
- 食生活（食事内容や塩分，甘いものなどの嗜好，飲酒）
- 喫煙（量と期間）
- 性格と精神心理状態，ストレス度（職場，家庭）

⑤ 検査・診断

　高血圧の検査の目的は，主に臓器障害・心血管系のリスクの評価を行うとともに，二次性高血圧のスクリーニングを行うことである。本態性高血圧が高血圧の多くを占めるが，二次性高血圧の徴候にも注意する。
　一般検査では，血液検査，尿検査，X線検査（胸部），心電図検査などの結果を把握する。また，臓器障害の評価では，眼底検査，頸動脈エコー，心エコー，足関節上腕血圧比（ABI），尿蛋白定量，認知機能などの検査結果を把握する。

3 アセスメント

1 高血圧の重症度（血圧値）の評価

　事例の B さんは，診察室高血圧が180/110mmHg であり，日本高血圧学会「高血圧治療ガイドライン2019」による血圧値の分類では，Ⅲ度の高血圧である。高血圧の重症度は高く，降圧薬の治療を受けている。喫煙や体重増加など，心血管病の危険因子があり，心血管病リスクは高リスクである。

2 本態性高血圧か二次性高血圧かの判断

　特定できる発症原因があるかどうか，二次性高血圧の原因疾患となる腎実質性疾患や腎動脈の狭窄，クッシング症候群，原発性アルドステロン症，褐色細胞腫，睡眠時無呼吸症候群（SAS）など，疾患に特徴のある所見や症状，病歴等を把握し判断する。

3 心血管疾患の合併や臓器障害の評価

　心臓疾患，脳血管障害，腎臓末梢動脈疾患等についての病歴を把握し，特徴ある所見や症状等を把握し，評価する。

4 生活習慣の修正を要するかの判断

　高血圧の治療の目的は，高血圧の持続による心血管病の発症，進行を抑制し，健康的な日常生活を送るようにすることである。減塩，肥満の改善，禁煙など，生活習慣の修正・改善が優先される。生活習慣の修正・改善に努めることにより，軽度の降圧効果がある。また降圧薬の作用強化と減量が期待できる。

4 対応

1 生活習慣の改善

　すべての高血圧患者に対し，減塩，肥満の改善，節酒，禁煙などの生活習慣を見直し，改善をすすめる。また，家庭血圧の測定を行い，経時的変化を把握するように指導する。

　指導にあたり現状認識を促す目的で，現在の血圧値と心血管系疾患のリスクについて説明する。高血圧の治療が心血管系疾患の進展予防にあることをわかりやすく説明する。

　生活習慣の修正については，家族の理解と協力が必要である。家族間の関係性や社会環境などについて把握し，患者自らが修正に向き合えるようにサポートしていく。

2) 薬物療法の追加

　降圧目標に達しない，降圧が不十分な場合，別の薬剤に変更，または第1選択薬を少量ずつ2剤併用する。さらに，降圧が不十分な場合は併用通常量もしくは併用の組み合わせを変更する。さらに降圧が不十分な場合は，3剤もしくは4剤を併用する。

3) 服薬指導

　降圧薬服用中は，ふらつきやめまいなどの症状が出現するため，服薬を自己中断するケースがある。また，仕事の忙しさや家庭の事情等により，服薬を自己中断する場合もある。服用により起こりうる副作用について説明し，発生時は対処できるようにしておくことが大切である。服用継続しやすいように薬剤の形態や服薬回数等を工夫する。

4) 自己モニタリングについての指導

　家庭血圧測定の利点について説明し，定期的な測定を促す。また仮面高血圧の診断においても家庭血圧と診察室血圧との血圧値の比較が必要となる。測定条件を一定にして継続的な測定を指導する。測定値の記録は受診時に持参し，数値の変化や体調の変化，治療等と関連させて理解していくように指導する。つまり，自身でコントロールできるように促し，自己モニタリング能力を高めていくことが重要である。

[引用・参考文献]

1）Knutson KL, et al.：Association between sleep and blood pressure in midlife：the CARDIA sleep study. 169（11）：1055-1061, Archives of Internal Medicine, 2009.
2）日本高血圧学会高血圧治療ガイドライン作成委員会編：高血圧治療ガイドライン2019. p15，日本高血圧学会，2019.

第 3 章

呼吸状態の把握と看護（経皮的動脈血酸素飽和度：SpO₂を含む）

1 呼吸に関する基礎知識

2 呼吸の把握の基本技術

3 呼吸状態の観察と把握のポイント

4 臨床にいかす呼吸状態の異常への対応

5 代表的な事例：高齢患者の誤嚥性肺炎

1 呼吸に関する基礎知識

1 呼吸とは

　呼吸とは，生体が体内に酸素を取り入れ，体内で生じた二酸化炭素を体外へ排出する生命活動である。生命活動に酸素は欠かせないが，細胞内に酸素を貯蔵する機能はなく，呼吸をすることで，常に酸素を体内へ取り込む必要がある。呼吸器と循環器には密接なかかわりがあり，呼吸器の観察の際には，循環器の観察を同時に実施することが大切である。

　呼吸は普段，無意識に行っているが，自分の意思で随意的に変化させることもできる。呼吸器の体表解剖を理解し，的確に観察できるようにする。

体表解剖
人体の体表面から解剖しないで視診，触診して生体内部の形，構造，器官の機能を理解すること。

2 内呼吸と外呼吸

　呼吸には，外呼吸と内呼吸がある。外呼吸とは，外気に含まれる酸素が肺胞を介して血液に取り込まれ，血液中の二酸化炭素が肺胞を介して体外へ排出されることであり，内呼吸とは，血液中の酸素が末梢の細胞に取り込まれ，細胞内の二酸化炭素が血液中に排出されることである。一般に呼吸の観察は，外呼吸の観察を行う。

3 呼吸器のしくみ：呼吸器の解剖生理

　呼吸器は，気道と肺で構成されている。

　気道は，上気道・下気道の２つに区分されている。鼻腔，咽頭，喉頭を上気道，気管，気管支，細気管支を下気道という。

　鼻腔には加湿・加温の作用があり，鼻粘膜にある繊毛のはたらきによって，異物の侵入から生体を保護している。喉頭には下気道に異物が入らないように気道を保護するはたらきがある。

　気管は第４〜６胸椎の高さで，左右の気管支に枝分かれし，その後も23回の分岐を繰り返して肺胞に達する。気管の長さは約10cm で，食道

図3-1 ● 呼吸器系の解剖

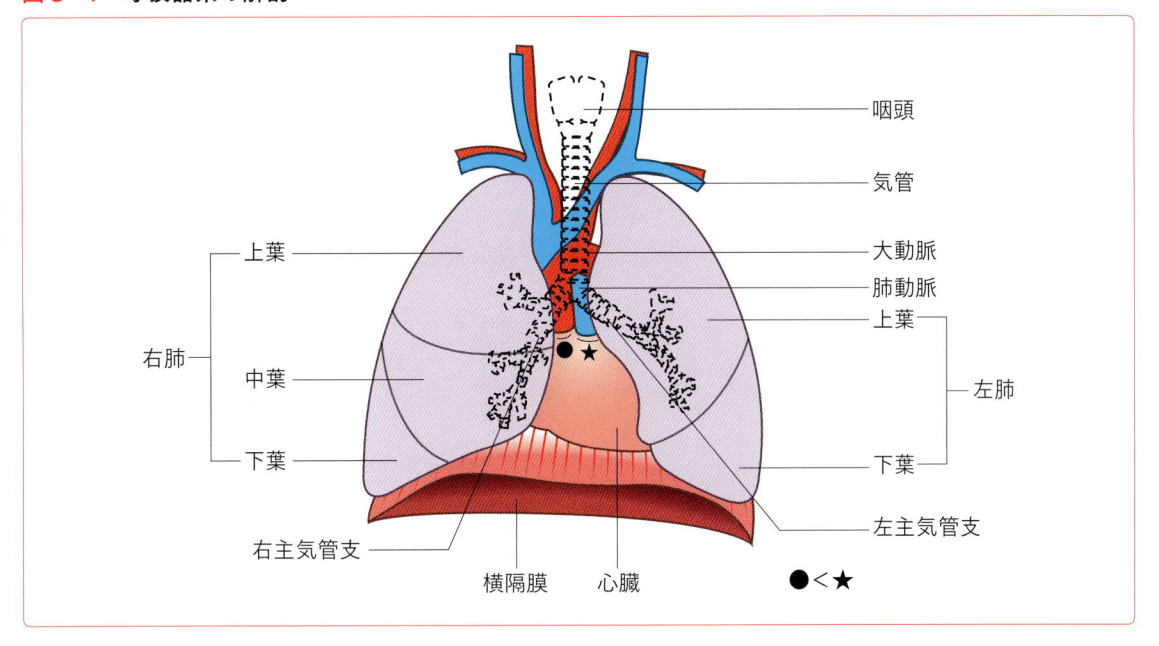

よりも前に位置する。右気管支は左気管支に比べ分岐角度が小さく短く太い。そのため，誤嚥すると右気管支に入りやすい（図3-1）。気管支は分岐が進むほど断面積は小さくなるが，断面積の総和は大きくなるため，効率よくガス交換ができる。気管前壁から側壁にある馬蹄形の軟骨を気管軟骨といい，小葉気管支まで存在し，細気管支より末端には存在しない。気道の内面は粘膜上皮で覆われ，小葉気管支までは粘液腺や線毛がある（図3-2）。

　肺は1対の円錐状の臓器で，右は3つ（上葉・中葉・下葉），左は2つ（上葉・下葉）の肺葉に分けられる。外側が胸膜で覆われ，心臓が正中よりやや左に位置するため，左右の肺は非対称的である。上部を肺尖，下部を肺底といい，肺底は第10胸椎の高さで，横隔膜に接する。肺は前面と背面で観察できる箇所が異なり，特に下葉は背面にその大部分が位置するため，呼吸の観察には背面からのアプローチも重要である。肺を囲むのは肋骨であり，胸骨，胸椎とあわせ，胸郭を構成する。胸郭の壁を胸壁といい，胸壁で囲まれた空間を胸腔という。胸腔内は常に陰圧に保たれ，肺自身が弾性により収縮するのを防いでいる。胸腔には少量の胸水が存在し，呼吸運動を円滑にしている。

　呼吸にはさまざまな筋肉がはたらく。呼吸筋には横隔膜，内・外肋間筋があり，安静時の吸気には主に横隔膜と外肋間筋がはたらき，運動量の約7割を横隔膜が行う。努力呼吸時にはこれに呼吸補助筋が加わる。呼吸補助筋は胸鎖乳突筋，斜角筋，僧帽筋などである（図3-3）。

　横隔膜，外肋間筋は，主に吸気時にはたらくため，吸息筋とよばれ，内肋間筋は主に呼気時にはたらくため呼息筋とよばれる。努力呼吸時等に呼吸補助筋（斜角筋，胸鎖乳突筋など）がはたらく。

気管軟骨

気管の後壁には軟骨はなく食道が接している。

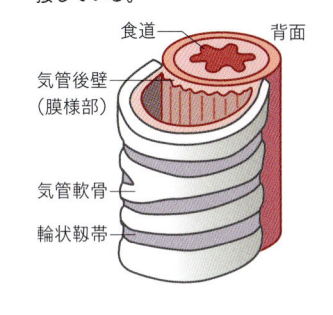

努力呼吸

100ページ参照

図3-2 ● 下気道の構造と分岐数

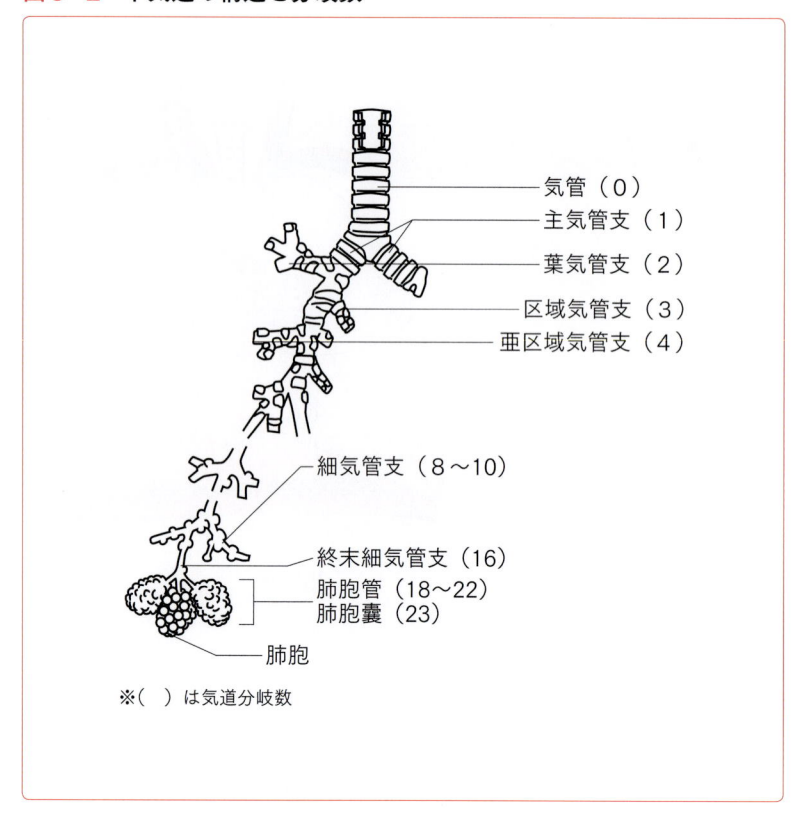

気管（0）
主気管支（1）
葉気管支（2）
区域気管支（3）
亜区域気管支（4）

細気管支（8〜10）

終末細気管支（16）
肺胞管（18〜22）
肺胞囊（23）

肺胞

※（　）は気道分岐数

図3-3 ● 呼吸筋と呼吸補助筋

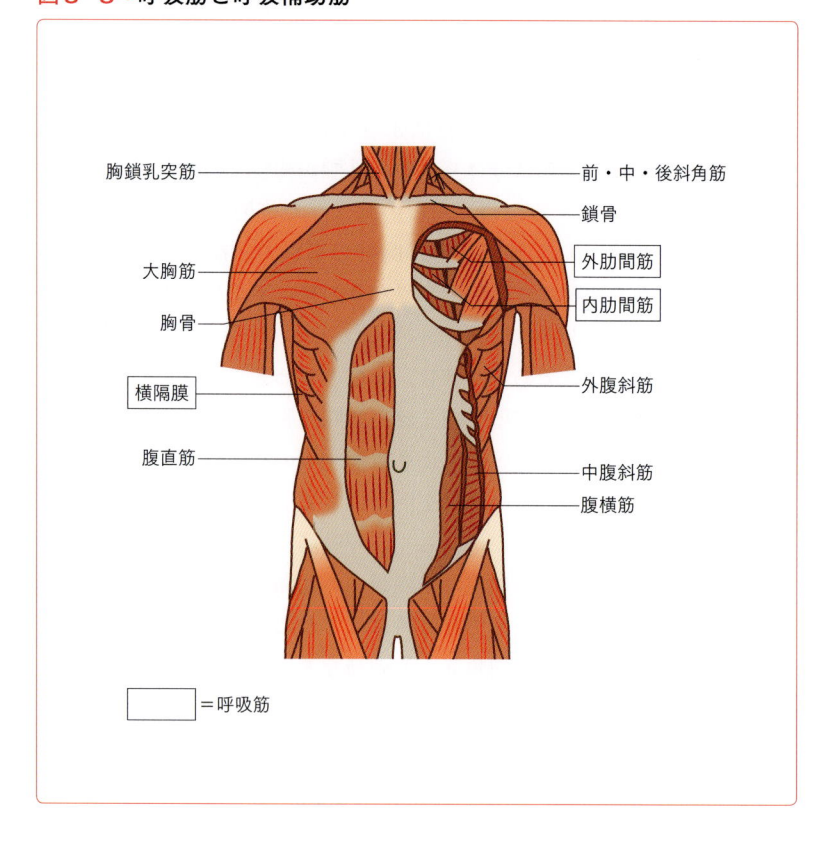

胸鎖乳突筋
前・中・後斜角筋
鎖骨
大胸筋
外肋間筋
内肋間筋
胸骨
横隔膜
外腹斜筋
腹直筋
中腹斜筋
腹横筋

□＝呼吸筋

表3-1 ●呼吸運動

	横隔膜の動き	肋骨の動き
呼気	横隔膜の弛緩	胸腔が縮まる
吸気	横隔膜の収縮	胸腔が広がる

4 呼吸運動

　横隔膜や肋間筋などのはたらきにより，胸郭が可動し呼吸運動は行われる（表3-1）。横隔膜が動くと胸郭が上下に動き，肋間筋が動くと，胸郭は前後左右に動く。吸気時は胸郭が拡大し，肺胞内に酸素が取り込まれる。呼気時は胸郭が元のように戻り，胸腔内の強い陰圧がなくなり，肺は自身の弾性により自然に縮まるため，肺胞内から空気が排出される。

　呼吸運動には，横隔膜のはたらきで胸郭を動かす腹式呼吸と，肋間筋の働きで胸郭を動かす胸式呼吸と両方のはたらきが非相互的にあらわれる胸腹式呼吸がある。通常は胸腹式呼吸であり，腹式呼吸は腹筋の強い男性に，胸式呼吸は女性に多いといわれる。

5 呼吸の調節：呼吸のリズム

　呼吸は延髄の呼吸中枢によって，リズム調整されている。延髄には呼息中枢と吸息中枢があり，相互にはたらいている。水素イオン濃度や二酸化炭素分圧の変化に反応する。橋では主に呼吸数の調整を行う。

　呼吸調節は大きく神経調節，化学調節，換気調節の3つに分けられる。呼吸中枢への情報伝達は，肺内，呼吸筋内，血管内などに存在する神経受容体（神経調節）と，頸動脈や大動脈などに存在する化学受容体（化学調節）がある。

表3-2●体位による身体状態の変化

体　位	横隔膜の可動性	換気量	循環
仰臥位	抑制	制限	増大
ファウラー位 （セミファウラー位は 15 〜 20 度） 30〜40度	増大	増加	―
起座位 60度以上	さらに増大	増加	―
立位	さらに増大	増加	低下

　神経受容体は，鼻・上気道の受容体などからの刺激による反射調節で，肺伸展受容体によるヘーリング・ブロイヤー反射や，くしゃみや咳嗽の気道粘膜反射がある。

　化学受容体は，中枢性化学受容体および末梢性化学受容体の血中二酸化炭素と酸素濃度，酸性度に反応する換気調節である。これらの複雑な調節機能により呼吸は，無意識に調節されている。また，大脳皮質からの指令が橋に伝わり，怒り，恐怖，不安などでは呼吸を速く，感情鈍麻や抑うつなどでは呼吸を遅くといった，随意的に呼吸運動を調節する。これを行動調節という。

6. 呼吸に影響を及ぼす因子

　呼吸は，生理的な因子，環境的な因子などさまざまな因子により数やリズムに影響が及ぼされる。

１ 年齢

新生児や小児では呼吸筋や胸郭が未熟で，肺胞の数も少ないため１回換気量が少なく呼吸数は多い。

２ 体型

肥満の場合，過剰な体重分だけエネルギーを必要とし，酸素需要は高まる。脂肪により横隔膜の挙上が制限され，胸郭可動性が低下しやすい。その場合，１回換気量の低下と呼吸数の変化を生じる。

３ 体位

臥位よりも立位や座位のほうが，換気量が増す。これは重力により横隔膜が下がり，胸郭が広がるためで，呼吸運動も楽になる。臥位では，側臥位，仰臥位，腹臥位の順で換気量は低下する（**表３-２**）。長期間の臥位は，浅い呼吸と換気不十分により，肺胞がつぶれ，無気肺や肺炎の原因にもなる。

４ 運動・活動

運動により酸素消費量が増えるため，呼吸数は増加し，深さも増す。環境要因では，外気温が高くなると末梢血管は拡張し，換気量が増大，呼吸数が増える。外気温が低くなると，体温を維持するためのエネルギー消費が増えるため，呼吸も促進する。気圧では，高所で大気中の酸素分圧が低下するため，血液中の酸素分圧が低下し，呼吸は深く，数も増加する。

５ 入浴

心地よい入浴では副交感神経が優位になるため呼吸数が減少するが，水圧で胸郭が圧迫されることで，呼吸数が増加する場合がある。

６ 睡眠

睡眠中は呼吸中枢の興奮が低下するため，換気量は減少し，呼吸数も少なくなる。

７ 飲酒・喫煙

飲酒では，適度な量は，副交感神経が優位になるため呼吸数が減少，過度な量では呼吸数が増加する。喫煙では，過度な量は，交感神経を優位にするため呼吸数を増加させ，気道を刺激し，有害物質を吸い込むため，繊毛運動の障害や消失を引き起こし，咳嗽，痰，息切れなどの症状を起こしやすい。受動喫煙，大気汚染でも呼吸は影響を受ける。

8) 薬剤

　麻薬や鎮痛薬の一部は，呼吸中枢を抑制し，呼吸数を減少させる。例として麻薬系の鎮痛薬にオピオイド系鎮痛薬がある。

9) 不安・精神的緊張など

　怒りや不安，精神的緊張などでは，呼吸中枢が興奮し，呼吸は促進される。抑うつや感情鈍麻，リラックス状態では呼吸数は減少する。横隔膜の動きにより自律神経のバランスが整うため，意識的な深呼吸には，不安を軽減させるリラクセーションをもたらす効果がある。

2 呼吸の把握の基本技術

1. 呼吸の観察と測定方法

呼吸は意識的にコントロールすることができる。普段の呼吸を観察するためには，観察の際にできるだけ測定していることがわからないように実施する必要がある。ストレスによっても変化するが，リラックスさせようと会話をすると，会話中は呼吸が止まってしまうため，意識のある場合は，体温や脈拍などと一緒に測定する。

呼吸の観察には，胸郭の可動性をみる方法，ティッシュペーパーなどの紙片や器具を鼻孔近くにおく方法，聴診器を用いる方法がある。吸息と呼息と休息のリズムは一般的に1：1.5：1といわれる。呼吸は数やリズムだけで異常を知ることはできないため，呼吸活動を調整する脳の状態とともに評価を行う。

2. 問診

呼吸器の問診では，主に自覚症状の有無を聞き，主観的な情報を把握する。代表的な症状は，呼吸困難，喘鳴，咳嗽，痰，胸痛などである。他に呼吸器や循環器，血液などの既往歴，現病歴，アレルギーの有無，喫煙や職業，生活・職場環境などを具体的に聞く。近年，受動喫煙の問題もあるため，家族のなかで喫煙者がいるか，職場での分煙状況を確認する。会話だけで息切れを感じる場合もあるので，できるだけ答えやすい質問を心がける。

いつから続いているのか，どのくらいの間隔か，症状が強くなるきっかけは何かなど訴えを的確に判断し具体的にする。痰の場合は色や量，粘稠性，膿性などを確認する。

呼吸困難の程度は個人差が大きい。評価にはmMRC（Modified Medical Research Council: 修正MRC）質問票（表3-3），VAS（Visual Analogue Scale），NRS（Numerical Rating Scale）などを用い，経時的な客観的評価を行う。

表3-3 ● mMRC質問票

グレード分類	あてはまるものにチェックしてください（1つだけ）	
0	激しい運動をした時だけ息切れがある。	☐
1	平坦な道を早足で歩く，あるいは緩やかな上り坂を歩く時に息切れがある。	☐
2	息切れがあるので，同年代の人よりも平坦な道を歩くのが遅い，あるいは平坦な道を自分のペースで歩いている時，息切れのために立ち止まることがある。	☐
3	平坦な道を約100m，あるいは数分歩くと息切れのために立ち止まる。	☐
4	息切れがひどく家から出られない，あるいは衣服の着替えをする時にも息切れがある。	☐

呼吸リハビリテーションの保険適応については，旧MRCのグレード2以上，即ち上記mMRCのグレード1以上となる
（日本呼吸器学会COPDガイドライン第5版作成委員会編：COPD（慢性閉塞性肺疾患）診断と治療のためのガイドライン　第5版.
p54，メディカルレビュー社，2018.）

3. 視診

　呼吸は数だけでなく，深さやリズム，パターン等を総合的に評価する。胸郭内部をイメージしながら観察する。

1 呼吸数・深さ・リズム・パターン

　呼吸数は成人で12〜20回/分，乳幼児期で25〜35回/分を基準値とする。さまざまな定義があるため，目安として覚えておくとよい。頻呼吸や徐呼吸，過呼吸や減呼吸，多呼吸や少呼吸，無呼吸など，呼吸数と深さの異常を観察する。呼吸数は1分間観察すると，誤差が生じにくくなる。

2 胸郭

　胸郭全体は左右対称で，胸骨は平らである（表3-4）。座位または立位で外形を観察し，深呼吸で可動性をみる。前胸部，背部，側胸部から，皮膚の色，形状，左右対称性，胸郭の前後径と横径の比，呼吸補助筋の発達の有無，可動性などをみる。脊柱がまっすぐであるかもポイントとなる。

3 全身の観察

　呼吸に異常を示すと，全身にさまざまな徴候があらわれるため，視診の際に呼吸器の観察とともに全身を観察する。表情，鼻翼呼吸，下顎呼吸，口すぼめ呼吸，起座呼吸，奇異呼吸，チアノーゼ，ばち状指の有無などを観察する。

4. 触診

　触診の目安となる肋骨や脊髄の解剖を図3-4に示す。座位で胸郭拡

口すぼめ呼吸

口をすぼめるように呼吸する（呼気時）。口をすぼめることにより口腔内圧，気道内圧が高まり，末梢の気道の虚脱を防ぎ，吐き残しを減らす。COPD患者が強い息切れを軽減するために自然に行っている呼吸法。

鼻翼呼吸，下顎呼吸，起座呼吸，奇異呼吸

101〜102ページ参照

チアノーゼ，ばち状指

104ページ参照

表3-4●胸郭の形態

形 態	横断図	特 徴
正 常	胸骨／脊椎	円錐状 前後径：左右径 1：1.4〜2.0
樽状胸郭		前後径：左右径 1：1 COPD などでみられる
漏斗胸		胸骨部に陥没あり
鳩 胸		胸骨部が突出している
亀背（後彎症）		胸郭背面が突出している 圧迫骨折などでみられる
脊椎側彎		胸郭に左右差があり， 脊椎が彎曲している

図3-4●目安となる肋骨や脊髄

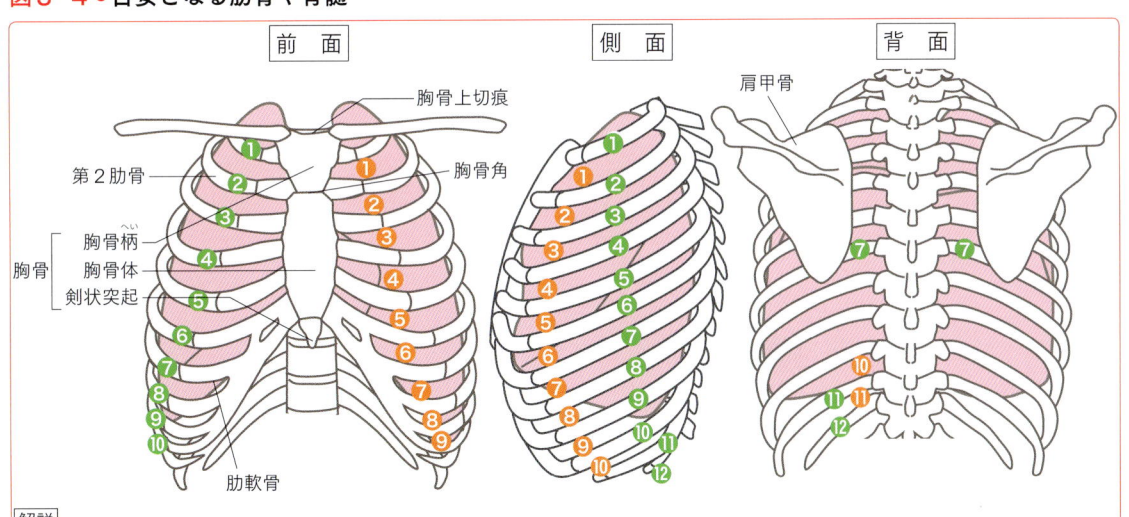

解説

　肋骨などの胸郭を形成する骨は，触診や打診，聴診の際の目安となる。

　前面では，胸骨上切痕から約5cm下に隆起した部分（胸骨角）がある。これに隣接しているのが第2肋骨であり，肋骨の直下が第2肋間である。気管や肺の位置を把握するために欠かせないポイントとなる。

　背面では，肩甲骨下角は第7肋骨付近に位置する。

　肺の位置は，前面では鎖骨内側 1/3 よりやや上方に肺尖部が位置し，第6肋骨の鎖骨中線上から第8肋骨の中腋窩線上付近に肺底部が位置する。

　背面では第7頸椎棘突起の高さに肺尖部が位置し，肺底部が第10胸椎棘突起の高さに位置する。

2　呼吸の把握の基本技術　　93

張や音声振盪を観察する。

① 上部胸郭

両手を鎖骨から前胸部全体を覆うようにおく。この時，示指と中指が鎖骨より上に少し出るようにおき，手掌全体を胸部に圧迫しないように密着させる。安静時の胸郭の可動性を確認し，深呼吸時の確認をする。前上方への動きと，左右差，肋骨角の角度をみる。前上方に前胸部が拡張し，タイミングに左右差がないことが正常である。肋骨角の角度は90度以下が正常である。

② 下部胸郭

背部から肋骨弓を覆うように，左右の母指を合わせて，第10肋骨の走行に一致するように手掌で包み込む。胸郭の外方への広がりや左右差をみる。脊柱の動きにも注目する。外方に拡張し，深呼吸時は左右の母指間が4cm程度広がることが正常である。

③ 音声振盪

声が胸壁を伝わる振動を確認することで，胸腔内の評価ができる。背部に両手の尺側面を密着させる。「ひとーつ，ひとーつ」と発声してもらい，振動を確認する（図3-5）。正常な肺組織では，低い音が伝わりやすいため，低音で発声してもらうと，胸壁に振動が伝わりやすい。左右差がなく，中枢気道から遠ざかるほど，振動が弱くなる。振動がない場合は，胸水貯留など，振動が伝わらない原因があり，逆に下葉付近でも強く振動を感じる場合は，肺炎などが考えられる。

図3-5 ● 音声振盪

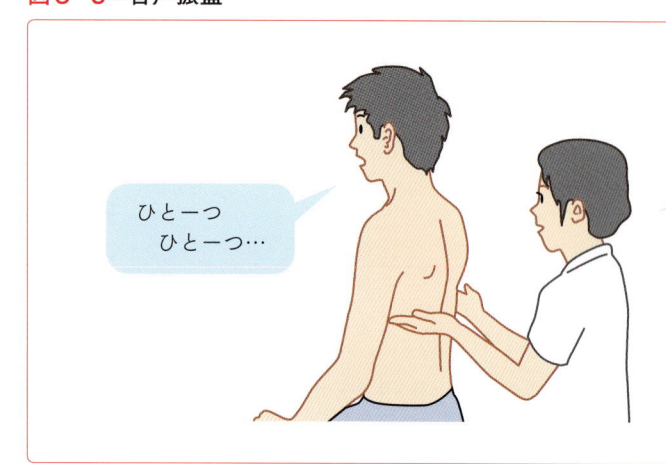

ひとーつ
ひとーつ…

「ひとーつ」と，低い声で
ゆっくり繰り返してください

5. 打診

座位で胸部の評価や横隔膜の可動性を確認する。打診で異常を発見した場合は，超音波検査や胸部X線検査を用いて精査する必要がある。

1 胸部

前胸部と背部を上から下方向へ，左から右方向へ，肋間を打診する。側胸部，背部も同様に骨を避けて打診する。座位をとれない場合は，臥位でも可能である。女性の場合，乳房が邪魔になるので，内側に寄せるように押さえてもらうとよい。肺野での清音や共鳴音の場合は正常，心臓や肝臓などが位置するところは濁音，胃が位置するところは鼓音が正常となる。肺野で濁音があった場合は，肺炎や腫瘍など，鼓音の場合は，高度の気胸などを疑う。最大吸気時には過共鳴音を聴取するが，平常時の過共鳴音は，COPD（慢性閉塞性肺疾患）や気胸を疑う。

2 横隔膜の可動性

背部で行う。肺底部が第10胸椎棘突起に位置することを念頭に左右交互に実施する。最大呼気時で息を止めてもらい，清音（共鳴音）と濁音の変わる位置にマーキングする。その際，肩甲骨線上の肋間で実施する。次に最大吸気時に息を止めてもらい，同様にマーキングする。横隔膜の可動域は3〜6cm程度で，左右差の有無をあわせて評価する。可動域が小さい場合はCOPDや無気肺を疑い，左右差がある場合は，病変が片側にあることを疑う。

深呼吸に伴う過換気に注意して実施する。

🔖 COPD（慢性閉塞性肺疾患）
たばこの煙を主とする有害物質を長期に吸入曝露することなどにより生じた肺疾患。呼吸機能検査で気流閉塞を示す疾患である。

図3-6 ● 聴診の順序

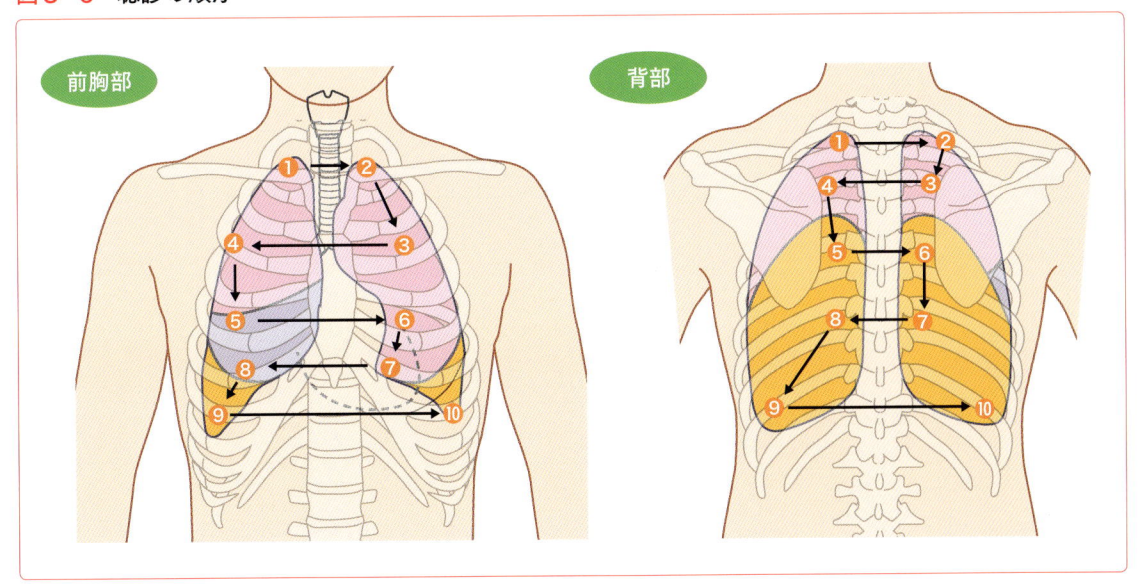

6. 聴診

　呼吸音の聴取は，呼吸器の評価をするうえで呼吸数とリズムの観察とともに非常に重要であり，多くの情報を得られるため，異常の早期発見に有効である。気管・気管支，肺の状態を把握し，気流制限の有無や閉塞，分泌物の貯留の有無を評価する。呼吸音は，空気が気道を流れる際の乱流によって生じ，太い気道での乱流が胸壁に伝わったものである。呼吸音の聴診には聴診器の膜型を用いる。

1 呼吸音

　座位または臥位で行う。座位で行う場合には横に座り，咳嗽などの曝露を受けないようにする。前胸部と背部を上から下方向へ，左から右方向へ聴診する（図3-6）。体力の消耗が激しい場合は，最低6か所聴診する。軽く口を開いて，ゆっくりと深呼吸を繰り返してもらい，1か所につき必ず呼気と吸気の両方の呼吸音を聴取する。正常呼吸音領域を理解し，気管・気管支呼吸音，気管支肺胞呼吸音，肺胞呼吸音が正しい位置で聴取できるか，左右差がないか，音の大きさや高さ，性質，副雑音の有無などを総合的に評価する（表3-5）。

　副雑音が聞こえた場合は，音の性質によりさまざまな原因を疑う。副雑音は，咳嗽によって消失することもある。臥位で聴診する場合は，できるだけ側臥位になってもらい，背部の観察を十分に行う。長期臥床の

副雑音
116ページ参照

表3-5 ● 正常呼吸音の特徴

	特　徴	音のイメージ	ポーズ	呼気音の高さ	聴取部位
気管・気管支呼吸音	・吸気と呼気の間にポーズがある ・吸気と呼気の間隔は同じ	吸気　呼気　ポーズ	明瞭	高調	胸骨柄上付近
気管支肺胞呼吸音	・ポーズがなく吸気と呼気が連続して聴こえる	吸気　呼気	明瞭でない	中音調	胸骨から第2肋間付近
肺胞呼吸音	・最も低い小さな音 ・ポーズがなく，吸気時は全体で聴取できるが，呼気時は1/3程度しか聴こえない	吸気　呼気	明瞭でない	低調	―

場合，肺下葉への分泌物貯留や，換気不十分が生じるため，背部の聴診が重要となる。呼吸音の減弱や消失では，無気肺，気胸，胸膜炎などを疑い，呼気が延長している場合は，気管支喘息などを疑い，気管支呼吸音化では，肺炎や胸水貯留などを疑う。

② 声音聴診

異常があることが疑われる部位では，「いー」と発声してもらいながら聴診すると，「あー」と高音が聴こえる。これを山羊音という。

3 呼吸状態の観察と把握のポイント

1. 観察のポイント

1) 呼吸の変化に敏感になる

　普段と同じ呼吸をしているかがポイントとなる。普段，呼吸は無意識に行われているが，意識的に速くしたり，遅くしたりすることができる随意運動でもある。観察時には，呼吸を観察していることに気づかれないよう，意識させないように行うことが大切である。1分間計測することで誤差が生じにくくなる。

　呼吸は数やリズムだけでなく，いつも通りの呼吸か，呼吸困難はないか，呼吸運動を制限する要因はないか，呼吸音は正常か，自覚症状や随伴症状はないかなど，さまざまな視点から評価する。

📖 測定方法
91ページ参照

2) 変動の生理的因子を理解する

　呼吸に変動をきたす生理的因子として，年齢，性別，体格などがある。加えて，体位や運動，入浴などの日常生活動作，精神状態，環境因子などが呼吸の変動因子となる。これらを十分に理解し，できるだけ同一の環境下で観察を行うことが大切である。

📖 変動の生理的因子
88〜90ページ参照

3) 呼吸と姿勢

　呼吸困難がある人は，呼吸が楽になる姿勢を自然にとる。呼吸困難の重篤さを知るための観察者の目安になる。多くの場合，起座呼吸をとるが，安楽な呼吸ができる姿勢は肺の状態にも左右され個人差がある。例えば一側の肺の換気量が胸水などで著しく低下している場合は，健側を上にした側臥位をとる。呼吸困難があり，普段の姿勢と違う場合は呼吸を観察すると，異常の早期発見につながることがある。同時に，表情や顔色，チアノーゼの有無にも注意する。慢性呼吸器疾患の場合は，客観的には息切れがあるようにみえても，自覚症状がない場合がある。呼吸困難感はあくまでも主観的な情報であり，客観的には評価しにくい面も

📖 起座呼吸
101ページ参照

📖 チアノーゼ
104ページ参照

ある。しかし，表情や顔色，チアノーゼの有無を観察することで，呼吸が正常であるか，日常生活に支障をきたしていないかなどを，評価する材料になるため，普段の姿勢の変化とともに観察をする。

呼吸困難で酸素不足になると顔面蒼白，苦痛・不安の表情となる。苦悶表情，冷汗などがみられることが多い。頻呼吸では口の渇きを訴えることもある。呼吸困難が持続し，酸素への飢餓感が生じると，落ち着きのない行動や，精神的に不安定になることもあるため，早期の変化を見逃さないことが重要である。

2. 呼吸の性状

1 呼吸数と深さ，呼吸の型，代表的な病態や疾患

呼吸の性状は，呼吸数，深さ，呼吸の型によって分類される（**表3-6**）。呼吸数にはさまざまな定義が存在するため，目安として覚えておくとよい。呼吸数が多くても，1回換気量が少ない場合や，数，換気量

表3-6 ●呼吸の異常

		呼吸の型	呼吸数	1回換気量	主な原因
正 常			12～20回/分	約500mL/回	ー
回数の異常	頻呼吸		21回/分以上	不変	・発熱時 ・肺炎，二酸化炭素の蓄積
	徐呼吸		12回/分以下	不変	・頭蓋内圧亢進 ・麻酔薬・睡眠薬などの使用
深さの異常	過呼吸		不変	増加	・過換気症候群 ・運動時
	減呼吸		不変	低下	・呼吸筋麻痺
回数・深さの異常	多呼吸		増加	増加	・肺血栓塞栓症
	少呼吸		低下	低下	・臨死時 ・不可逆的な呼吸停止の直前
	無呼吸		呼吸の一時停止		・睡眠時無呼吸症候群

ともに増加する場合など，疾患に特有な呼吸もある。

② 呼吸パターンの変調

病態によっては特徴的な呼吸パターンを示すことがある（表3-7）。代表的なものとして，チェーン・ストークス呼吸，ビオー呼吸，クスマウル大呼吸がある。

③ 努力呼吸

📙 呼吸筋・呼吸補助筋
85ページ参照

正常な呼吸では，呼吸筋を使って呼吸運動が行われるが，呼吸筋だけでは必要な換気量が得られない場合，呼吸補助筋を使って呼吸することを努力呼吸という。意識がある患者の多くは，呼吸困難を自覚している場合もあるが，自覚症状がない場合も呼吸補助筋を観察し，努力呼吸であるか判断できるようにしておくことも大切である。吸気では，斜角筋や胸鎖乳突筋，僧帽筋が収縮し，呼気では，内肋間筋や腹筋群が収縮することで，胸腔を広げたり縮めたりしている。

3. 気道の観察

気管は末梢へいくほど細くなるが，断面積の総和は大きくなる。分泌物の増加や，嚥下困難などによって気道の閉塞が起きやすくなることを理解しておくことが大切である。意識障害がある場合は，舌根沈下により気道が閉塞されることもある。鼻腔閉塞の有無や咽頭，気管などの異常を示す徴候を観察する。吸息時の鼻翼の広がり，口呼吸，口すぼめ呼吸は気道の狭窄を示す症状である。

表3-7 ● 呼吸パターンの変調

	特　徴	呼吸の型	予測される原因
チェーン・ストークス呼吸	・呼吸と無呼吸を繰り返す ・浅い呼吸から深い呼吸へと移行し，深い呼吸から浅い呼吸へ移行するパターン		大脳の障害 重症心不全
ビオー呼吸	・一定しない呼吸と長い無呼吸を，不規則な周期で繰り返す		延髄付近の炎症
クスマウル大呼吸	・規則的な深く大きな呼吸を繰り返す		高二酸化炭素血症 重症糖尿病

4 呼吸時の体位・姿勢の観察

① 起座呼吸

　上半身を起こして呼吸することをいう（図3-7）。座位では横隔膜が下がるとともに，肺への静脈還流が減少する。上半身を前かがみにした起座位をとることで，呼吸筋群の運動が楽に行え，横隔膜や呼吸筋を運動させやすくする姿勢といえる。起座呼吸は気管支喘息の発作時，呼吸不全，心疾患や肺うっ血の際にみられる。

② 偏側臥呼吸

　偏側臥呼吸（Trepopnea）は片側の胸水や重症な気胸の際にとられる体位である。健側を上にすることで，健側の胸郭可動性を制限しないため，呼吸が楽にできるよう，自然と患側を下にした側臥位をとる。

5 呼吸運動の観察

① 口呼吸

　鼻腔より抵抗の少ない，口腔で呼吸することをいう。鼻腔の閉塞や狭窄，呼吸困難時などさまざまな場合にみられる。

② 鼻翼呼吸

　吸気時に鼻翼が広がる呼吸である。鼻翼を広げることで，多くの空気を取り込もうとするもので，呼吸不全の際にみられる。

③ 下顎呼吸

　吸気時に顎を下げて口であえぐような呼吸である。あえぐことで，多くの空気を取り込もうとするもので，不可逆的な呼吸停止直前にみられる。

図3-7● 起座呼吸

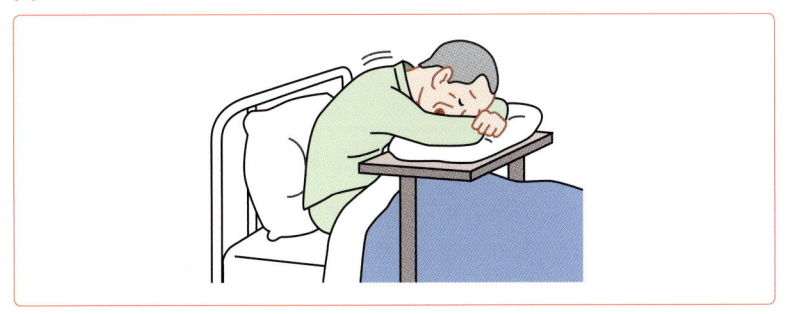

4 陥没呼吸

　吸気時に鎖骨上窩や肋骨などが陥没する呼吸である。胸腔内の一部が強い陰圧になった際に，胸壁が未熟なため陥没するもので，新生児期の上気道閉塞や小児喘息の際などにみられる。

5 奇異呼吸

　吸気時に胸部が陥没して，上腹部が陥没する，左右が非対称的，胸部と腹部の動きが同調していないなどの呼吸である。胸郭動揺や気道閉塞，横隔膜の機能不全などでみられる。

6. 呼吸運動の観察

1 息切れ，呼吸困難

　息切れ，呼吸困難は，呼吸に最も関連のある症状で，努力呼吸を認めることもある。呼吸筋の仕事量が増えることや，神経受容体や化学受容体の刺激などによって引き起こされる。そのため，呼吸困難があるからといって必ずしも低酸素血症を伴っているということではない。

　呼吸困難は，急性呼吸困難と慢性呼吸困難に分類される。急性の場合，多くは重症で，緊急性を伴うことがある。主な疾患としては，気管支喘息の発作，上気道閉塞，肺炎，COPD など慢性呼吸器疾患の増悪である。慢性の場合は息が詰まる，呼吸がしづらいなどといった訴えが続く。いつからどの程度続いているのか，発作性はあるか，反復性はあるか詳しく観察をする。主な疾患としては，COPD や気管支拡張症，肺線維症などである。呼吸困難は，急性，慢性ともに，呼吸器疾患だけでなく，循環器や血液，神経疾患，中枢神経系疾患などさまざまな疾患で出現する症状である。

　心因性の呼吸困難の場合は，自分の興味があることに熱中している時は症状が消失しているなどの特徴がある。

　呼吸困難は自覚症状であるため，客観的評価が難しく，呼吸数や他のバイタルサインなどを総合的に評価することが必要である。患者の訴えと実際の呼吸状態が必ずしも一致するとは限らない。客観的指標として，直接的評価に，修正 Borg スケール（表3-8）や VAS，間接的評価に mMRC 質問票などを用いることが有効である。

2 咳嗽

　咳嗽は，気道の分泌物や，気道に侵入した異物を排出し，気道を清浄化しようとする生体の防御反応である。乾性咳嗽と湿性咳嗽があり，発作的なものや持続的なものがある。咳喘息，喉頭アレルギーなどで乾性咳嗽はみられ，副鼻腔気管支症候群，気管支食道瘻などで湿性咳嗽がみ

修正 Borg スケール

呼吸リハビリテーションでも活用される。他職種との症状の共有に有効である。監視をしないトレーニングでは3〜4を目安に実施すると安全かつ効果的といわれている。

mMRC 質問票

91ページ参照

表3-8 ●修正Borgスケール

0	感じない
0.5	非常に弱い
1	やや弱い
2	弱い
3	
4	多少強い
5	強い
6	
7	とても強い
8	
9	
10	非常に強い

られる。咳嗽は気道の圧迫などの機械的刺激，ガスなどの吸入による化学的刺激，高温や冷気などの温度刺激，気道粘膜の充血や浮腫などの炎症性刺激，アレルギー反応などで生じる。呼吸のリズムを乱し，持続する場合には呼吸困難や呼吸筋の痛み，全身疲労につながることもある。

③ 痰

気管・気管支粘膜の分泌物で，炎症やうっ血による滲出液，外部からの細菌やほこりなどを含む排出物である。痰は正常では約100mL/日，分泌されている。炎症が生じると，性状や色に変化が生じ，呼吸器からの出血では，血痰や喀血することもある。呼吸器感染症を発見するうえで大切な観察項目である。量，粘稠度，色，混入物の有無や臭気などを観察する。痰の量が多く粘稠だと，換気の障害や呼吸状態の悪化をまねく可能性がある。

④ 喘鳴

呼吸に伴い，聴診器を用いることなく聴かれる異常音である。気管支のれん縮や狭窄，分泌物の貯留，粘膜の浮腫などにより，呼吸時の気道抵抗がある場合に生じる。ゼーゼーやヒューヒューといった自覚症状と呼吸困難を伴うことが多い。喘鳴は体位によって気管や気管支が広がったりすることで，軽くなることもある。

上気道の狭窄によって起こるものを吸気性喘鳴（ストライダー）といい，上気道の腫瘍や気道異物などでみられる。末梢気道に由来する喘鳴を呼気性喘鳴といい，気管支喘息やCOPDでみられる（表3-9）。左心不全でも喘鳴が聴かれ，心臓喘息とよばれる。

表3-9 ● 喘鳴の種類と主な疾患

種　類	疾　患
上気道狭窄＝吸気性喘鳴	肥満・アデノイド肥大 舌根沈下，咽頭腫脹，喉頭狭窄 気道異物
下気道狭窄＝呼気性喘鳴	気管支喘息 COPD 増悪 肺炎 心原性肺水腫

7 呼吸異常に随伴する症状の把握

　呼吸異常時には，随伴症状があらわれる場合がある。頭痛，めまい，頭重感，発汗，疲労感などの自覚症状がある場合は，呼吸機能に何らかの変調をきたしている可能性がある。これらの随伴症状は，相互に関連性をもって出現してくる場合が多い。症状の出現時期，持続的か，発作的かなど具体的に観察する。

1 チアノーゼ

　口唇，鼻尖，耳たぶ，爪床などの皮膚や粘膜が紫青色や暗赤色にみえる現象である。酸素と結合している酸化ヘモグロビンは赤色で，酸素と結合していない還元ヘモグロビンは暗赤色である。血液中の還元ヘモグロビンが増加することで出現する。毛細血管中の還元ヘモグロビン量が5 g/dL 以上で出現する。高度の貧血の人は，ヘモグロビンの絶対量が少ないため，チアノーゼがあらわれにくい。チアノーゼには中心性チアノーゼと末梢性チアノーゼがあり，呼吸器の異常で出現するチアノーゼは中心性で全身の皮膚や粘膜，口腔粘膜にもみられる。

　呼吸機能が低下し，低酸素血症を起こすと四肢冷感が出現する。チアノーゼとともに大切な観察ポイントである。

2 ばち状指

　手指または足趾の末梢組織が太鼓のばちのように膨れた状態のことである（図3-8）。手足の爪と爪根部の角度は正常では約160度以下であるが，爪根部が肥大し，180度以上になった状態をばち状指という。爪も彎曲している。機序ははっきりしていないが，末梢組織の慢性的な酸素不足が原因といわれ，呼吸器障害による症状の1つである。気管支拡張症や肺がんなどの呼吸器疾患のほか，循環器疾患でもみられる。ばち状指の観察方法を理解しておくことが大切である。

3 胸痛

　胸部に生じる違和感や不快感，激痛といった軽いものから重いものま

図3-8 ●ばち状指の観察方法

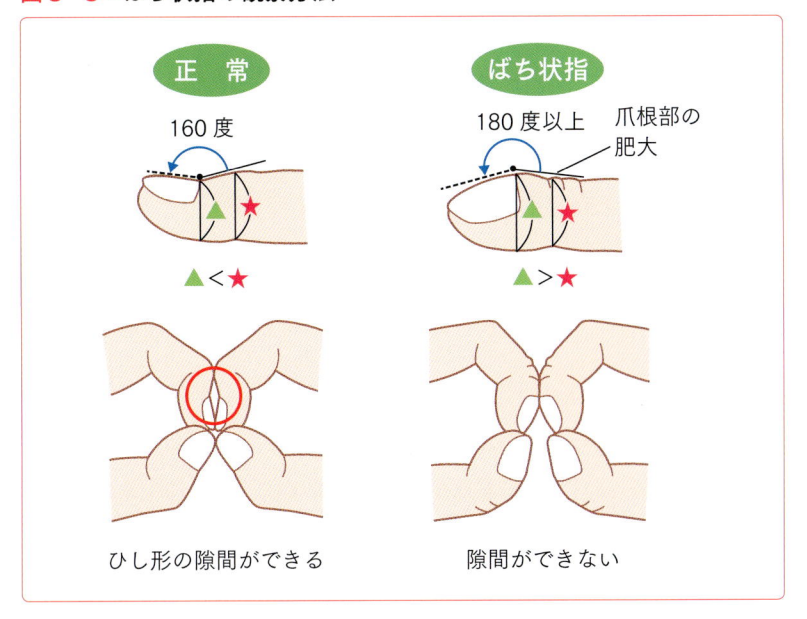

での痛みの総称である。胸痛の発生源はさまざまな臓器がある。胸膜，神経，肋骨，縦隔などに病変が及んだ場合に生じる。胸痛は，呼吸器特有の症状ではないため，他の臓器との関連も観察する。呼吸時に増大する時は，呼吸器系疾患の場合が多い。呼吸器以外では，心臓，大血管，消化器，胸壁，不安神経症や過換気症候群などである。胸痛は，呼吸運動を妨げ，換気を障害するため，どのような時に，どの程度の痛みか，どのような痛みか，胸痛の部位，冷汗や悪心の随伴症状の有無などを，具体的に観察する。

8 他のバイタルサインとの関連の把握

他のバイタルサインは呼吸と密接に関連しあう。

1 体温

体温が上昇すると，エネルギーを消費し，体内の酸素消費が増大する。一般に体温が上昇すると，呼吸数が増加し，呼吸困難をきたす。体温が増加しても呼吸数に変化がない疾患や，呼吸数が減少する場合もあるため，発熱時には呼吸機能を総合的に評価する。低体温になった場合，換気が障害されることがある。呼吸数とともに深さやリズムを観察する。

外気温が上昇すると，人は呼吸を促進させることで，体温を正常に保とうとする。慢性呼吸器疾患の場合は呼吸困難を引き起こす場合があるので，注意が必要である。

② 脈拍・血圧

呼吸器と循環器には密接な関係がある。相互作用によって呼吸数の変化が心拍数の変化をもたらしている。呼吸数が増加すると脈拍数が増加したり，呼吸が迷走神経の活動によって抑制された時には，脈拍数が減少したりする。呼吸パターンが異常を示すと，不整脈が出現する場合もある。

低酸素血症や体内に二酸化炭素が蓄積した場合は，血圧は上昇傾向を示し不整脈を起こすことがある。睡眠時無呼吸症候群では高血圧を併発することが多い。

③ 意識状態

低酸素血症，高二酸化炭素血症や呼吸不全では，高度になるほど，意識障害を生じる。意識レベルの低下がある場合には緊急を要する場合が多く，呼吸数の低下や呼吸リズムの変調をきたす。意識障害そのものが呼吸状態に影響を及ぼすこともある。呼吸困難があると，不安や恐怖，落ち着きのない態度，錯乱やせん妄，興奮状態などの精神症状としてもあらわれるため，呼吸によって引き起こされているものかを十分観察する。

⑨ 呼吸機能の状態の把握

① 胸部X線検査

呼吸に関する症状が出現した際，行われる検査である。X線は人体を通過するが，密度が高いものは，X線がさえぎられるため，固体や液体は白い陰影となる。逆に気体はX線が通過しやすいため黒い陰影となる。これを理解し，胸部X線写真をみると，肺よりも心臓や骨が白くみえる。空気が存在する気管内や肺野は黒くみえる。

正面像や側面像を撮影し，評価する。呼気時に撮影されると，横隔膜が挙上し，肺野が狭くなってしまうため，大きく息を吸い止めたところで撮影をする。

肺野が白くなる所見には，肺水腫や肺炎などがあり，肺野が黒くなる所見には，COPDなどがある。胸水が貯留すると，肋骨横隔膜角（C-Pアングル）の鈍化を認める（図3-9）。

② 動脈血液ガス分析（呼吸性アシドーシスとアルカローシス含む）

肺の機能には換気，拡散，肺循環がある。動脈血液ガス分析では，これらの機能の障害の有無，程度を判断することができる。動脈血酸素分圧（PaO_2），動脈血二酸化炭素分圧（$PaCO_2$），酸性度（pH），重炭酸イオン濃度（HCO_3^-），BE（塩基過剰：base excess）などを測定し，酸塩

基平衡の把握，代謝の状態，換気や酸素化の呼吸状態の評価を行う。肺内ガス交換障害を引き起こす生理学的原因は，換気血流比の不均等と拡散障害である。動脈血液ガス分析の正常値を理解し，結果を読み解くことが大切である（表3-10）。

1 PaO₂

動脈血中の酸素の量がわかる。ガスには分圧の高いほうから低いほうへ移動する性質があり，これを拡散という。PaO_2は，吸入酸素濃度，拡散障害，肺胞換気量，肺内換気血流比の不均等などの影響を受ける。年齢によって異なり，正常予測式は以下の通りである。ただし，臨床の場においてはおおよその目安から判定する。

臥位：$PaO_2 = 100 - 0.4 \times$ 年齢

座位：$PaO_2 = 100 - 0.3 \times$ 年齢

2 PaCO₂

動脈血の二酸化炭素の量がわかる。二酸化炭素は静脈によって肺へ運ばれ，肺胞内の拡散によって気道を経て呼出される。肺胞低換気をきたすと，血液中の二酸化炭素が増加し高二酸化炭素血症となる。これを呼

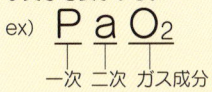

世界共通記号

呼吸機能の状態を把握するための検査には，さまざまな記号が使われる。これは，世界共通記号と一次記号，二次記号と組み合わせたもの。一次記号は検査項目を大文字アルファベットで表示。二次記号は検査項目が気相か液相かを示し，気相は大文字，液相は小文字で表示する。

ex) $\underset{\text{一次}\ \text{二次}\ \text{ガス成分}}{PaO_2}$

動脈血液ガス分析検体の取り扱い

血液ガス専用シリンジを用いて行う。検体内に気泡が残っていると，PaO_2が上昇してしまうため，採血後は速やかに気泡を除去する。近年，プラスチック製のシリンジの場合は室温保存が望ましいという研究結果もあり，取り扱いには注意が必要となる。

図3-9 ● 胸水の胸部X線写真

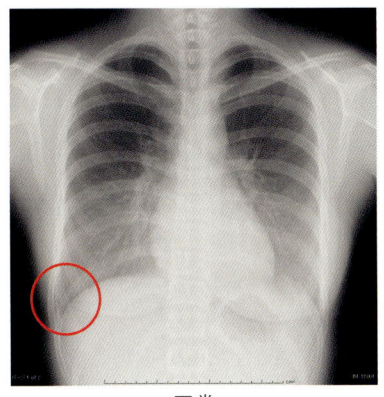

正常

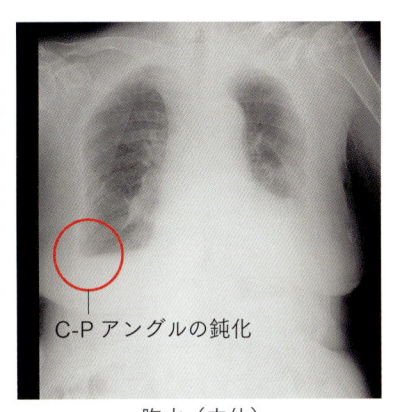

C-P アングルの鈍化

胸水（立位）

右胸水により肋骨横隔膜角（C-P アングル）の鈍化を認める

画像提供：黒木一典（杏林大学保健学部教授），坂本岳士（杏林大学保健学部助教）

表3-10 ● 動脈血液ガス分析基準値

PaO₂	80〜100 Torr　※年齢で異なる
PaCO₂	40±5 Torr
pH	7.40±0.05
HCO₃⁻	24〜26mEq／L
BE	−2〜＋2

吸性アシドーシスという。逆に肺胞過換気をきたすと，血液中の二酸化炭素は低下し，PaO_2の上昇がみられる。これを呼吸性アルカローシスという。呼吸性アシドーシスと呼吸性アルカローシスは酸塩基平衡障害であり，代謝性のものと鑑別することが重要である。

3 呼吸性アシドーシス

ガス交換の低下により生じる。呼吸困難はアシドーシス（酸血症）が進むほど増強し，興奮，錯乱，昏睡などの意識障害が出現し，呼吸は減弱になる。頻脈，不整脈といった症状のほか，二酸化炭素の血管拡張作用により脳浮腫を引き起こし，頭痛や羽ばたき振戦といった症状をきたす。持続すると血圧低下やショックを起こすため，気道の確保と換気の維持といった呼吸管理が必要である。肺胞低換気のため，動脈血酸素分圧は低値となる傾向があるが，高濃度の酸素が投与されると，呼吸抑制を引き起こすため，換気の改善が図れない場合は，人工呼吸器による管理となる。

主な疾患は，脳幹部障害，脊髄炎，進行性筋ジストロフィー，筋萎縮性側索硬化症（ALS）などさまざまな原因がある。

4 呼吸性アルカローシス

肺胞が過換気になることで生じる。アルカローシス（アルカリ血症）は低酸素が伴う場合は，代謝性アシドーシスによる場合に認める。呼吸困難，咳嗽，浅くて速い呼吸などが症状としてあらわれ，脳血流量の減少によりめまいを引き起こす。低酸素血症を伴う場合は酸素療法や人工呼吸管理が必要である。主な疾患は，甲状腺機能亢進，肝性昏睡，発熱などのほか，重篤な全身疾患によって引き起こされる場合もあるため，酸塩基平衡障害時には，病態を正しく把握し評価・対処していくことが重要である（表3-11）。

3 経皮的酸素飽和度

血液中のヘモグロビンと酸素が結合している割合を，動脈血酸素飽和度（SaO_2）といい，非侵襲的に経皮で測定するものを，経皮的酸素飽和度（SpO_2）という。この値を測定する機器がパルスオキシメータである。パルスオキシメータは，採血は不要で測定方法が簡易であるた

SaO₂ と SpO₂

SaO_2とは動脈血酸素飽和度のことで，動脈血液ガス分析から計算で求めたり，直接測定したりする。SpO_2とはパルスオキシメータで測定した動脈血酸素飽和度のこと。

表3-11●酸塩基平衡障害

	pH	$PaCO_2$	HCO_3^-
呼吸性アシドーシス	低下	上昇	上昇
呼吸性アルカローシス	上昇	低下	低下
代謝性アシドーシス	低下	低下	低下
代謝性アルカローシス	上昇	上昇	上昇

図3-10●パルスオキシメータのプローブ

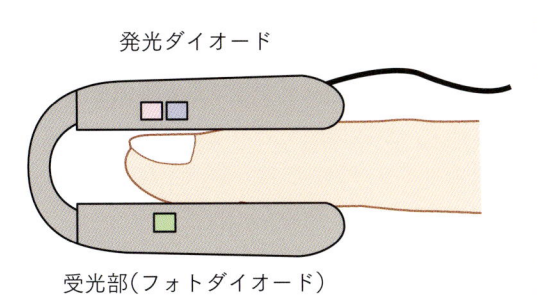

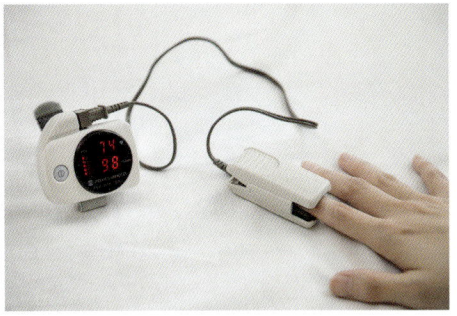

発光ダイオード

受光部(フォトダイオード)

プローブの発光ダイオードから赤色光と赤外光の2つの光が発光され，受光部に届く。光の吸収値からSpO₂を計算し，本体に表示される。

図3-11●ヘモグロビン酸素解離曲線

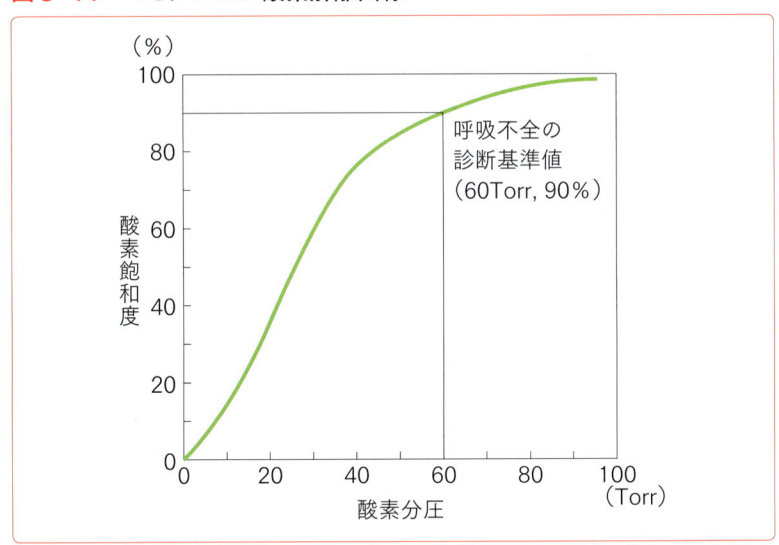

（％）

酸素飽和度

呼吸不全の診断基準値(60Torr, 90％)

酸素分圧 (Torr)

め，広く普及している。測定原理は日本人の発明によるもので，赤色光と赤外光の2つの光を組織にあて，動脈の拍動，血液中の酸化ヘモグロビンと還元ヘモグロビンの透過性の違いから，酸素飽和度を求めている（図3-10）。

パルスオキシメータの使用は低酸素血症の早期発見につながり，SpO₂90％以下が呼吸不全の目安となる。光を使用し測定するため，測定する部位の血流が保たれているか，マニキュアをしていないか，白癬がないかなどを確認し，正しく測定できるようにする。持続的にパルスオキシメータを装着する際は，発光部の温度上昇と圧迫による皮膚障害にも注意する。

SaO₂とPaO₂には相関関係があり，ヘモグロビン酸素解離曲線からPaO₂を予測することができる（図3-11）。例えばSaO₂90％では

> **パルスオキシメータのプローブ**
>
> 使用後のプローブはアルコール消毒をし完全に乾燥させることで感染予防につながる。プローブによる低温熱傷は，長時間同一部位に装着することで生じるため，皮膚の弱い人や末梢循環障害の人などに使用する際には，同一部位への長期間の使用はさけるなど注意する。テープで固定する場合，強く巻きすぎず，圧迫を軽くする注意が必要。

$PaO_2$60Torr に相当する。ヘモグロビン酸素解離曲線は S 字曲線であり，PaO_2が60Torr 以下になると SaO_2は急激に低下する。

④ 呼吸機能検査（スパイロメトリー）

　スパイロメトリーとはスパイロメータで呼気量と吸気量を測定し，各種排気量を求める検査法で，換気機能や肺のコンプライアンス，気道の脆弱性を評価できる。スパイログラムとは，スパイロメータによって描かれた呼吸の量と時間の変化のことをいう。

　座位または立位で，数回の安静換気後に最大呼気と最大吸気により肺活量を測定，その後，最大吸気からなるべく早く完全に呼気をさせ，努力肺活量，1秒量，1秒率を計算する。

　換気量とは，呼吸によって出し入れされる空気の量のことで，成人の安静時には1回に約500mL の換気がある。1回換気量は鼻腔から末梢気管支にいたる部分の約150mL はガス交換されない。これを解剖学的死腔と呼び，肺胞死腔とあわせて生理学的死腔という。肺胞死腔は，正常な場合はほぼないため，ガス交換が可能な肺胞換気量は，1回換気量の500mL から死腔の150mL を引いた350mL となる。正常呼吸では，換気量が増加するごとに，動脈血中の酸素は多くなり，二酸化炭素は減少する。

　1回換気量と1分間の呼吸数の積を分時換気量という。分時換気量は分時死腔換気量と分時肺胞換気量からなるため，同じ分時換気量でも，深くて遅い呼吸に比べ浅くて速い呼吸をするほうが分時肺胞換気量は少ない。

　肺活量とは，最大呼気位から最大吸気位までの換気量である（図3-

FeNO（呼気一酸化窒素）

近年呼気に含まれる NO を測定し，気道の炎症の指標として気管支喘息時などに用いる。

図3-12●スパイログラム

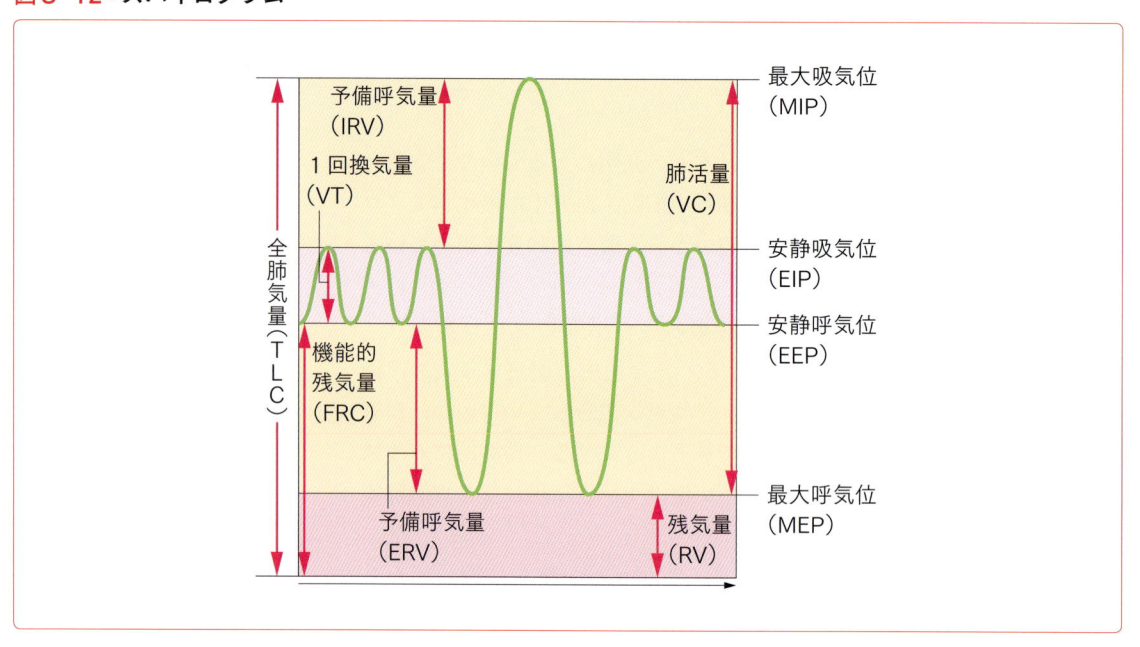

図3-13●換気能力の判定基準

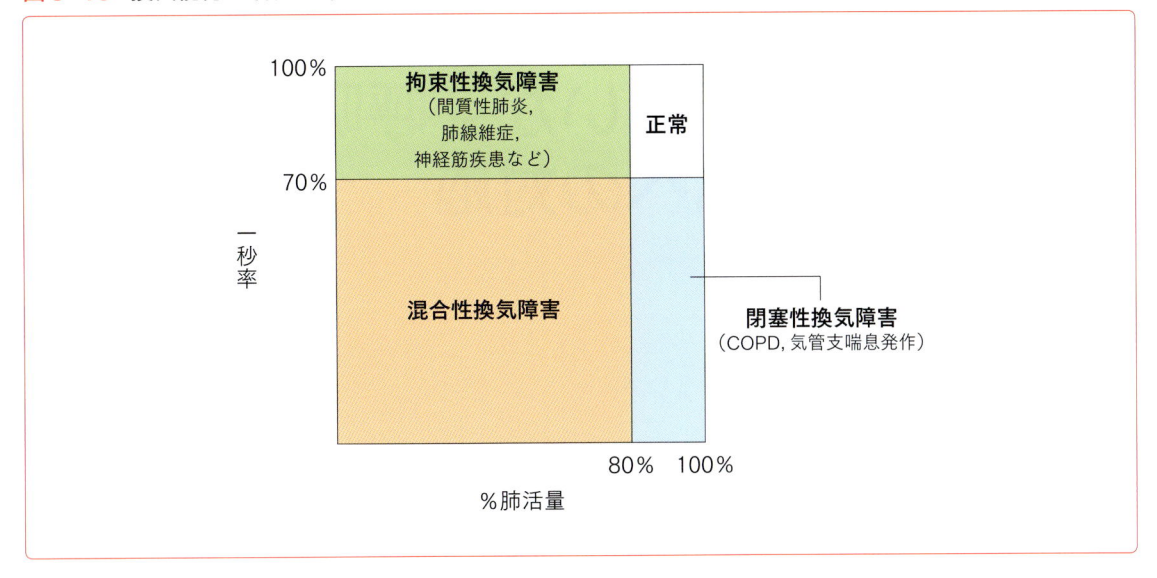

12）。年齢と身長から予測値の計算がされ，%肺活量（%VC）により，評価を行う。%VCは80％以上が正常である。低下している場合を拘束性換気障害といい，間質性肺炎，肺線維症や神経筋疾患などで起こる。最大吸息後にできるだけ早く呼息した時の空気の量を努力性肺活量（FVC）といい，正常では肺活量と等しい。努力性肺活量の検査では流速と呼吸量の変化をフローボリューム曲線として描くことができる。

　1秒量（FEV₁）とは，努力呼気曲線を描かせ，呼出開始から1秒間に吐き出した量であり，努力肺活量の何％に当たるかを計算したものが1秒率（FEV₁%）である。70％以上が正常である。低下している場合を閉塞性換気障害といい，COPDや気管支喘息発作時などで起こる。%VC＜80％かつFEV₁%＜70％のものを混合性換気障害といい，進行した肺気腫などで起こる（図3-13）。

4 臨床にいかす呼吸状態の異常への対応

1. 異常呼吸を発見した時の緊急対応（の判断）

呼吸に異常を感じると，人は非常に不安を抱く。そのため，呼吸の異常を発見した場合には，早期に原因の解明と対応を実施することが重要である（図3-14）。安楽な呼吸を維持できるように，よりよい呼吸状態となるために，病態の把握と精神的援助を含めた看護を行う。

1 気道の確保：異物の除去

嚥下運動に関する機能障害や器質障害などで異物を誤嚥した場合，速やかに異物除去を行う必要がある。咳嗽反射がない場合も多く，誤嚥するに至った背景を瞬時に判断し対応する。気道異物を除去する方法には，腹部突き上げ法（ハイムリック法）や背部叩打法がある。腹部突き上げ法とは，誤嚥した人の後ろから，ウエスト付近に手をまわし，臍部付近に両手で握りこぶしを握り，後上方に向かって，圧迫するように突き上げる方法である（図3-15）。妊婦や乳児には行えない。背部叩打法とは，誤嚥した人の後ろから，肩甲骨の間を手根部で4回迅速に連続して叩くことである（図3-16）。

● 舌根沈下予防

意識障害などで舌根の緊張が失われ，重力により舌の根元が咽頭へ沈下し，気道を閉塞してしまうことを舌根沈下という。睡眠時無呼吸症候群では睡眠時の舌根沈下が起きることがある。

気道閉塞が完全か不完全かを判断し，すみやかに気道の確保を行う必要がある。水平仰臥位とし，舌根の部分を挙上させ，気道を開くようにする。あご先挙上では，前額部に片方の手をおき，下顎先端にもう一方の手をあて，上方へ持ち上げることである。頭部後屈を伴うため，頚髄損傷が疑われる場合には禁忌である。下顎挙上法とは，頭部側に立ち，両側の下顎角に両手をかけ，母指で軽く口を開けながら，下顎を前方へ突き出す方法である。頚髄損傷が疑われる場合は，この方法を用い，頚部を屈曲させない（図3-17）。

図3-14●異常呼吸のメカニズムと対応

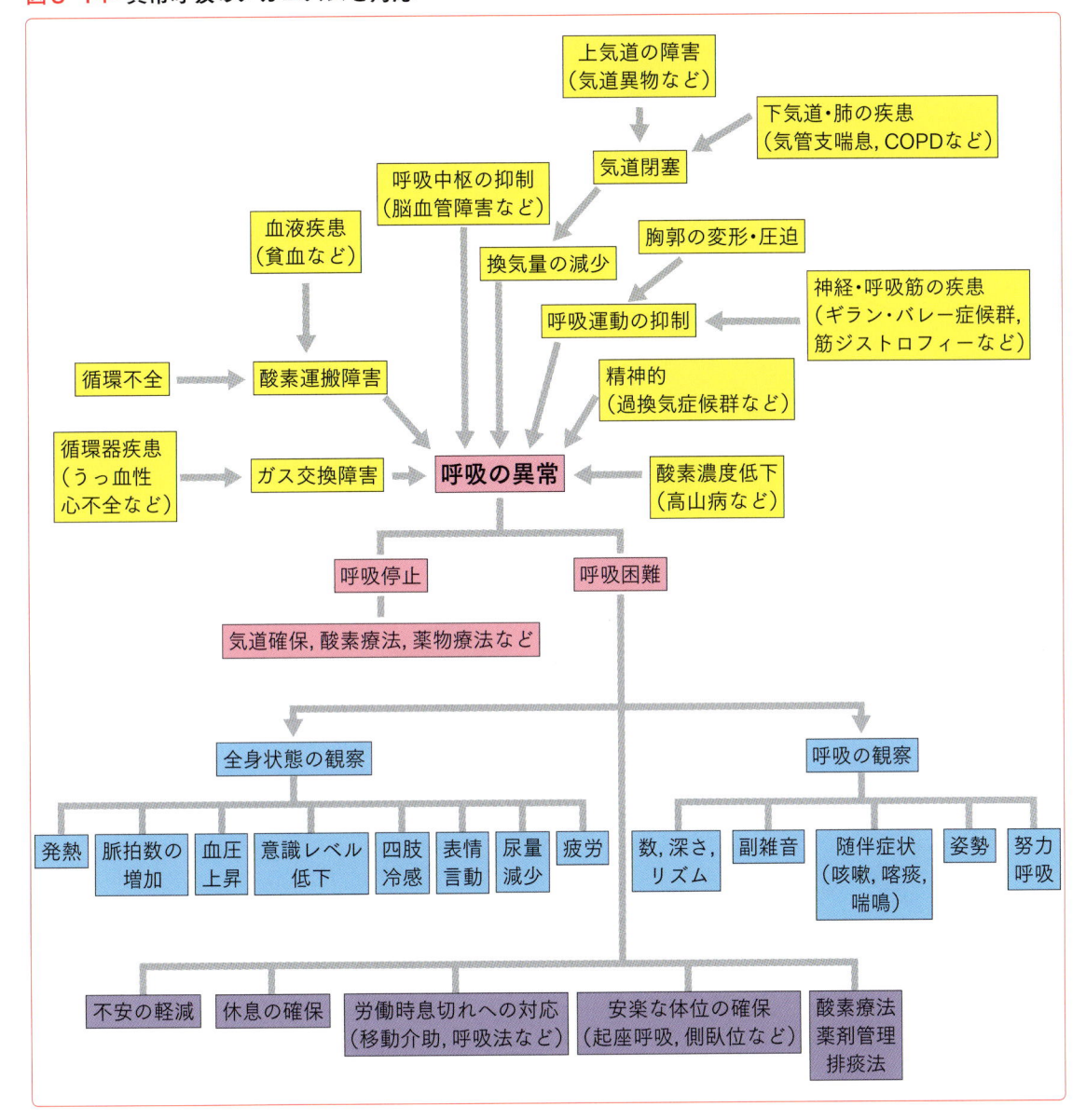

エアウェイ

　下顎挙上をやめると，気道閉塞に陥る場合，エアウェイを挿入する（図3-18）。長期間の気道確保ができる。エアウェイには，経口と経鼻がある。適切な大きさのものを選択し，正しい位置に挿入する。エアウェイの刺激により，嘔吐反射が強い場合には中止する。経鼻エアウェイでは鼻出血に注意する。

ラリンジアルマスク

　ラリンジアルマスクは，口腔内から喉頭へ挿入し，気道確保する器具である（図3-19）。気管挿管より侵襲が少ないが，完全な気道確保は得られず，長期間には不向きである。

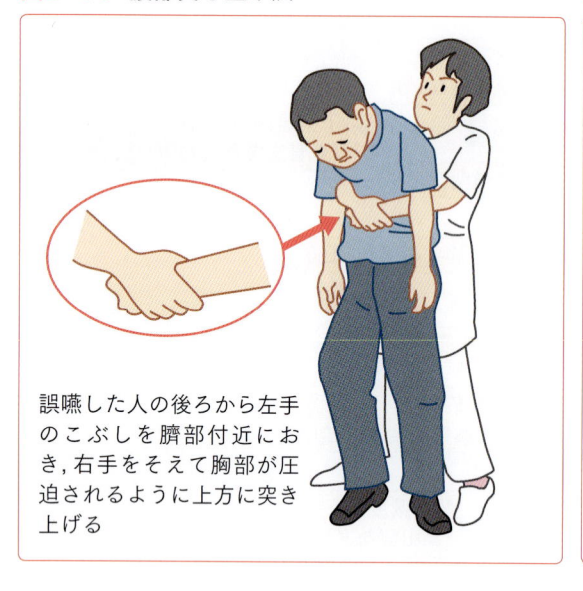

図3-15●腹部突き上げ法

誤嚥した人の後ろから左手のこぶしを臍部付近におき，右手をそえて胸部が圧迫されるように上方に突き上げる

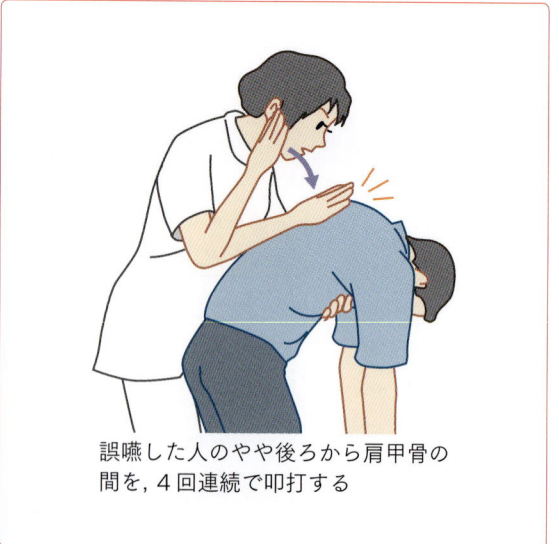

図3-16●背部叩打法

誤嚥した人のやや後ろから肩甲骨の間を，4回連続で叩打する

図3-17●舌根沈下の予防

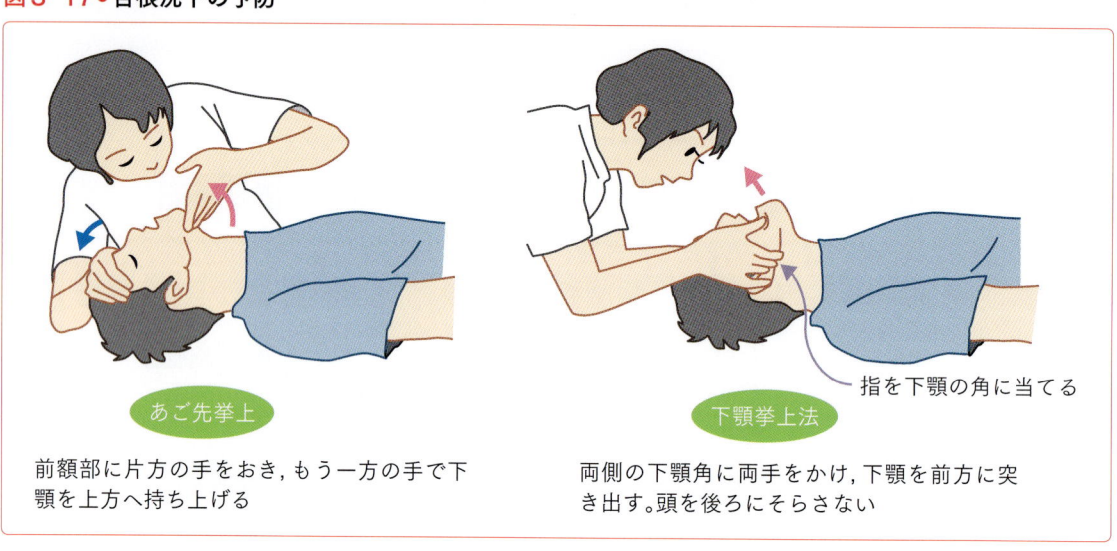

あご先挙上

前額部に片方の手をおき，もう一方の手で下顎を上方へ持ち上げる

下顎挙上法

指を下顎の角に当てる

両側の下顎角に両手をかけ，下顎を前方に突き出す。頭を後ろにそらさない

気管挿管

　気管チューブを気管に挿入し，気道を確保する。長期的な人工呼吸管理が可能である。経口と経鼻がある。主な適応は，舌根沈下や咽頭浮腫による気道閉塞，救急蘇生時，呼吸不全時，全身麻酔時などである。挿管によって，血圧上昇，頻脈，不整脈，嘔吐，誤嚥，喉頭けいれん，気管支けいれんなどの症状が出現することがあるため，これらを予測し，挿入中，挿入後の管理を行う。また気管挿管後は言語による発話ができなくなるためコミュニケーション手段を考慮し，精神的不安や動揺に配慮する。気道の確保が長期間必要な場合，経口・経鼻挿管が困難な場合などは気管切開が適応となる。

図3-18●エアウェイ

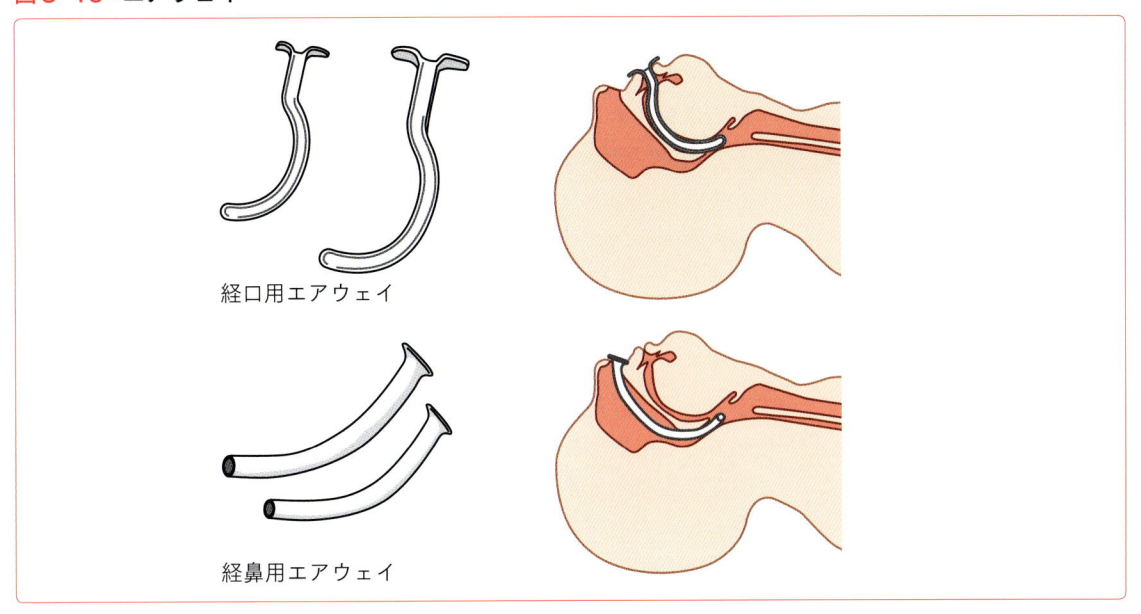

経口用エアウェイ

経鼻用エアウェイ

図3-19●ラリンジアルマスク

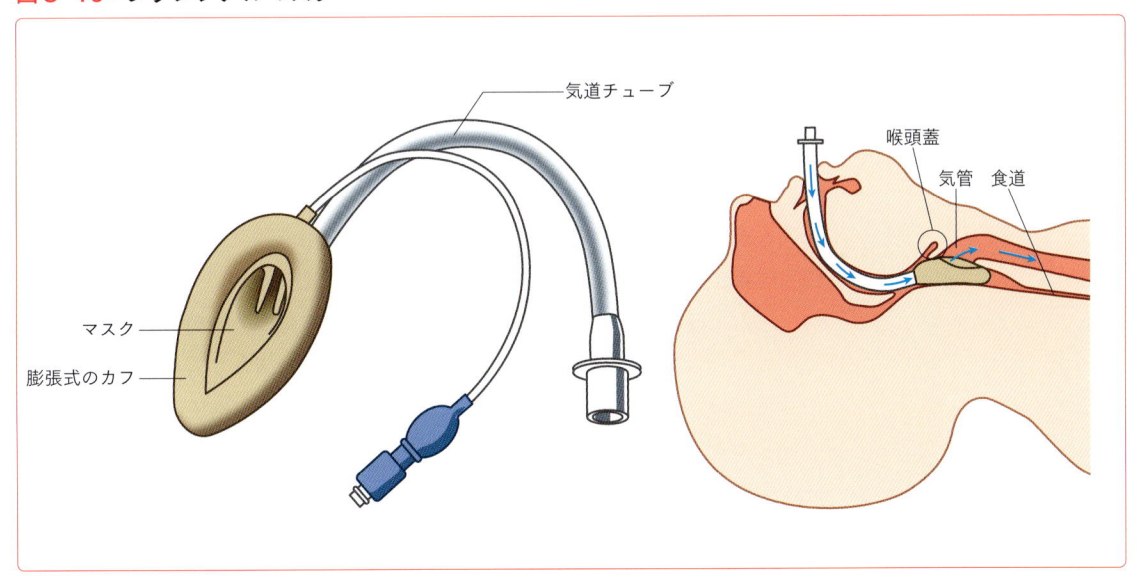

2 酸素療法

　さまざまな原因で血液中の酸素が不足してしまった場合，酸素の濃度を高めて，適量の酸素を投与する治療法を酸素療法という。

● 酸素療法の目的と適応

　酸素療法の目的には，低酸素血症の改善，心肺仕事量の軽減や酸素消費量の増加に対する補充がある。適応は，救急の場では一般的に$SpO_2$94%（$PaO_2$75Torr）未満，他に低酸素血症が疑われる場合，重傷外傷，急性心筋梗塞，短期的治療あるいは外科的処置である。

オキシアーム®

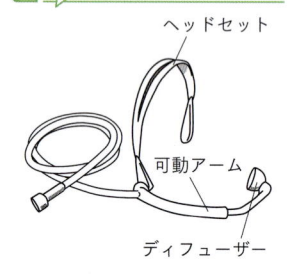

開放型の酸素投与器具でマスクやカニュラと同等の吸入酸素濃度が確保できる。

● 酸素投与方法

酸素投与方法は，低流量システム（リザーバーシステム含む），高流量システムに分類される。

低流量システムとは，1回換気量以下の酸素と空気の混合ガスを供給する方式で，患者の1回換気量で酸素濃度も変化する。吸気時間が同じでも1回換気量が大きいほど，1回換気量が同じでも早い呼吸の時ほど吸入酸素濃度は低くなる。投与器具は，鼻カニュラ，簡易酸素マスク，リザーバー付き酸素マスク・カニュラ，ペンダント型リザーバー付き鼻カニュラ（**表3-12**），オキシアーム®などである。

高流量システムとは，1回換気量以上の酸素と空気の混合ガスを供給する方式で，患者の呼吸パターンに関係なく，設定した酸素濃度を吸入させることができる。投与器具は，ベンチュリマスクとネブライザー付き酸素吸入器である。

酸素投与器具の違いにより，酸素流量と吸入酸素濃度の目安が変わる。適切な酸素量が保持できるよう，器具の選択，管理を行う。酸素加湿に関しては，加湿用蒸留水の細菌汚染の報告や，人がもつ本来の鼻腔による天然加湿の存在などの理由から，鼻カニュラでは3L/分まで，ベンチュリマスクでは酸素流量に関係なく，酸素濃度40%までは加湿の必要はない。

酸素療法時は，患者に十分な説明をし，治療による日常生活への制限が最小限になるよう看護を行う。酸素投与による酸素中毒症やCO_2ナルコーシスの有無を確認し，安全に酸素療法を受けられるようにすることが大切である。

● 人工呼吸

人工呼吸は，生命維持のために適切なガス交換を維持し，呼吸運動の負担を軽減するために行われる。人工呼吸の方法としては，気管挿管や気管切開を要する，侵襲的陽圧呼吸（IPPV）と，鼻マスクなどを使用する非侵襲的陽圧呼吸（NPPV）がある（**表3-13**）。それぞれの特徴を理解し，管理を行う。

2 異常な呼吸音（副雑音）

1 副雑音

副雑音とは，正常な呼吸音では聴こえない音である。正常の呼吸音での異常では，呼吸音の減弱，増強，消失，呼気の延長，異常部位での気管支音聴取がある。これらは，COPD，無気肺，過換気症候，異物による閉塞などさまざまな原因で生じる。正常では聴こえない副雑音には肺内由来のものと，肺外由来のものがある（**図3-20**）。肺外由来には，結核性胸膜炎で生じる胸膜摩擦音や上気道腫瘍で生じるストライダーなどがある。肺内に由来する副雑音は，連続性か断続性かによって音の性

表3-12●酸素投与器具

酸素投与方法	器具	酸素流量（L/分）	吸入酸素濃度の目安（%）
低流量システム	鼻カニュラ	1 2 3 4 5 6	24 28 32 36 40 44
	簡易酸素マスク	5－6 6－7 7－8	40 50 60
	リザーバー付きマスク※	6 7 8 9 10	60 70 80 90 90～
高流量システム	ベンチュリマスク	設定酸素濃度ごとに決められている	24～50

※リザーバシステムと分類することもある

表3-13●IPPVとNPPVの長所と短所

	長所	短所
IPPV	気道の確保が確実 呼吸管理がしやすい	コミュニケーション制限がある 感染の可能性がある 気道や口腔粘膜を損傷する可能性がある
NPPV	食事や会話の制限がない VAP（人工呼吸器関連肺炎）のリスクが下がる 離着脱が簡単	マスクの圧迫による皮膚損傷の可能性がある 誤嚥の可能性がある

質，聴取できるタイミングが異なる（表3-14）。

② 排痰の促進

　気道内の分泌物が増えると，気道分泌物が貯留し，排痰が困難となったり，運動時に咳嗽が起こったりする。呼吸器疾患では，排痰が困難になり，エネルギーを消耗し，活動が制限されることになる。気道内に貯留した分泌物を促す方法を排痰法といい，1日に30mL以上の痰や喀出困難な場合が適応となる。重力を使用する方法，繊毛運動を補助する方法，局所気流の確保などがある。痰の貯留部位をアセスメントし，適切に援助することが大切である。

図 3-20 ● 副雑音

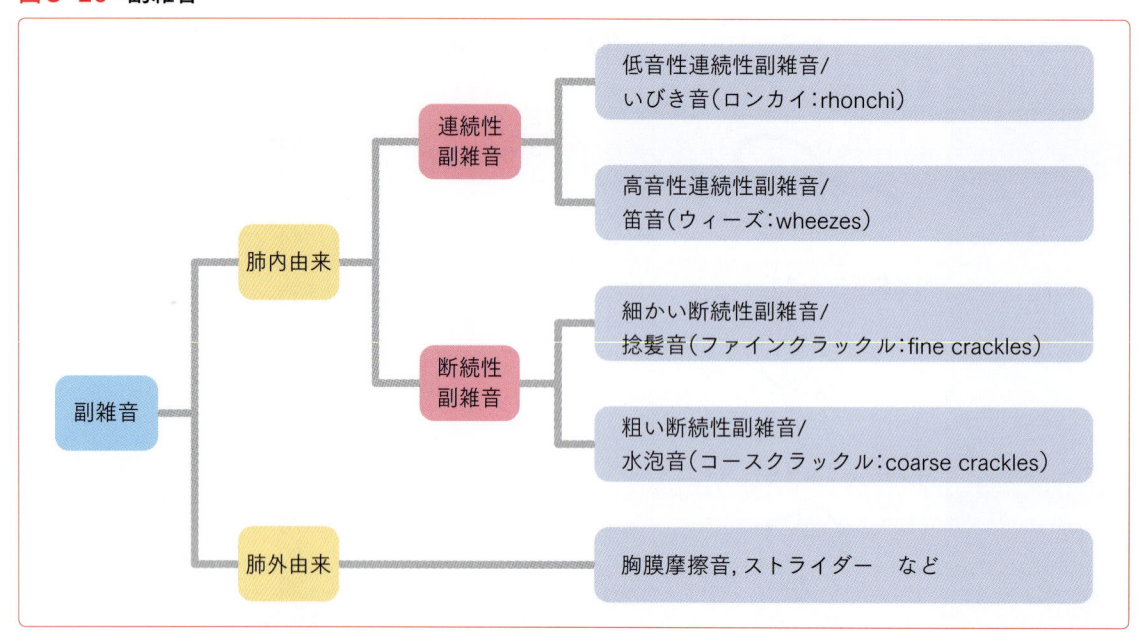

表 3-14 ● 副雑音の性状

	分　類	性　状	タイミング	主な病態
連続性副雑音	低音性連続性副雑音 （いびき音 /rhonchi）	・低い ・「グー，グー」	・呼気，吸気でも聴取 　吸気　呼気	気管支喘息 COPD 気道内分泌物
連続性副雑音	高音性連続性副雑音 （笛音 /wheezes）	・高い ・「ヒュー，ヒュー」	・主に呼気終末期に聴取 　吸気　呼気	気管支喘息 うっ血性心不全 COPD
断続性副雑音	細かい断続性副雑音 （捻髪音 /fine crackles）	・細かい ・血圧計のマンシェット 　をはがす時の音 ・「プツプツ」「バリバリ」	・吸気終末期に聴取 　吸気　呼気	間質性肺炎 肺線維症
断続性副雑音	粗い断続性副雑音 （水泡音 /coarse crackles）	・粗い ・コップの水にストロー 　をさして空気を吹き込 　む音 ・「ブクブク」「ブツブツ」	・吸気で聴取，呼気のはじ 　めに聴取することもある 　吸気　呼気	肺炎 肺水腫

　空気の乾燥は咳嗽を誘発したり，痰の粘稠性を高め，喀出を困難にしたりする可能性がある。また粉塵の多い環境では痰は多くなる。急激な温度変化も直接呼吸に影響を及ぼすため，温度・湿度の調整も大切である。

● ハッフィング

　強制呼出手技といい，十分な筋力がなく咳嗽ができない場合や疼痛のために普通の咳嗽ができない場合に用いる。ゆっくり息を吸った後で，強く早く息を吐き（ハッハッ），痰を気道の上部に移動させ，喀出させるための方法。痰を移動させるために数回くりかえす。腹部に手をおき，ゆっくりと腹式呼吸をしながら行う。

● 体位ドレナージ（図3-21）

　重力の作用によって，貯留した分泌物を高い位置に，中枢気道を低い位置になるような体位をとり，分泌物を移動させ排出を促す方法である。実施にあたっては，全身状態の評価を十分に行う。

● 軽打法

　カップ状にした手掌で胸壁上を叩打し分泌物を末梢から上気道へ移動させる。体位ドレナージと併用して行う徒手的排痰手技である。急性期疾患では，循環動態に影響をおよぼすため実施には注意が必要である。

● 振動

　胸壁上に，細かな振動を呼気に合わせて与える。徒手的に行う場合とバイブレータなどの器具を用いる場合がある。

● スクイージング

　排痰体位をとり，分泌物の貯留する胸郭を呼気時に圧迫し，吸気時に開放する手技。徒手的な排痰手技である。

● 振動呼気陽圧療法

　アカペラやフラッターと呼ばれる器具を使用する方法である。呼気を器具に吹き込み，振動を伴った陽圧が生じることで，分泌物の移動を促す。

3 過呼吸

　呼吸の深さの異常の1つに過呼吸がある。呼吸数は変わらないか，またはやや増加し，1回換気量が増加する。過換気症候群などでみられる症状である。過換気症候群では，血中の二酸化炭素濃度が低下し，血液がアルカリ性に傾く。そのため，めまい，失神，手足のしびれ，頻脈，動悸，胸痛などが生じ，呼吸が上手くできないことによる不安や恐怖がある。息を吸い込むことに意識を集中させないように，浅くゆっくりした呼吸を促す。

図 3-21 ●体位ドレナージの例

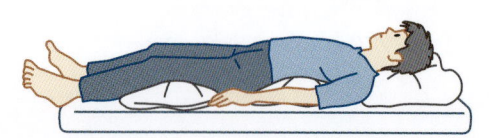

①仰臥位　肺尖区, 前上葉区, 前肺底区

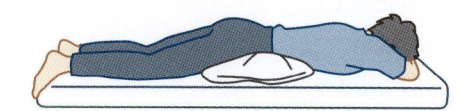

②腹臥位　上・下葉区, 後肺底区

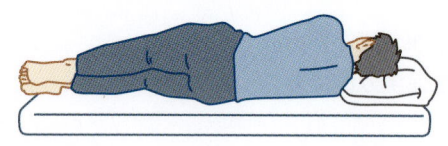

③90度側臥位　外側肺底区, 患側上の肺野

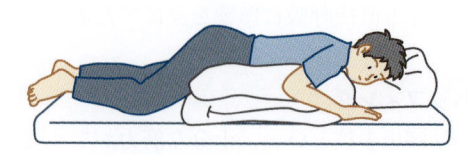

④前方へ45度傾けた側臥位
　後上葉区

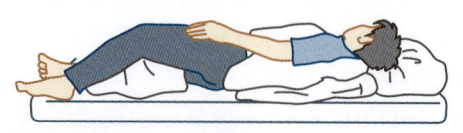

⑤後方へ45度傾けた側臥位
　中葉, 舌区

5 代表的な事例：高齢患者の誤嚥性肺炎

1 事例紹介

　Cさん，87歳女性。誤嚥性肺炎。

　5年前から加齢による認知機能の低下，舌運動と嚥下反射の低下を認めた。

　体温37.4℃, 脈拍101回/分, 呼吸22回/分, 血圧90/60mmHg, SpO₂ 89%, 白血球数（WBC）11000/mm³, C反応性たんぱく（CRP）11.5mg/dL, 血清アルブミン値2.9g/dL, 血清尿素窒素（BUN）23.3mg/dL, 血清クレアチニン1.2mg/dL 低下，全身倦怠感があり，日中の咳嗽はないが時々痰がらみと喘鳴があった。胸部X線検査では右肺野に浸潤影があった（図3-22）。

2 観察のポイント

　肺炎では通常38℃以上の発熱，咳嗽を伴うことが多い。高齢患者の

図3-22●誤嚥性肺炎の胸部X線画像

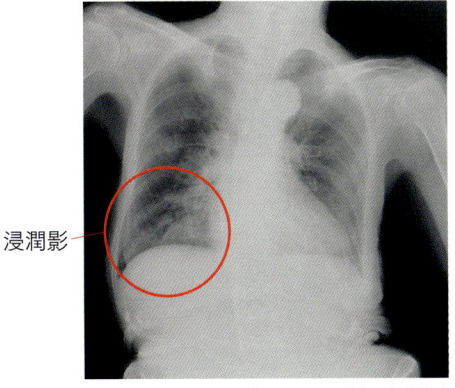

浸潤影

画像提供：黒木一典（杏林大学保健学部教授），
　　　　　坂本岳士（杏林大学保健学部助教）

誤嚥性肺炎の場合，Cさんのように，高熱ではない発熱と，脈拍，呼吸回数の増加から，いつもと違うと異変をキャッチし，肺炎と診断されるケースもある。そのため，高齢者の肺炎では，典型的な肺炎症状と必ずしも一致しないことがあり，発見時には重症になっていることも多い。SpO_2の低下と長引く微熱，膿性の痰，副雑音がある，いつもより元気がない，ぼーっとしていることが多い，夜間咳嗽の増加など，バイタルサインとともに観察していくことが必要である。

　事例のように咳嗽がないことがあり，直接的に誤嚥と結びつけることが難しいこともある。他に，血圧の低下，脱水，腎機能低下，意識障害を伴うこともあり，胸部X線などの画像検査，炎症反応などの血液検査，尿量・尿比重などの尿検査の結果を多角的に評価する。今回の事例では，血圧の低下と腎機能障害を認めている。胸部X線検査では右野に肺炎の所見を示す浸潤影があるものの，炎症反応は肺炎の重症度と比較すると極めて高いとは言い難い。高齢者の多くは加齢による生理機能の低下や免疫力低下があるため，重症で難治になるケースが多い。

3 アセスメントのポイント

　誤嚥性肺炎をきたしやすい病態は，脳血管障害，変性神経疾患，神経筋疾患，パーキンソン病，認知症，胃切除後，寝たきり，喉頭・咽頭腫瘍，義歯不適合，口腔乾燥，気管切開，経管栄養，鎮静薬・睡眠薬の使用などである。高齢者は喉頭下垂や舌運動の機能低下などの嚥下関連器官の変化があり，加齢も嚥下機能低下の原因となる。誤嚥性肺炎は誤嚥を直接的に観察できなくても，嚥下機能の障害がある場合もあり，誤嚥性肺炎をきたすリスクを把握し，嚥下機能の評価を行う。

　嚥下機能の評価には，嚥下造影検査，嚥下内視鏡検査が用いられる。特殊な機械がなくても，臨床で日々の情報収集ができる方法として，頸部聴診法がある（図3-23）。頸部に聴診器をあて，嚥下する時の嚥下音や呼吸音を聴診し，嚥下障害を評価する方法で，侵襲性も少ないため

図3-23●頸部聴診法

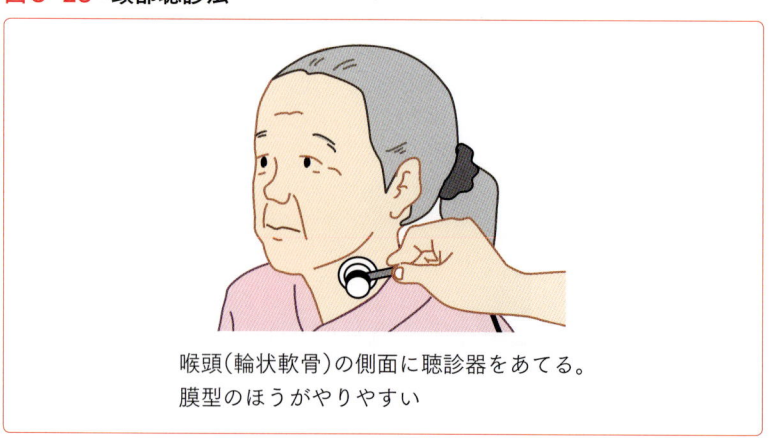

喉頭（輪状軟骨）の側面に聴診器をあてる。
膜型のほうがやりやすい

評価方法として取り入れやすい。嚥下機能に障害がない場合，清明な呼吸音に続き，嚥下に伴う呼吸音の停止，嚥下後の呼吸音の再開が聴取できる。嚥下時の音や呼吸音により嚥下機能を評価するため，変化を早期に発見しやすい。

頸部聴診法と同様に，侵襲の少ない評価法として，改訂水飲みテスト（MWST：Modified Water Swallowing Test）がある。冷水 3 mL を口腔内に入れ，嚥下してもらう。可能であれば追加して 2 回嚥下運動をし，嚥下の有無，むせ，呼吸の変化を評価する方法である。

誤嚥性肺炎の場合，誤嚥が直接観察できない場合もあるため，口腔内の乾燥状態や口臭の有無，口腔内細菌数，食事時の姿勢，食欲の有無，意識状態，誤嚥性肺炎をきたしやすい病態等を理解し，全身状態を総合的に判断する。

4 対応

高齢者の肺炎による死亡率は非常に高く，早期に発見し対応が必要である。近年，高齢者の肺炎では，医療・介護関連肺炎（NHCAP）が問題となっている。国際的には医療ケア関連肺炎（HCAP）といい，わが国の医療施設にあった独自の概念として2011年にガイドラインが提唱された。NHCAP のリスク因子として，誤嚥は重要である。NHCAP における誤嚥性肺炎の治療方針として，抗菌薬治療，肺炎球菌ワクチン接種（可能であれば実施），口腔ケア，摂食・嚥下リハビリテーション，嚥下機能を改善させる薬物療法を考慮，意識レベルを高める努力，嚥下困難を生じる薬剤の減量・中止，栄養状態の改善を図る，就寝時の体位は頭位（上半身）の軽度挙上が望ましい，とガイドライン[1]で示されている。誤嚥性肺炎は予防が大切であるが，早期に適切な介入を行うことで重症化予防にもつながる。

嚥下障害がある場合には，誤嚥性肺炎を起こさないための全身状態の管理ともに，体位の調整，呼吸法，排痰法や咳嗽訓練などの予防的ケアを実施する。嚥下障害へのアプローチは，多職種が連携して実施すると効果的であり，医師，看護師，理学療法士，言語聴覚士，歯科医師，管理栄養士などが急性期から慢性期にかけて，それぞれの専門性をいかして関わっていくことが大切である。

食物を用いない嚥下訓練では，日々の自主訓練も欠かせない。看護師は訓練時間以外に患者が取り組めるようサポートする。嚥下に使われる筋群の運動，嚥下体操，口唇・頬・舌の訓練などがあり，アイスマッサージによる感覚を向上させる訓練も取り入れて，誤嚥性肺炎を予防する（図3-24）。

> **早期リハビリの有効性**
> 誤嚥性肺炎で入院した高齢者に対して，早期（入院後7日以内）のリハビリテーションは ADL 改善に有効である（エビデンスレベルC）。

> **誤嚥性肺炎の予防**
> 誤嚥性肺炎は咳嗽反射や免疫力などの抵抗力と病原菌や異物侵入のリスクのバランスを保つことで予防ができる。

図3-24●アイスマッサージ

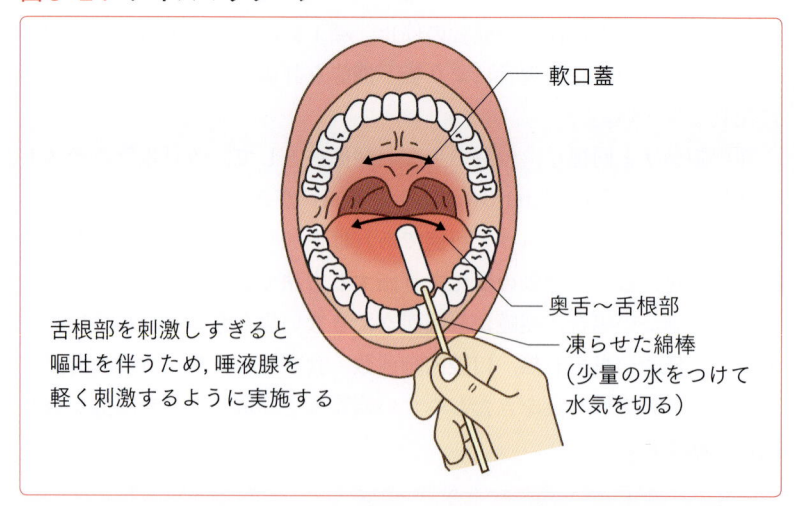

軟口蓋

奥舌～舌根部

凍らせた綿棒
（少量の水をつけて
水気を切る）

舌根部を刺激しすぎると
嘔吐を伴うため，唾液腺を
軽く刺激するように実施する

［引用・参考文献］

1）日本呼吸器学会　医療・介護関連肺炎（NHCAP）診療ガイドライン作成委員会
編：医療・介護関連肺炎 診療ガイドライン．p34，日本呼吸器学会，2011．
2）医療情報科学研究所編：フィジカルアセスメントがみえる．メディックメディ
ア，2015．
3）三上れつ，小松万喜子編：ヘルスアセスメント　臨床実践能力を高める　改訂
第2版．南江堂，2017．
4）日本呼吸器学会COPDガイドライン第5版作成委員会編：COPD（慢性閉塞性
肺疾患）診断と治療のためのガイドライン　第5版．日本呼吸器学会，2018．
5）日本呼吸ケア・リハビリテーション学会 呼吸リハビリテーション委員会ワーキ
ンググループ・他編：呼吸リハビリテーションマニュアル─運動療法　第2
版．照林社，2012．
6）福地義之助・他監：呼吸を楽にして健康増進．照林社，2011．
7）向井美惠，鎌倉やよい編：摂食・嚥下障害ベストナーシング．学研メディカル
秀潤社，2010．
8）日本呼吸ケア・リハビリテーション学会酸素マニュアル作成委員会日本呼吸器
学会肺生理専門委員会編：酸素療法マニュアル．2017．

第4章 体温の把握と看護

1 体温に関する基礎知識

2 体温測定の基本技術

3 体温の観察と把握のポイント

4 臨床にいかす体温の異常への対応

5 代表的な事例：熱中症

1 体温に関する基礎知識

1. 体温とは

　体温とは，身体内部の温度のことである。栄養素の代謝によって熱は産生される。身体は，至適温度のもとで物質代謝を行っている。代謝の触媒をする酵素はわずかな体温の変化を受けやすい。このため体温は，狭い範囲での調節が自然に行われている。また，体液（血液およびリンパ液，組織内液）が正常に循環するために必要な温度でもある。正常に循環している時の体温は，体液の温度であり主に血液の温度である。体内の熱産生器官の周辺の温度（核心温）は常に高く一定であるが，体熱の放散が行われる皮膚や四肢などの末端は外気温の影響を受けやすく，体温は低くなりやすい。体温を測定することで，身体の細胞にとって，正常な活動を行うための環境が整えられているかが把握できる。

核心温
131ページ参照。

2. 体温調節のメカニズム

1 体熱の産生と放散のバランス

　体温を調節するために，深部体温（核心温）の受容器と皮膚温の受容器が関与している。深部体温の受容器には，視床下部前部から視索前野にかけて温度感受性ニューロンが存在し，温度上昇を感じる温ニューロン，温度低下を感じる冷ニューロンの2つが存在し，温ニューロンのほうが冷ニューロンよりも数が多い。

　体温調節中枢にはセットポイントと呼ばれる基準値（概ね37.0℃）がある。視床下部の体温調節中枢にある温度感受性ニューロンは常にこのセットポイントを監視することで，体温を維持している。

　皮膚には温度情報を感知するはたらきをもつ温度受容器がある。温度受容器を経て，環境温や触れている物体の温度情報が大脳皮質知覚野へ送られる。感知と同時に，視床下部視索前野にも送られる。視床下部視索前野は体温調節中枢でありながら温度センサーの役割も担っている。

図4-1 ● 体熱の産生と放散のバランス

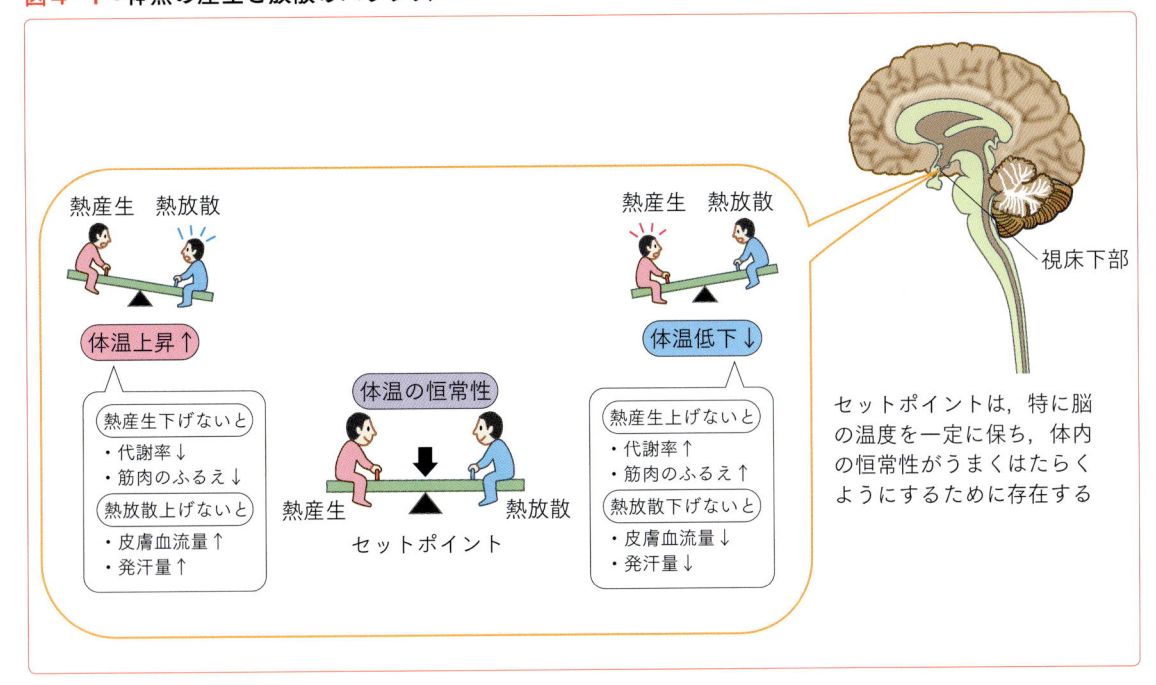

体温調節中枢は自律神経系，内分泌系，体性神経を介して熱の産生と放散を調節している（図4-1）。

体温が上昇すると，体温を低下させようとして，末梢血管拡張，発汗や基礎代謝の低下などにより熱放射が促進される。体温が低下すると，体温を上昇させるために末梢血管の収縮，筋肉のふるえ，基礎代謝亢進などにより熱産生が亢進される。つまり熱産生と熱放散のバランスが調節され体温が一定に維持される（体温の恒常性）。

生体は代謝や活動を行うことで常に熱産生が行われており，呼気や皮膚からの熱放散により外気中に熱が失われている。熱産生が必要な場合は，暖かいところに移動し，皮膚からの熱が奪われないようにする。身体を縮めて体表面を少なくしたり，身体を動かすなどする。熱放散が必要な場合は，風を起こして皮膚に密着した部位の空気を動かし，その部分の気温を下げる，暑い環境から涼しい場所に移動するなどをする。つまり，安静や体位の変化，室内の温湿度，気温などの室内環境の調節，衣服の調節，身体の活動量の調節などにより熱産生と放散のバランスをとりながら体温の調節をはかっている（図4-2）。

② 体熱の放散の種類

体熱の放散には，輻射，伝導，蒸発（不感蒸散，発汗，気化熱），対流の4つの方法がある（図4-3）。

輻射は，熱放散の約60％を占め，身体の表面から絶えず放出される電磁波（赤外線）が離れた場所にある壁や天井などへ向かい，熱が逃げていくことである。また，逆に壁や天井などに向かった熱が跳ね返るこ

とが輻射のはたらきであるため，熱放散された熱が身体へ当たり，熱を感じる。例えば，炎天下での路面や建物の壁のそばに近づくだけでも熱を感じる場合である。

　伝導は，熱が物体を通して伝わることである。熱の伝わりやすさを示す言葉として，熱伝導度があり，①組織特有の熱伝導性，②組織，特に皮下脂肪の厚さ，③体幹や四肢の表面への血流量によって決まる。

　蒸発とは，不感蒸泄や発汗，気化熱などのことである。体表面に生じた汗が蒸発する時に，熱が奪われ，これを気化熱と言う。蒸発は熱放散の約25％を占めている。日本の伝統的な涼をとる目的で行われる「打ち水」はこの気化熱のはたらきを活用したものである。1 g の水の蒸発によって，0.58kcal の気化熱が奪われる。1 日の不感蒸泄量を計算する

図4-2 ●体温調節

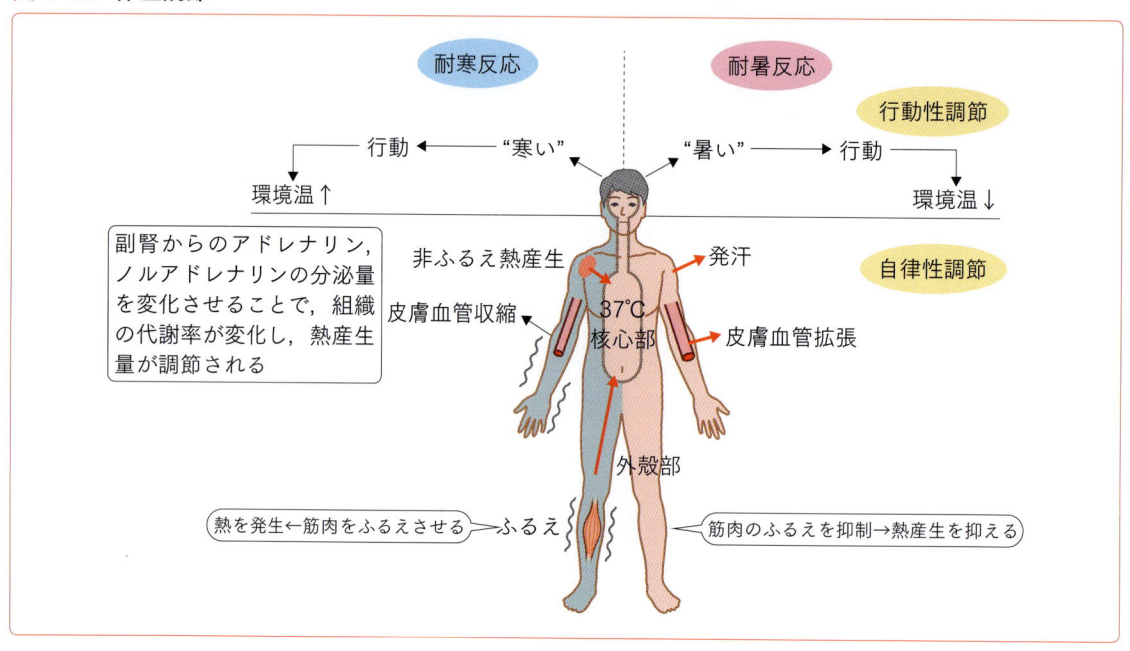

図4-3 ●熱放散

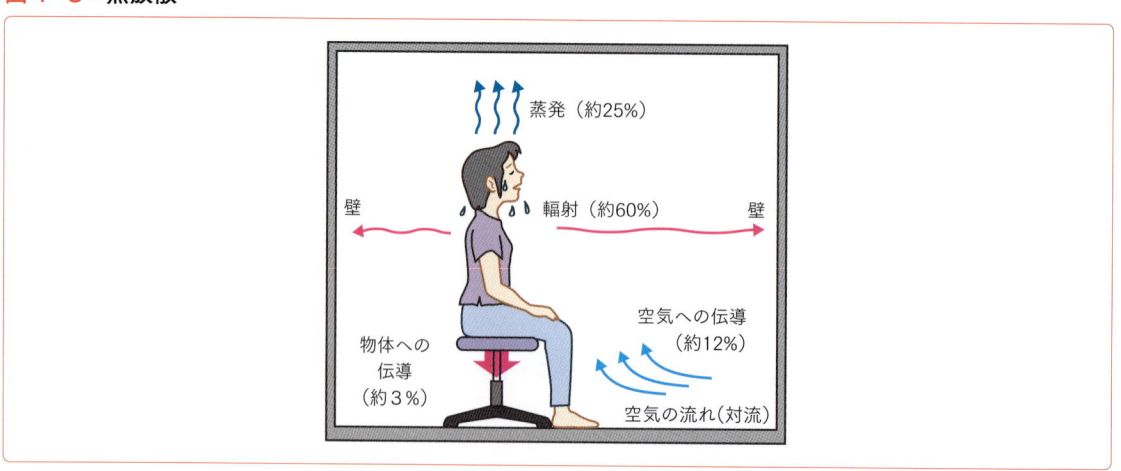

場合，「体重（kg）×15＋200×（体温−36.8℃）」で求めることができる。つまり，体温の変動によって，不感蒸泄量は変化する。一方，身体にとっての必要水分量（mL/日）は体重(kg)×33である。

例えば，体重が60kgで体温が36.7℃の人の場合，1日に必要な水分量は1980mL/日，不感蒸泄量は880mL/日となる。

対流は，空気の流れによって熱が伝わることである。皮膚の上層には境界層があり，その空気の薄い層が熱の放散を防いでいる。対流によってその層が換気されると熱放散が増大する。

③ 体温の生理的変動の因子

体温は生理的変動の因子によってある一定の範囲内で変動する。代表的な因子には①性別，②年齢，③自律神経系によるもの，④内分泌系によるもの，⑤日内周期，⑥活動があげられる（図4−4）。

1 性別

女性の場合は性周期に影響され，排卵後の高温期は平熱の0.6℃ほど高い状態が維持され月経時には平熱に戻る。男性の場合は，特に体温の変化は見られない。

2 年齢

小児においては，体温調節機能が未発達である時期までは，体温は変動しやすい。代謝が活発であることに伴い，新生児の体温は37.5℃前後といわれる。新生児は，皮膚や皮下脂肪が薄いため体表面に伝えやすい。また，成人に比べ体表面積/容積比が約2.8倍であるため熱を失いやすく，環境温の影響を受けやすい。概ね，10歳を経過すると体温調節機能も成人と同じレベルとなって安定し，36℃代の平熱となってくる。

一方，高齢者になると36.0℃前後と低くなる。高齢者は成人と比べ，熱刺激や冷刺激に対する適応が鈍くなる。熱刺激に関しては発汗しにく

図4−4 ●体温の生理的変動

性別	年齢	自律神経系によるもの	内分泌系によるもの	日内周期	活動
女性：性周期の影響を受ける	新生児：環境温の影響を受けやすい 高齢者：熱刺激や冷刺激に対する適応が鈍くなる	交感神経優位：体温上昇 副交感神経優位：体温低下	プロゲステロン：体温上昇 エストロゲン：体温低下 テストステロン：筋肉量増加→体温上昇	2時〜6時：体温低い 13時〜16時：体温高い	運動・食事：体温上昇する リラックス・飢餓状態：体温低下する

く，汗の量も少ない。このため，気化熱による熱放散がしにくくなる。高齢者が熱中症に陥りやすいのは，これらの機序によるものである。また寒冷に対する皮膚血管収縮反応が低く，体熱放散調節が鈍化してくるため，体温は低くなりやすい。また，寒冷刺激に対する循環系や代謝系の応答も十分ではなくなるため，高齢者は低体温になりやすい。

3 自律神経系によるもの

交感神経が優位であると，体温は上昇する。逆に副交感神経が優位であると体温は低下する。

4 内分泌系によるもの

甲状腺機能が亢進することによって，交感神経が優位となり高体温になりやすい。また，女性ホルモンのプロゲステロン（黄体ホルモン）は高温期に多く分泌され，体温上昇に影響を与える。エストロゲン（卵胞ホルモン）は体温を下げるはたらきがあるため，低温期に多く分泌される。一方男性ホルモン（テストステロン）は直接体温上昇には関与しないが，テストステロンが増加することが筋肉量増加を促進し，その結果，代謝が活発になることで体温が上昇する。

5 日内周期

体温は1日中一定ではなく深夜2時から明け方6時が最も低くなり，13時から16時にかけて最も高くなる。ただし，変動は±1℃未満であり，1℃以上の変化がある場合は，何らかの疾患を疑う。

6 活動

運動時や食事摂取，精神的な緊張状態の場合，体温は上昇する。一方，リラックスした状態や飢餓状態では，体温が低下する。活動が代謝に関与するため，体温が上昇している時は代謝も促進されており，体温が低下している時は代謝も低下していることが考えられる。

以上，6つの代表的な生理的変動の因子を提示したが，適切な体温を評価するには，体温に個人差があることを理解したうえで，平常時の体温（平熱）を把握し，測定の時間や部位をできる限り一定条件に合わせる必要がある。

また体温は，年齢問わず環境の影響を受けやすい。体温観察時は，環境温（特に室温）を把握しておく。

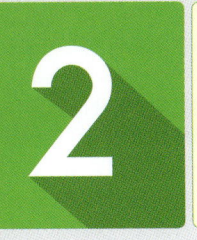

2 体温測定の基本技術

1 体温の分布

　体温は，環境下や身体の部位によって異なり，中枢温（深部体温）である核心温と皮膚表面の温度である外殻温の2つに区分される（図4-5）。体幹の深部体温（核心温）は，肝臓，腎臓，心臓，脳などで産生され，その熱は血液によって体内に運ばれる。約37℃に保たれるように調節されており，環境に左右されない。基本的には大動脈血（心臓から駆出した直後の血液）の温度が体温と考えられているが，直接測定はできない。そのため，通常はより近い温度を示し，かつ，測定しやすい部位の温度，つまり，腋窩，口腔，直腸，鼓膜の体温としている。同じ体温であっても測定部位によって目安となる体温が異なるため，どこで測定した体温であるかを明らかにしなければ，患者の異常の早期発見を

図4-5 ● 核心温と外殻温

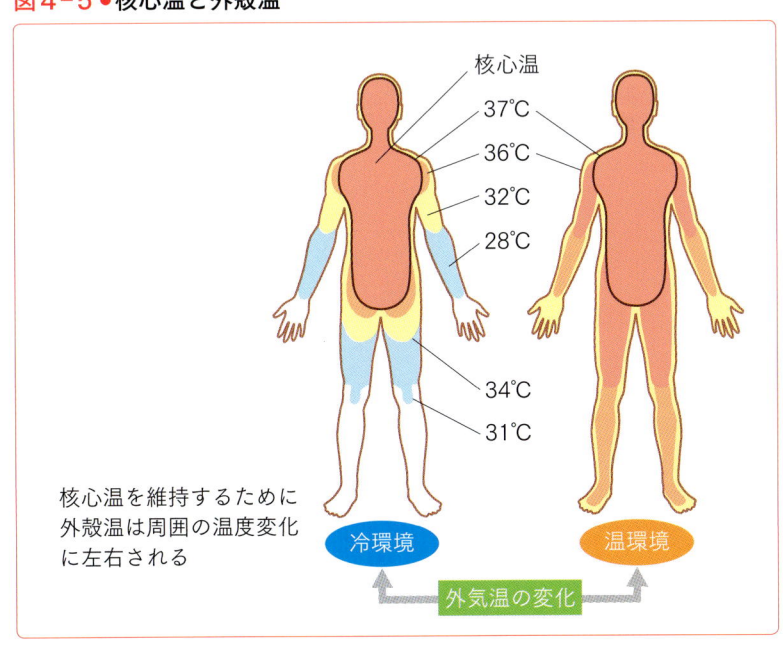

核心温
37℃
36℃
32℃
28℃
34℃
31℃

核心温を維持するために外殻温は周囲の温度変化に左右される

冷環境　温環境

外気温の変化

図4-6 ●部位別体温測定の準備・実施法

測定部位	特徴	器具，測定時間	準備	
腋窩温 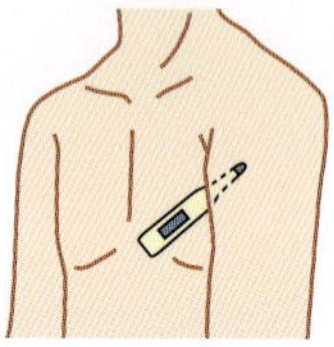	・用いる頻度が高い ・腋窩動脈	電子体温計 実測：10分 予測：数十秒〜2分	・測定する目的と方法を説明する ・測定前30分は安静にする ・脇を閉じて10分程安静にすることを伝える ・必要物品の準備（電子体温計，アルコール綿）	
口腔温 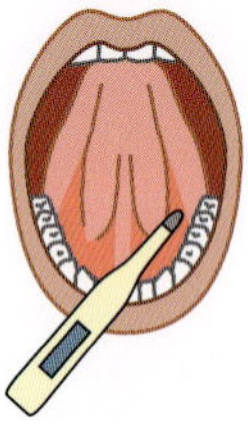	・舌と口腔底で形成される粘膜腔の温度	電子体温計 実測：5分 予測：数十秒〜2分	・測定する目的と方法を説明する ・測定前30分は安静にする ・測定前10分程度は飲食を控える ・必要物品の準備（電子体温計，アルコール綿）	
鼓膜温 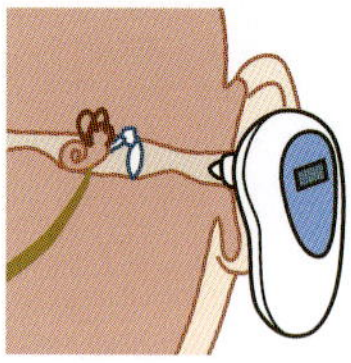	・内頸動脈の温度を反映する ・測定時間が短いため乳幼児に適している	赤外線体温計（耳式体温計） ・数秒	・測定する目的と方法を説明する ・測定前30分は安静にする ・プローブカバーの破損や汚れを確認する。あった場合は，新しいものと取り換える ・必要物品の準備（電子体温計，アルコール綿）	
直腸温 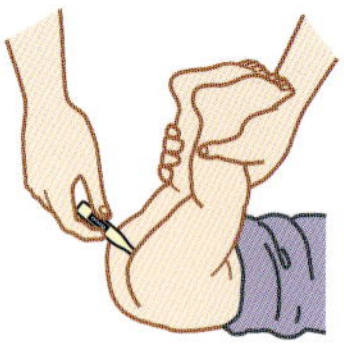	・直腸内の温度で最も体腔温に近い温度 ・乳児，意識のない患者，手術後麻酔覚醒までの持続的検温など	電子体温計（直腸用） 実測：5分 予測：数十秒〜2分	・必要物品を準備する（直腸用体温計，潤滑剤，ガーゼ，手袋，清拭用ティッシュペーパー，アルコール綿，廃棄物入れ）	

実施	留意点
①汗をかいている場合はタオルでふく（おさえふきをする） ②感温部を腋窩の中央（最深部）にあてる ③体温計は下方から45度くらいの角度で挿入する ④感温部が腋窩中央に密着するよう片方の手で上腕部をおさえる ⑤測定終了の電子音が鳴ってから体温計を取り出し，測定値を確認する ⑥測定が終了したことを告げ，必要時測定値を伝える ⑦アルコール綿で消毒し，ケースに収納する ⑧測定結果と観察内容を記録する	・原則，同じ側で測定する ・側臥位では下側の腕が圧迫されているため血行が悪くなっていることが考えられるので，上側の腋窩を用いる ・片麻痺がある場合は健側で測定する ・外傷や手術による創傷がある場合は，健側で測定する
①感温部を舌下中央部へ舌小帯を避け，左右どちらかに挿入する（斜め30〜40度） ②舌下中央部をまたいで挿入すると安定する ③外気の温度変化の影響を受けないように口腔を閉じ，体温計を軽く保持し，強くかまないように伝える ④口をあけず鼻で呼吸してもらう ⑤電子音が鳴ったら取り出す ⑥唾液が手につかないように測定値を確認する ⑦測定が終了したことを告げ，必要時測定値を伝える ⑧アルコール綿で消毒し，ケースに収納する ⑨測定結果と観察内容を記録する	以下の人は禁忌 ・乳幼児 ・口腔・鼻腔内疾患，精神疾患のある患者 ・意識障害，呼吸困難，悪心・嘔吐，咳嗽のある患者
①耳介を斜め後ろに引き，外耳道をまっすぐにする ②耳垢の有無を確認し，耳垢があった場合は取り除く ③体温計のプローブをまっすぐに挿入する（鼓膜の方向にむける） ④耳介を固定したまま測定ボタンを押す ⑤電子音が鳴ったら，測定値を確認する ⑥測定が終了したことを告げ，必要時測定値を伝える ⑦アルコール綿で消毒し，ケースに収納する ⑧測定結果と観察内容を記録する	・冷罨法をしていた場合，測定する耳介周囲の冷えが消失してから測定する ・水泳や入浴後の耳の中が濡れている時は避ける ・中耳炎や外耳道炎などの耳疾患は禁忌である
①手袋を装着する ②体位を整える（仰臥位，側臥位，シムス位） ③下半身を露出させる（おむつのテープをはずす） ④ガーゼに潤滑剤を垂らし，体温計の先端につける ⑤直腸までの長さは成人5〜6cm，乳児2〜3cmであり，それぞれ，6cm，3cm程度塗布する ⑥体温計を挿入する 　乳児の場合，下肢を把持し，体温計を脊柱と平行に肛門から3cmを目安にゆっくり挿入する 　成人の場合，肛門を母指で開き肛門から6cmを目安にゆっくり挿入する ⑦電子音が鳴ったら，体温計を抜き，測定値を確認する ⑧肛門部を清拭する ⑨体温計をアルコール綿で消毒する ⑩手袋を廃棄し，衛生的手洗いを行う ⑪新しい手袋を装着し，おむつや寝衣を整える ⑫測定結果と観察内容を記録する	・乳児の場合，機嫌によって体動が激しい時は，粘膜を傷つけることがあるので，注意する ・直腸に便がある場合は，事前に排出しておくほうが正確に測定できる ・肛門周囲疾患・消化器疾患は禁忌である

見失ってしまう可能性がある。

　血液の温度である体温を測定できる代表的なものとして，大動脈血温，直腸温，視床下部温，口腔温などがある。これらは概念上の温度であり，核心温と呼ばれ，体内の核心部の平均温度と考えることができる。常に正確に測定することは困難であるが，外気温の影響を受けにくい体温であり，生体の状態変化に左右されにくい。外気温が変化しても，概ね37℃を維持できるため，ヒトは恒温動物といわれている。外殻温は，身体の外層部の温度であり，環境温に影響を受け，周囲の温度変化に左右される。

2. 体温測定の方法

　体温の測定には，腋窩温，口腔温，鼓膜温，直腸温を用いる方法がある（図4-6）。測定部位は，それぞれ腋窩，口腔，鼓膜，直腸であり，日本では腋窩での測定が多い。測定値は，高い順から直腸温，口腔温，腋窩温となる。鼓膜温は個人差が大きい。直腸温は腋窩温＋約0.8℃で口腔温は腋窩温＋約0.5℃である。測定に用いる器具は図4-7に示す。

図4-7 ● 体温計の種類

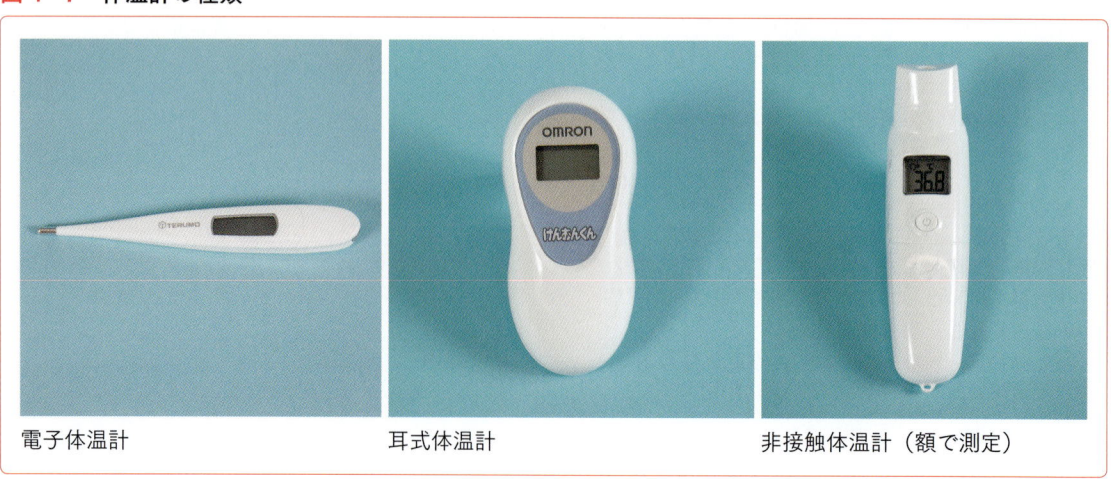

電子体温計　　　　　　　　　　耳式体温計　　　　　　　　　　非接触体温計（額で測定）

3 体温の観察と把握のポイント

1 観察の視点

1 通常の体温の把握

体温は個人差があり，測定値のみで判断するのではなく，普段からの体温を把握し，どの程度が平熱なのかを基準として測定値を判断する。

2 経時的測定

経時的に測定し，体温の変動に注意する。体温の目安は，36.0～36.9℃である。低体温は35.9℃以下，微熱37.0～37.9℃，中等熱38.0～38.9℃，高熱39.0℃以上が体温異常としてあげられる。経時的変化を観察し，発熱の時間帯や持続時間などに注意する。

3 熱型パターンの把握

熱型パターンを把握することで，体温によりどんな疾患に罹患しているかを推測できる。発熱時の特徴的な熱型を図4-8に示す。

4 生理的変動因子の有無の把握

生理的変動因子は129ページを参照。

2 随伴症状の把握

随伴症状は，発熱の程度や体温そのものの重症度を判断したり，原因疾患を推測するうえで重要な手がかりとなる。体温の変化に伴い，以下の症状の有無を経時的に観察する。

・発熱時の悪寒戦慄，顔面紅潮，熱感，口渇，頭痛，関節痛，腹痛，倦怠感
・解熱時の多量の発汗，乏尿，脱水症状，けいれんなど
・低体温時のめまいや眠気，四肢冷感，皮膚蒼白など

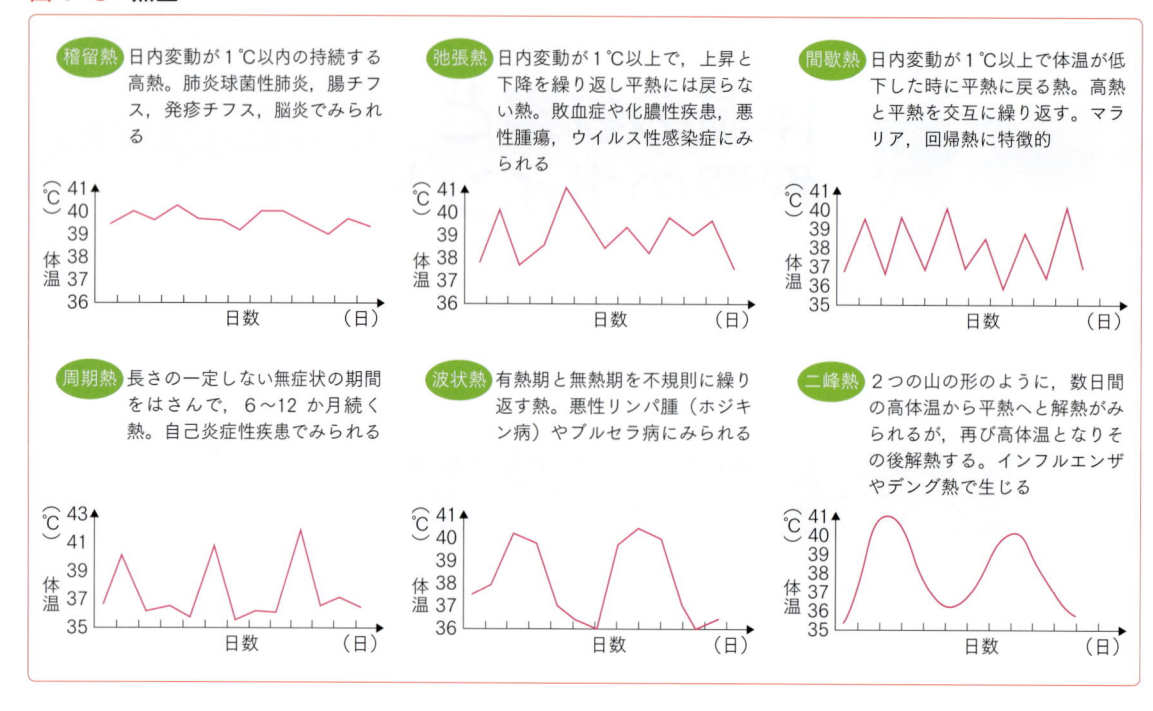

図4-8 ●熱型

稽留熱　日内変動が1℃以内の持続する高熱。肺炎球菌性肺炎，腸チフス，発疹チフス，脳炎でみられる

弛張熱　日内変動が1℃以上で，上昇と下降を繰り返し平熱には戻らない熱。敗血症や化膿性疾患，悪性腫瘍，ウイルス性感染症にみられる

間歇熱　日内変動が1℃以上で体温が低下した時に平熱に戻る熱。高熱と平熱を交互に繰り返す。マラリア，回帰熱に特徴的

周期熱　長さの一定しない無症状の期間をはさんで，6～12か月続く熱。自己炎症性疾患でみられる

波状熱　有熱期と無熱期を不規則に繰り返す熱。悪性リンパ腫（ホジキン病）やブルセラ病にみられる

二峰熱　2つの山の形のように，数日間の高体温から平熱へと解熱がみられるが，再び高体温となりその後解熱する。インフルエンザやデング熱で生じる

① 悪寒戦慄

　発熱物質により，体温調節中枢が刺激されると調節レベルが高値に置き換えられ，実際の体温と調節点との間にズレが生じる。その結果，そのレベルまで体温を引き上げようとするため，体熱の放散抑制と体熱産生の促進が行われる。この時に起こる現象を悪寒戦慄という。

　悪寒戦慄は，体温調節中枢のセットポイントの上昇に伴って体温の上昇期にみられる寒気とふるえである。体温がセットポイントに達するまで持続する（おおよそ10～40分程度）。

② 疼痛

　疼痛は頭痛や関節痛，腹痛などがある。これらが伴う場合は，感染や炎症が予測される。頭痛の場合は，頭蓋内病変による痛みとの鑑別が必要である。頭蓋内病変を疑う場合は，意識レベルや頭部硬直や腱反射などの神経学的所見を観察し，把握する。

③ 脱水症状

　高体温では，脱水症状を随伴しやすく，危険な徴候である。体内では解熱するため熱放散が進行し，筋緊張が減退する。その結果，皮膚血管が拡張し，大量の発汗が生じる。そのため，脱水症状が生じる可能性が高い。口渇の有無，皮膚の緊張度，尿量のチェック（排尿回数と量），活気や脱力感，倦怠感の有無，意識レベル等を観察する。

表4-1●他のバイタルサインとの関連

	高体温	低体温
意識状態	はっきりしない，朦朧状態	
呼吸	浅呼吸となり，回数増加	頻呼吸から，回数減少
脈拍	増加	低下
血圧	上昇	下降

3 他のバイタルサインとの関連

　体温測定を行う目的の1つが，他のバイタルサインの変化やその程度との関連を把握し，症状の程度や疾患の鑑別を推測し，判断することである。

　呼吸，脈拍，体温は相関して増減する（表4-1）。例えば，高体温の場合，体熱を産生するエネルギー代謝には酸素が必要であるため，体内の酸素の消費が増えるとそれだけ呼吸量が増す。また，酸素を組織に運搬するために脈拍は増加する。さらに，体温上昇によって呼吸回数は増加し，熱放散を高めて不感蒸泄も高めようとする。低体温の場合，はじめは頻呼吸であるが，中枢神経系に影響を受け徐々に回数が減り，徐呼吸から呼吸停止に陥ることもある。血圧は低体温の時には収縮期，拡張期ともに下降する。

　高体温時は一般的に脳細胞の代謝が賦活化され，酸素の需要が高まる。しかし，循環障害があり，供給が相対的に不足する場合は，脳細胞は酸素不足となり，意識レベルの低下をきたす。低体温で意識障害を示すのは，低血糖や睡眠薬中毒などである。

　意識レベルの低下はいずれも重篤な症状であり，注意深い観察が必要である。異常言動，異常行動，せん妄の有無を観察する。高熱を伴う意識障害がある場合，脳出血，脳炎などの中枢神経疾患を疑う。

4 臨床にいかす体温の異常への対応

1. 低体温（症）

1 低体温症とは

　低体温とは，深部温（核心温）が35℃未満の場合をいう。低体温症には，事故や不慮の事態による偶発性低体温症（accidental hypothermia）と，心臓や脳の手術等で実施される誘発性低体温症の2種類がある。

　偶発性低体温症の原因は，環境要因と生体要因に大別される。環境要因では，寒冷の中での薄着や濡れている衣服の着用，低環境温などの寒冷環境や熱喪失状態などがあげられる。生体要因では，薬剤（麻酔剤，トランキライザー等）やアルコール多量摂取，神経疾患等の中枢性調節障害，老化や栄養障害等，体温調節能の低下，熱産生の低下などである（図4-9）。具体的には以下の原因があげられる。

・山岳遭難，水難事故
・泥酔，薬物中毒
・脳血管障害（脳梗塞，脳出血等），頭部外傷

図4-9 ● 低体温の病態

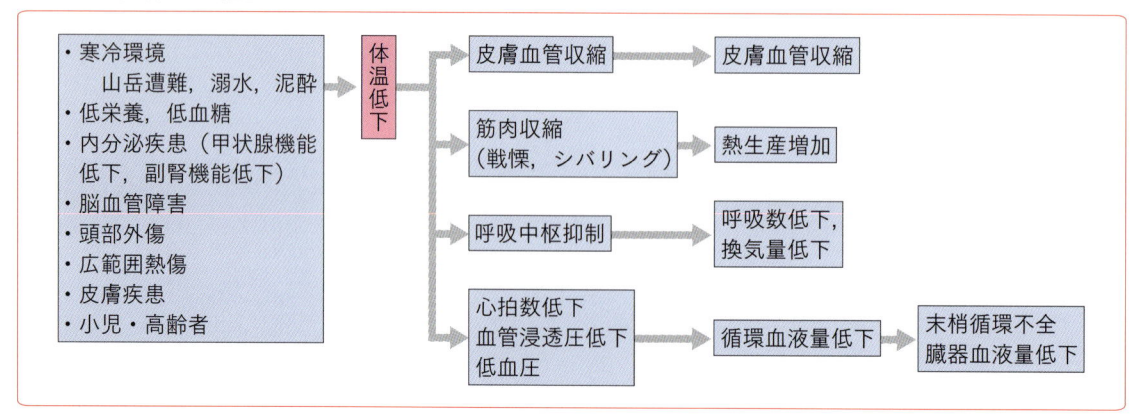

表4-2 ●低体温の分類

体温	戦慄	意識	心拍数 （脈拍数）	呼吸
35～32℃	あり	正常/無関心, 傾眠傾向	正常	正常/頻呼吸
32～28℃	低下/消失	混迷/半昏睡	低下, 洞性除脈, 不整脈, 心房細動	減少
28℃以下	消失/筋硬直	昏睡	致死的不整脈, 心室細動	減少/呼吸停止

・高齢者，小児，路上生活者
・低血糖，低栄養
・内分泌疾患（甲状腺・副腎・下垂体などの機能低下）
・広範囲熱傷，皮膚疾患

2) 低体温の分類

低体温の分類と生理学的な変化を表4-2に示す。

2. 高体温

熱産生が熱放散を上回り，体温調節中枢の調節範囲を超えて，体温が平熱以上になっている状態である（図4-10）。高体温は，うつ熱と発熱に区別される。

1) うつ熱

うつ熱とは，輻射や伝導，対流により環境から受ける熱が異常に高くなったり，激しい運動で熱放散の仕組みを最大限利活用しても，体温が上昇している状態のことをいう。強い太陽光線のもとでの作業や激しい運動，溶鉱炉のような高温環境の作業では，うつ熱に陥りやすい。このような作業を行っている場合でも，体温調節中枢は正常にはたらいており，発汗や皮膚での毛細血管の拡張は最大限に行われている。しかし，長時間の高温環境下での作業や激しい運動により，体内の熱放散が限界をきたし，体温調節機構が障害され，体内に熱が蓄積される。発汗が行われなくなり皮膚は乾燥し，けいれんや意識障害など，重篤なうつ熱状態となる。このような場合を熱中症・熱射病という（141～142ページ参照）。

2) 発熱

発熱は感染症またはその他の疾患で最も一般的にあらわれる症状の1つである。その温度や熱型によって，どんな疾患に罹患しているかを推測できる。発熱の仕組みには，外因性発熱物質と内因性発熱物質が関与している。

発熱による機能

ウイルス・細菌などが生体に侵入した場合，なぜ発熱するのか。発熱により生体への有利な機能として，病原菌の増殖抑制，白血球の機能や免疫機能の促進（免疫反応が速くなる）などがあげられる。

図4-10●高体温の病態

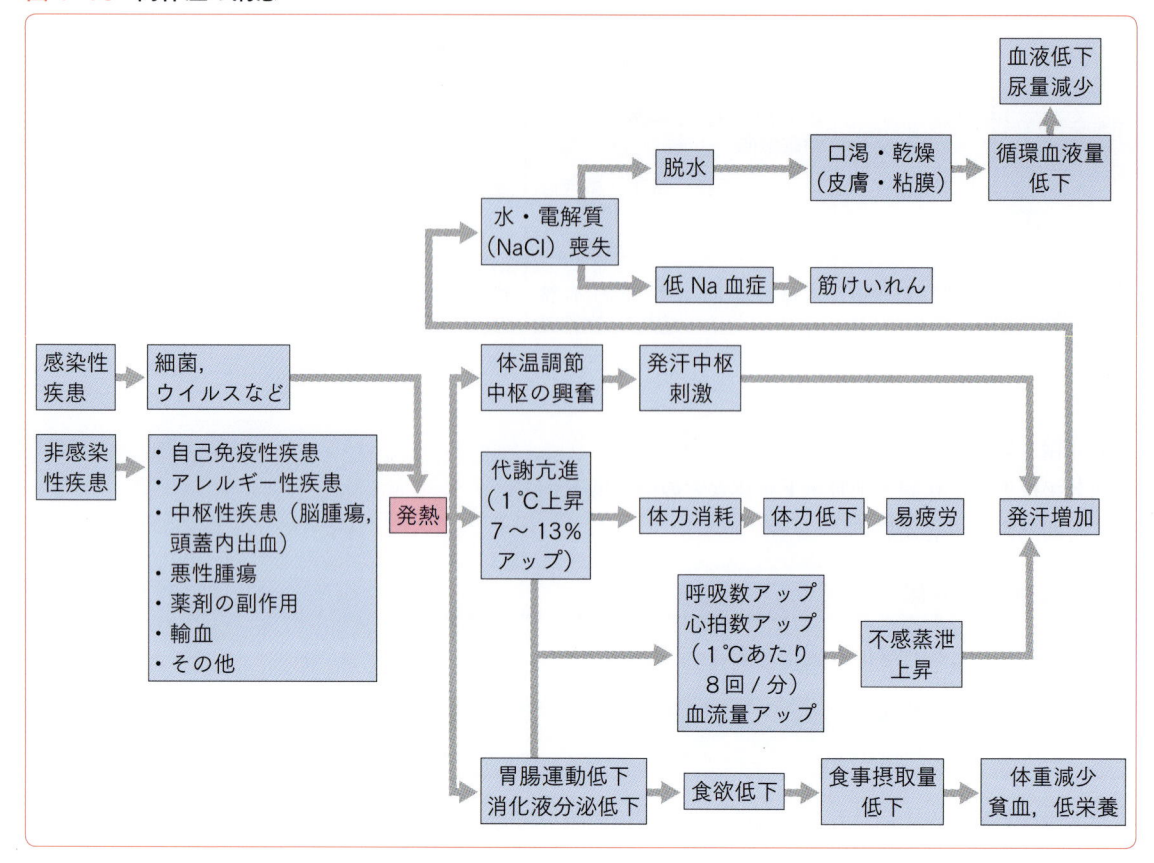

外因性発熱物質は，生体外に存在する細菌そのものや細菌類の毒素，ウイルスなどである。これらは，生体内に入ることで，内因性発熱物質を誘導することによってセットポイントの上昇をきたし，発熱を引き起こす。

内因性発熱物質とは，外因性発熱物質が生体に流入すると単球やマクロファージなどの白血球免疫活性食細胞が働き，産生される物質である。血流にのり脳内に運ばれメディエイター（仲介者）として体温調節中枢に働き，発熱を引き起こす（図4-11）。

3) 冷罨法

罨法とは，全身または身体の一部を冷やしたり（寒冷刺激），温めたりする（温熱刺激）ことであり，冷罨法と温罨法の2つに分けられる。発熱の場合の罨法は，段階に応じた使い分けが必要となる。体温上昇期である発熱期には，熱発散を防ぐ目的で温罨法，発熱物質により変更された温度（セットポイント）まで上昇した極期，解熱時には安楽や爽快感を得る目的で冷罨法を用いる。

発熱時の冷罨法による作用と効果は，体表面からの寒冷刺激により血液が冷やされ，熱感の軽減につながる。うつ熱の場合は，冷罨法により解熱をはかる。うつ熱は，セットポイントの上昇はなく，熱放散が限界

図4-11●発熱の仕組み

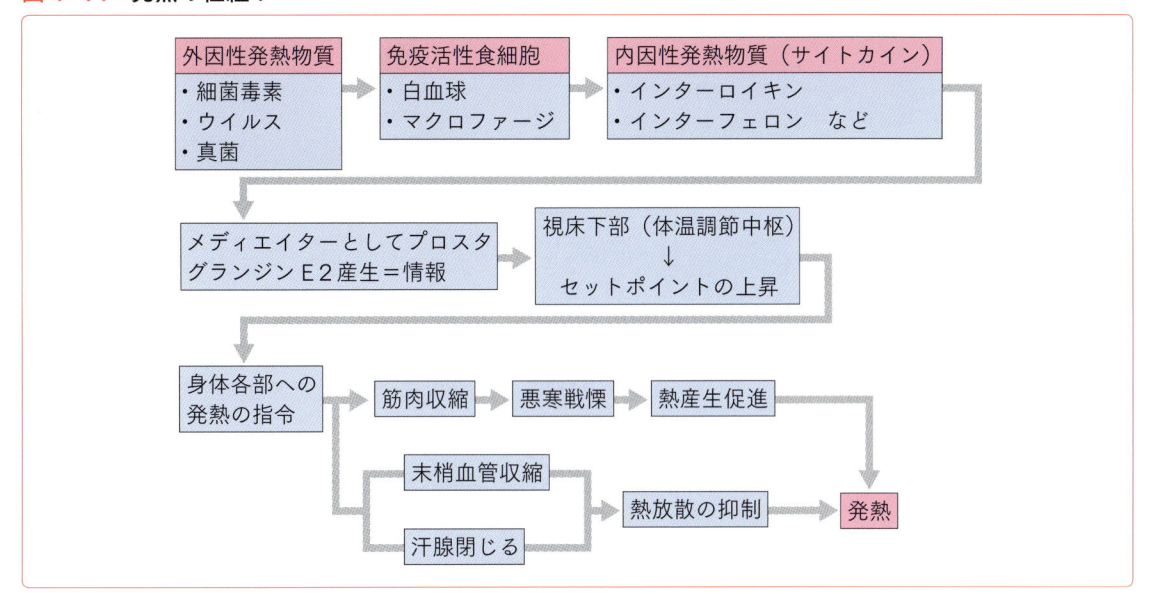

をこえ，体内に熱が蓄積されているため，解熱剤の効果はない。迅速に冷却し，体温の下降を促す必要がある。

効果的な冷罨法の部位は，太い動脈が体表面を走行している部位である（図4-12）。動脈の触知を観察できるような総頸動脈，腋窩動脈，橈骨動脈，鼠径動脈，足背動脈等があるが，ADLや体温測定に支障が出ないような部位での冷罨法が望ましい。臥床している際には腋窩動脈や鼠径動脈を選択すると効果的である。

3 熱中症

日本救急医学会の「熱中症診療ガイドライン2015」によると，熱中症の定義は，「暑熱曝露あるいは身体運動による体熱産生の増加を契機として高体温を伴った全身の諸症状（heat illness あるいは heat disorders）が引き起こされる。この暑熱による障害は従来，主に症状から分類され 熱失神（heat syncope），熱痙攣（heat cramps），熱疲労（heat exhaustion），熱射病（heat stroke）などとして表現されてきた。本ガイドラインでは，これらの諸症状・病態を一連のスペクトラムとして『熱中症』として総称する」[1]と記載されている。

熱中症対策として，知っておくべき言葉として「暑さ指数（WBGT：Wet Bulb Globe Temperature)」がある。単位は気温と同じ摂氏度（℃）で示され，その値は気温とは異なる。暑さ指数（WBGT）は人体と外気との熱のやりとり（熱収支）に着目した指標であり，人体の熱収支に与える影響の大きい①湿度，②日射・輻射など周辺の熱環境，③気温の3つを取り入れた指標である（表4-3）。

室内では，扇風機やエアコンで温度や湿度を調節し，遮光カーテン，

冷却シート

近年「冷却シート」と呼ばれる，高含水性基剤を使用したシートが販売されている。シートに含まれる水分が熱を取り込みながら蒸発させる機序で，気化熱を利用した商品である。シートに含まれる水分量によって冷却効果が異なる（概ね8時間程度）。大人用・子ども用・赤ちゃん用など対象者にあわせた大きさや，誤食した際に苦みを感じる商品（赤ちゃん用のみ）など工夫されている。しかし前額部に冷却シートを貼付することは，一過性の冷却によって，心地よさを得られるが，解熱効果は期待できない。前額部には血液を冷やせるような太く大きな動脈は走行していないからである。解熱を目的とするのであれば，動脈付近に貼付するのが望ましい。

暑さ指数

熱中症を予防することを目的として1954年にアメリカで提案された指標。

図4-12●冷やす部位

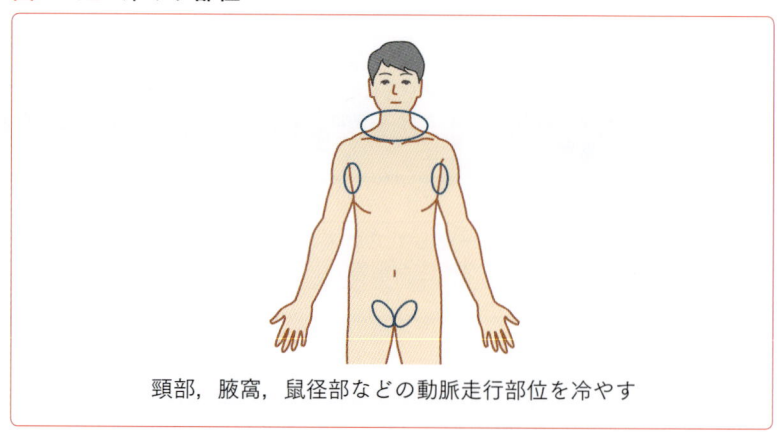

頸部，腋窩，鼠径部などの動脈走行部位を冷やす

表4-3●日常生活における熱中症予防指針

温度基準 WBGT	注意すべき 生活活動の目安	注意事項
危険 31℃以上	すべての生活活動でおこる危険性	高齢者においては安静状態でも発生する危険性が大きい。外出はなるべく避け，涼しい室内に移動する
厳重警戒 28〜31℃		外出時は炎天下を避け，室内では室温の上昇に注意する
警戒 25〜28℃	中等度以上の生活活動でおこる危険性	運動や激しい作業をする際は定期的に充分に休息を取り入れる
注意 25℃未満	強い生活活動でおこる危険性	一般に危険性は少ないが激しい運動や重労働時には発生する危険性がある

（日本生気象学会：日常生活における熱中症予防指針 Ver.3 http://seikishou.jp/pdf/news/shishin.pdf（2019年6月アクセス））

すだれを利用する環境を整えるなど。室温をこまめに確認し，WBGT値も参考にするとよい。

　外出時には，日傘や帽子の着用，日陰の利用，こまめな休憩，天気の良い日は，日中の外出をできるだけ控えることも，熱中症の予防となる。身体の蓄熱を避けるためには，通気性のよい，吸湿性・速乾性のある衣服を着用することや，保冷剤，氷，冷たいタオルなどで，身体を冷やすことも重要である。場合によっては死に至ることも免れないため，十分な知識や対策ができるような行動をとることが求められる（図4-13）。

4. 術後の低体温・高体温

1 術後の低体温の原因

　手術室内では，患者は露出が多い状況下におかれる。また手術中はエネルギー消費をできる限り減らすため，麻酔科医がモニターを確認しな

図4-13 ● 日本救急医学会熱中症分類2015

	症状	重症度	治療	臨床症状からの分類
Ⅰ度（応急処置と見守り）	めまい，立ちくらみ，生あくび 大量の発汗 筋肉痛，筋肉の硬直（こむら返り） 意識障害を認めない（JCS = 0）		通常は現場で対応可能 →冷所での安静，体表冷却，経口的に水分とNaの補給	熱けいれん 熱失神
Ⅱ度（医療機関へ）	頭痛，嘔吐， 倦怠感，虚脱感， 集中力や判断力の低下 （JCS ≦ 1）		医療機関での診察が必要→体温管理，安静，十分な水分とNaの補給（経口摂取が困難なときには点滴にて）	熱疲労
Ⅲ度（入院加療）	下記の3つのうちいずれかを含む （C）中枢神経症状（意識障害 JCS ≧ 2，小脳症状，痙攣発作） （H/K）肝・腎機能障害（入院経過観察，入院加療が必要な程度の肝または腎障害）		入院加療（場合により集中治療）が必要 →体温管理 （体表冷却に加え体内冷却，血管内冷却などを追加） 呼吸，循環管理 DIC治療	熱射病
	（D）血液凝固異常（急性期DIC診断基準（日本救急医学会）にてDICと診断）→Ⅲ度の中でも重症型			

Ⅰ度の症状が徐々に改善している場合のみ，現場の応急処置と見守りでOK

Ⅱ度の症状が出現したり，Ⅰ度に改善が見られない場合，すぐ病院へ搬送する（周囲の人が判断）

Ⅲ度か否かは救急隊員や，病院到着後の診察・検査により診断される

（日本救急医学会：熱中症診療ガイドライン2015　http://www.jaam.jp/html/info/2015/pdf/info-20150413.pdf （2019年6月アクセス））

がら，体温のコントロールを実施する。術後ベッドの準備では温罨法や電気毛布などを用い，暖かい環境をつくることが求められる。

　しかし，末梢循環不全や麻痺がある患者には，麻酔から十分覚醒したことを確認しなければ，低温熱傷のリスクが高まるため，温度調節に注意が必要である。

② 術後の高体温の原因

　手術中，体温低下に傾く環境下にあった患者が，術後2～7日間程度は手術侵襲により生体内の代謝が高まり，37℃程度の体温上昇がみられる。これらは侵襲熱や吸収熱といわれるものである。術後7日経過して体温上昇が持続する場合，創部の感染や炎症，縫合不全によるものと考えらえる。他に，薬物により引き起こされるミオパシー（筋障害）で，体温の急速な上昇を特徴とする悪性高体温があり，術中の麻酔で用いた薬剤の誘発物質が原因で高体温が生じることがある。骨格筋の硬直やけいれんが起こり，熱産生が増加することで高体温に至る。経時的に体温測定，熱型に注意する。

5 代表的な事例：熱中症

1. 事例紹介

　Dさん，20代歳の男性。趣味はフットサルでチームに所属している。地域のフットサル大会の2試合に出場していた。

　大会当日は梅雨明けの快晴で，気温34℃，湿度65％（午前9時）。試合は屋外開催で，休憩時に使用できるよう仮設テントが設置されていたが，試合の戦略を練るため他チームの試合を観戦しており，午前中は屋外で過ごしていた。1試合目（前半後半の40分）にフル出場し，インターバル（15分）ではペットボトルの水を2口程度（100mL）補給する。

　1試合目終了後の昼食時（12時頃），食欲がなくゼリー飲料1個（200mL）を摂取する。昼頃より頭痛があったが，多忙な仕事や睡眠不足，夏バテによるものと自己判断する。また，「今日の試合は気分転換になり，出場できてうれしい。水分補給は大事だと思ったが，準備不足でペットボトル1本しか持ってきていない。少しずつ飲んで，1日をこの1本で過ごそうと思う。そういえば，朝からトイレにいっていないが，大丈夫かな。仕事の疲れや睡眠不足，頭痛があるが，好きなフットサルをやっているから運動すれば治ると思う」などと，チームメイトに話しており，試合に出場していたにもかかわらず十分な水分補給はできていなかった。

　2試合目の試合開始5分（13時30分頃）経過した頃，突然倒れる。意識レベルⅡ-10（JCS），顔色は紅潮し体熱感があり，体温38.0℃（腋窩），大量の汗でユニフォームは湿っていた。

2. 観察のポイント

　熱中症は，炎天下や高温の室内（暑熱曝露）での，長時間の激しい身体運動や労働などにより，熱放散がうまくいかず限界を超え，体内に熱が蓄積することにより生じる。うつ熱ともいわれる。

1 初期症状

熱中症の代表的な初期症状は，めまいや立ちくらみ，顔のほてり，倦怠感，一時的な失神（熱失神）などがある。

2 随伴症状

その他の症状では，大量の汗，のどの渇き，頭重感・頭痛，悪心・嘔吐，倦怠感，体温が高い，皮膚が赤い，筋肉の硬直（足がつる），筋肉痛，力が入りにくい・まっすぐ歩けない，呼びかけに反応しない，問いかけへの返答がおかしい，などがある。

3 重症化の徴候

重症化すると意識障害や多臓器不全をきたす場合があるので，熱中症では，暑熱環境下での作業や運動，生活では，初期症状の出現に注意するとともに，全身状態を注意深く観察し，異常の早期発見と早期対処により重症化を防ぐことが重要である。

3. アセスメント

1 暑熱環境への曝露と水分摂取

Dさんは，試合前は睡眠不足であったが体調不良はなかった。水分摂取量は100mL，食事はゼリー飲料200mLであった。排泄回数は午前中1回のみ。意識消失時は顔色は紅潮し，体温は38.6℃で大量の発汗がみられている。環境については午前9時の時点で気温34℃，湿度65％であり，午前中は屋外で過ごしている。

Dさんの症状とおかれた環境下から，暑熱曝露と身体運動による体熱産生の増加による高体温を伴った熱失神が生じているため，熱中症と考えられる。その原因として極度の水分摂取不足と4時間にわたり炎天下の屋外で過ごしていたことがあげられる。

2 体温の調節機能

ヒトは不感蒸泄で体温を調節している。これは，不感蒸泄や発汗により体表面に生じる気化熱を利用して，体温上昇を防ぐためである。不感蒸泄の一役を担い，また汗をつくる材料として水分補給が不可欠である。しかし，Dさんの水分補給は，午前中の体内に水分として摂り入れたのは合計300mLのみであり，極めて少ない。そのため，不感蒸泄による熱放散の機能が十分果たせない状態であり，体温を下げることができなくなっていた。

また，熱中症の症状である，頭痛や大量の発汗も出現していたにもかかわらず，放置したことにより，熱中症の発症に至ったと考えられる。

4 対処方法

1 体温を下げる

　まず体温を下げることを念頭におく。その方法は，涼しいところへの移動や衣服を緩めることで，高温環境から脱却することである。また，水分および失われた塩分の補給を行うことで，体内の出納バランスおよび電解質バランスを整える必要がある。

　日本救急医学会の「熱中症診療ガイドライン2015」では，熱中症発生の頻度は性別では男性に多く，年齢・発生状況別にみると若年男性はスポーツによるものが多いとしている[1]。

　この事例では，「天気は快晴で，気温34℃，湿度65％（午前9時）」であったため，「日常生活における熱中症予防指針」（142ページ 表4-3）において，温度基準は「危険」であり，すべての生活活動で熱中症が起こる危険性があるという状況であった。また，外出をなるべく避け，涼しい室内への移動が推奨されている。

2 こまめな水分補給

　屋外にいる必要がある場合，衣服の調節や，電解質バランスが整っている補水液をこまめに摂取すること，また，できるだけ涼しい環境下で過ごすことが求められる。また，体温調節を行うために，エネルギーを消耗し，さらに運動などの過度な活動も行われていることからも，摂取エネルギーを十分確保しておくことが必要である。

［引用・参考文献］
1）日本救急医学会：熱中症診療ガイドライン2015.
　http://www.jaam.JP/html/info/2015/pdf/info-20150413.pdf（2018年3月アクセス）
2）工藤由紀子：看護における複数クーリングの現状と課題．日本看護研究学会雑誌 34（2）：143-149，2011.
3）中山昭雄，入來正躬編：新生理科学体系　第22巻　エネルギー代謝・体温調節の生理学．医学書院，1987.
4）入來正躬：体温生理学テキスト―わかりやすい体温のおはなし．文光堂，2003.
5）貴邑冨久子，根来英雄：シンプル生理学　改訂第7版．南江堂，2016.
6）経済産業省：水銀に関する水俣条約について．
　http://www.meti.go.jp/committee/sankoushin/seizou/kagaku/pdf/001_02_04.pdf（2018年3月アクセス）
7）高崎智彦：デング熱とは．国立感染症研究所ホームページ，2014.
　http://www.nih.go.jp/niid/ja/kansennohanashi/238-dengue-info.html（2018年3月アクセス）
8）尾野敏明：看護技術のポイント Q&A．ナーシング・キャンバス 2（9）：20-21，2014.
9）兵庫県立健康生活科学研究所生活科学総合センター：低温やけど．国民生活センター40：19-20，2015.

http://www.kokusen.go.jp/wko/pdf/wko-201511_07.pdf （2018年3月アクセ
ス）

10）日本救急医学会：Heatstroke STUDY2012 最終報告

11）医療情報科学研究所編：フィジカルアセスメントがみえる．メディックメディ
ア，2015.

第5章　意識状態の把握と看護

1	意識障害に関する基礎知識
2	意識状態の把握の基本技術
3	意識状態の観察のポイント
4	臨床にいかす意識状態の異常への対応
5	代表的な事例：脳梗塞

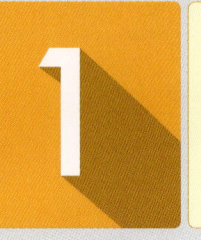

意識障害に関する基礎知識

1 意識とは

1 臨床でのとらえ方

　意識とは何かについての説明は，哲学や心理学の内容も含まれることから，とても難しい概念である。そのため，医療の現場では「意識が正常であると，人はどのような反応を示すか」「意識に異常があると，人はどのような反応を示すか」という見方をしている。

　意識が正常の状態を，意識清明と呼んでいる。意識清明の状態とは，はっきりと眼を開けていて，会話の内容に混乱がなく，目的にむかって行動できることである。一方，眼を開けることが困難，痛み刺激に反応できない状態にあることを，深昏睡という。深昏睡は，緊急に処置をしなければならない状態である。

2 意識障害がもつ意味

　意識の中枢は，大脳皮質全般や脳幹網様体，視床下部などと言われている。意識障害は，大脳全体の機能低下や，生命維持中枢の機能低下が生じていることを意味している。

　大脳皮質が全体的に障害されると，遷延性意識障害の状態に陥る。網様体や視床下部の周辺の障害は，間脳，脳幹（中脳・橋・延髄）など生命維持中枢の機能低下・不全を意味しており，意識障害は生命の危機を知る徴候の１つである。

　また神経細胞は障害を受けると，短時間で不可逆的となってしまうので，ただちに必要な措置を行うことが求められている。

2 意識状態を調節するしくみ

　脳幹にある上行性網様体賦活系は，覚醒状態を維持する重要なはたらきがある（図5-1）。網様体は，中脳から延髄まで広範囲に存在してい

■遷延性意識障害

重度の昏睡状態を指す症状である。植物状態ともいわれる。脳損傷を受けた後で以下の６項を満たすような状態に陥り，ほとんど改善がみられないまま，満３か月以上経過したものをいう（日本脳神経外科学会，1976）。
①自力移動不可能
②自力摂食不可能
③糞尿失禁状態にある
④たとえ声は出しても意味のある発語は不可能
⑤‘目を開け'‘手を握れ'などの簡単な命令にはかろうじて応じることもあるが，それ以上の意思の疎通は不可能
⑥眼球はかろうじて物を追っても認識はできない

図5-1 ● 上行性網様体賦活系

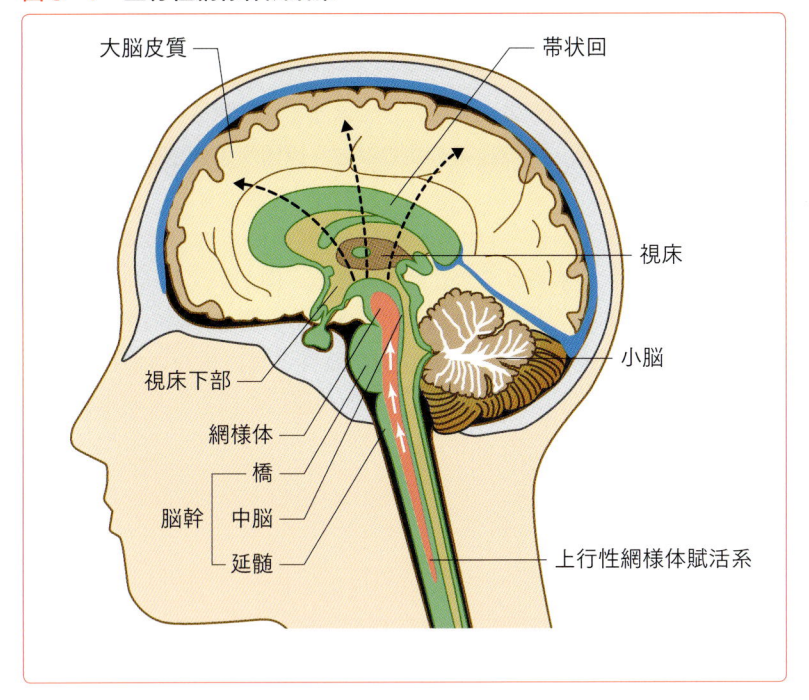

る。聴覚や視覚刺激，触覚刺激など，身体の各部から集められた情報を身体性感覚野に送る脊髄視床路の一部と連絡する。その後，視床を経由して大脳皮質に伝えることにより，大脳皮質を刺激して覚醒状態を維持している。

3. 意識障害の程度

　覚醒と認知機能の両方が正常である状態を「意識清明」，どちらか一方もしくは両方が障害された状態を「意識障害」と呼ぶ。一般的に，意識障害は傾眠，昏迷，半昏睡，昏睡に分かれる（表5-1）。

表5-1 ● 意識障害の程度

意識清明		・覚醒した状態，こちらの質問に反応できる
意識障害	傾眠	・軽度の意識障害。すぐにうとうとするが，軽い刺激で覚醒する ・簡単な質問には答えることができる
	昏迷	・身体を動かすなどの中等度の刺激や大きな音，光に対して反応がみられるが，すぐに意識がなくなる ・質問には返答困難
	半昏睡	・ほとんど睡眠状態。強い刺激に対して回避するような反応がある
	昏睡	・自動運動はみられない。強い刺激に対して反射的な反応がある

4 意識障害の原因

　意識障害の原因は，頭蓋内疾患だけではなく，代謝性疾患など頭蓋外の疾患や，呼吸器系・循環器系の疾患など，原因疾患はさまざまである（表5-2）。

　「AIUEO TIPS（アイウエオチップス）」（表5-3）で覚えると，意識障害の原因を考え，判断する際に活用できる。例えば，入院中の患者が転倒して頭部を打った後に，意識障害をきたした場合，脳内出血を疑いやすいが，「転倒後の意識障害＝脳内出血」と思い込むのではなく，AIUEO TIPS を活用して，意識障害の他の原因を探ることが重要である。

表5-2 ● 意識障害の原因

	頭蓋内	頭蓋外	呼吸器系・循環器系
疾患等	脳血管障害 　一過性脳虚血発作（TIA） 　脳出血 　脳梗塞 　くも膜下出血（SAH） 頭部外傷 　硬膜外血腫 　硬膜下血腫 　脳挫創 脳腫瘍 水頭症 脳ヘルニア 脳炎・髄膜炎などの感染症 てんかん発作	代謝異常 　高血糖・低血糖 　糖尿病性昏睡 　尿毒症性昏睡 　肝性昏睡（肝性脳症） 内分泌疾患 　クリーゼ（アジソン病 　バセドウ病） 中毒 　薬物 　アルコール	ショック 不整脈 　アダム・ストークス発作 　心房細動 　心室細動 低酸素状態・呼吸障害 　窒息 　一酸化中毒 　CO_2 ナルコーシス
			精神疾患
			ヒステリー 統合失調症

表5-3 ● AIUEO TIPS（アイウエオチップス）

A	Alcoholism	急性アルコール中毒	T	Trauma	外傷
I	Insulin	低血糖・高血糖		Temperature	低体温・高体温
U	Uremia	尿毒症	I	Infection	感染症
E	Encephalopathy	脳症	P	Psychiatry	精神疾患
	Endocrinopathy	内分泌障害		Porphiria	ポルフィリン症
	Electrolytes	電解質異常	S	Seizure	痙攣
O	Overdose	薬物中毒		Shock	ショック
	Oxygen	低酸素		Stroke	脳卒中

2 意識状態の把握の基本技術

1. 意識状態の判断

1 意識レベルの評価方法

1 ジャパン・コーマ・スケール：Japan Coma Scale（JCS）

　JCS は意識状態の評価を 2 段階で行うものである。おもに日本で使用されている分類法で，3-3-9 度方式とも呼ばれている（表5-4）。

　JCS では，覚醒の状況によって大きく 3 通りに分けて判定する。刺激がなくても覚醒していれば I 桁，刺激を与えて覚醒すれば II 桁，刺激しても覚醒しなければ III 桁とする。第 2 段階でそれぞれをさらに 3 通りに分け，1 〜 3，10〜30，100〜300 として表現する。意識清明は 0 とする。

2 グラスゴー・コーマ・スケール：Glasgow Coma Scale（GCS）

　GCS は，開眼状況・言語反応・運動反応の 3 つを点数化し，合計す

表5-4 ● ジャパン・コーマ・スケール（JCS：3-3-9度方式）

I．刺激しなくても覚醒している状態（1桁の数字で表現）	
1　だいたい意識清明だが，いまひとつはっきりしない	（1）
2　見当識障害がある	（2）
3　自分の名前，生年月日が言えない	（3）
II．刺激すると覚醒し，刺激をやめると眠り込む状態（2桁の数字で表現）	
1　ふつうの呼びかけで開眼する	（10）
2　大きな声，または身体を揺さぶることにより開眼する	（20）
3　痛み刺激を加え，呼びかけを繰り返すと，かろうじて開眼する	（30）
III．刺激しても覚醒しない状態（3桁の数字で表現）	
1　痛み刺激に対し，払いのけるような動作をする	（100）
2　痛み刺激で少し手足を動かしたり，顔をしかめたりする	（200）
3　痛み刺激に対し全く反応しない	（300）

表5-5 ● グラスゴー・コーマ・スケール（GCS）

観察項目	反応	点数
開眼（E） （eye opening）	自発的に開眼する	4
	呼びかけにより開眼する	3
	痛み刺激により開眼する	2
	全く開眼しない	1
言語反応（V） （verbal response）	見当識あり	5
	混乱した会話	4
	混乱した言葉	3
	理解不明の音声	2
	全くなし	1
運動反応（M） （motor response）	命令に従う	6
	疼痛部を認識する	5
	痛みに対して逃避する	4
	異常屈曲	3
	伸展する	2
	全くなし	1

※3つの項目のスコアの合計を求め，重症度の評価尺度とする。
最も重症…3点，最も軽症…15点

る方法である（表5-5）。どの項目も問題なければ15点の満点となる。重篤な意識障害は3点となる。

　具体的な記載方法は，E（開眼状況），V（言語反応），M（運動反応）がそれぞれ何点かを評価する（例：E3V3M4で10点）。

　意識レベルの観察を経時的に行っていく場合は，JCSとGCSの両方を記載し，また麻痺の状態等も記載して，統合してアセスメントしていくことが大切である。

② 意識レベルの確認方法（図5-2）

①通常の声のトーンで声をかける。
▶「わかりますか？　大丈夫ですか？」
②反応がない場合は，耳元で肩をたたきながら声をかけ，開眼を促す。肩を揺することは，脳の損傷につながるので行わない。
▶「目を開けてください」
③②で反応がない場合は，痛み刺激を加えながら呼びかけ，開眼があるか，払いのける動作があるかを確認する。
　痛み刺激は，患者の胸部や爪の根本を押して確認することが多いが，繰り返し行うことで，内出血のリスクがある。疾患や病態，年齢，栄養状態などにより皮膚の脆弱性や出血傾向がある場合などは注意する。また，倫理的な側面を考慮して必要最小限に行う。

<aside>
閉じ込め症候群（locked-in syndrome：LIS）

脳血管障害などにより，両側の錐体路が障害されると，顔，のど，首，手，身体，足に上位運動ニューロン障害の症状が出る。両側の手足すべてが麻痺する症状が四肢麻痺である。錐体路が完全に障害されていると，眼球運動と瞬き以外の運動ができない状態となる。意識は清明であるが，言葉や表情での意思表示ができず，「鍵をかけられた」ようになるため，閉じ込め症候群となる。
</aside>

図5-2 ● 意識レベルの確認方法

①普通に話しかける

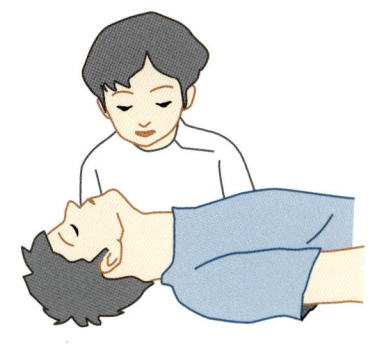

②耳元で話しかけ，肩をたたく

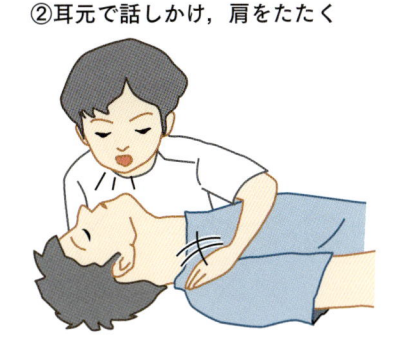

③痛み刺激を加える

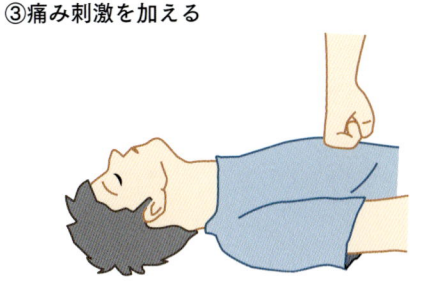

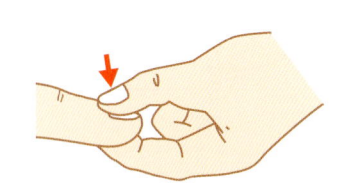

a. 胸骨部を手拳で圧迫する　　　　　b. 爪を圧迫する

④手を握る・開く，四肢のいずれかを動かすように促し，指示動作が可能かどうかを確認する。
▶「手を握ってください，開いてください」「手を挙げてください」
⑤刺激により覚醒を促し，名前，生年月日，場所（いま居る場所）を聞き，見当識を確認する。
▶「お名前は？」「生年月日を教えてください」「ここがどこだかわかりますか？」

2. 瞳孔と対光反射の変化

1. 対光反射と障害部位

　対光反射の仕組みは，まず視神経が中脳へ情報が伝わり，中脳からでる動眼神経によって，瞳孔が収縮する。図5-3に示すように，光刺激が網膜に入ると，視神経を経て瞳眼神経核に至り，瞳孔収縮筋を収縮させ縮瞳となる。光を当てた瞳孔が収縮するのが直接対光反射であり，反対側の縮瞳が間接対光反射である。そのため，左右の直接対光反射と間接対光反射をみることで，視神経・動眼神経の障害部位を知ることができる。

図5-3●対光反射と障害部位の関係

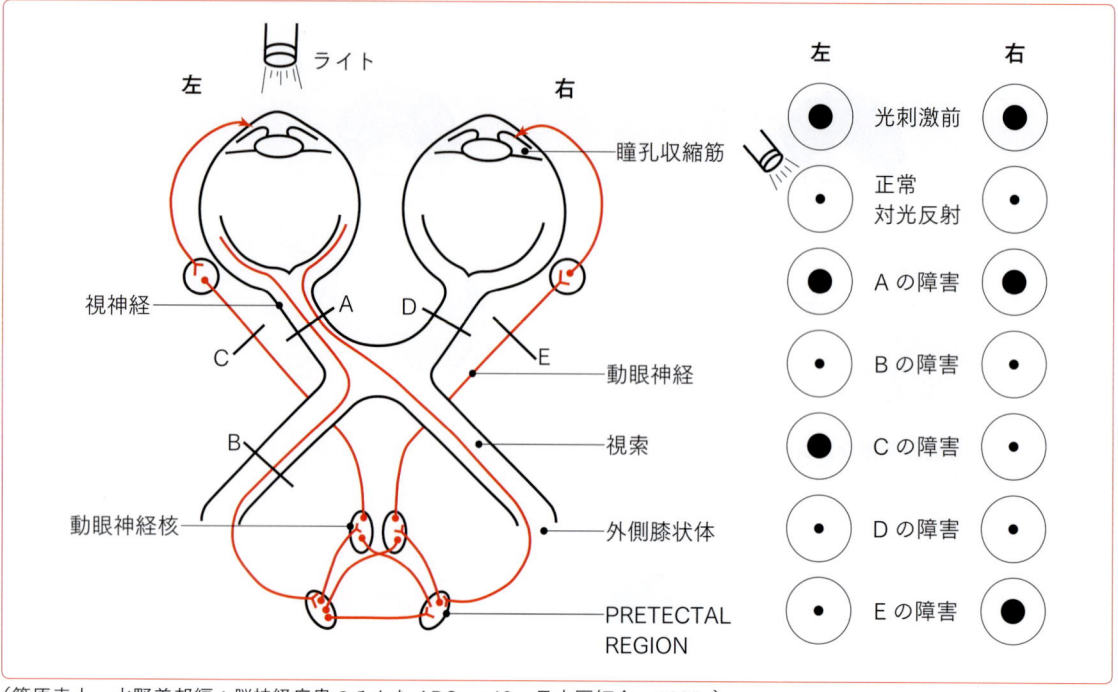

（篠原幸人，水野美邦編：脳神経疾患のみかた ABC，p42，日本医師会，1993.）

　例えば，左動眼神経のみに障害がある（図5-3のCの障害）とすると，左眼に光を当てた時，視神経を通じて中脳に情報が伝わることができても，左動眼神経の障害により，左の瞳孔は収縮できない（左の直接対光反射消失）。

　一方，右の瞳孔の間接対光反射をみると，左視神経から伝えられた情報は，中脳から右動眼神経へと伝わるため，右の瞳孔は収縮する。

　また，右眼に光を当てた時に，左眼を見てもやはり動眼神経の障害により，情報は伝わらないため左の瞳孔は収縮できない（左の間接対光反射消失）。

② 瞳孔所見の見方

　対光反射の見方は，まず室内が明るい場合は照度を少し落とし，患者の視野の外側（目じり）からライトですばやく光を瞳孔にあて観察する（図5-4）。ライトは，焦点を小さく結ぶペンライトを使用する。患者にライトを注視させてはならない。瞳孔の大きさは，普通の明るさの部屋で直径が2.5〜4mmである。

3 眼位と眼球運動の異常

　眼球は下縁が下眼瞼とほぼ一致し，上縁には多少上眼瞼がかかる。

　眼球運動を司っているのは，動眼神経，滑車神経，外転神経である。そのなかでも，動眼神経は，上直筋・下直筋・下斜筋・内直筋の複数の

図5-4 ● 瞳孔所見の見方

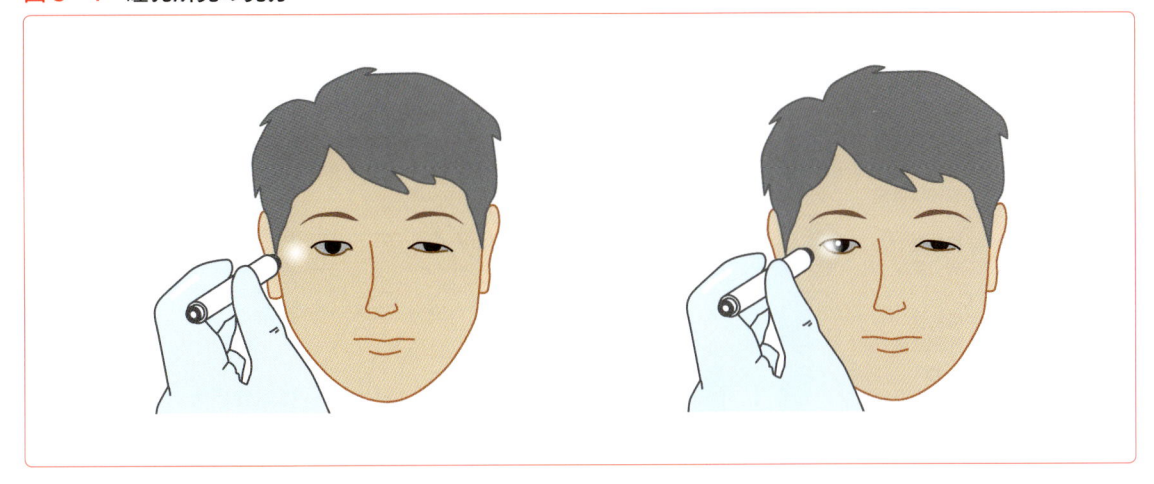

図5-5 ● 眼位と眼球運動の異常

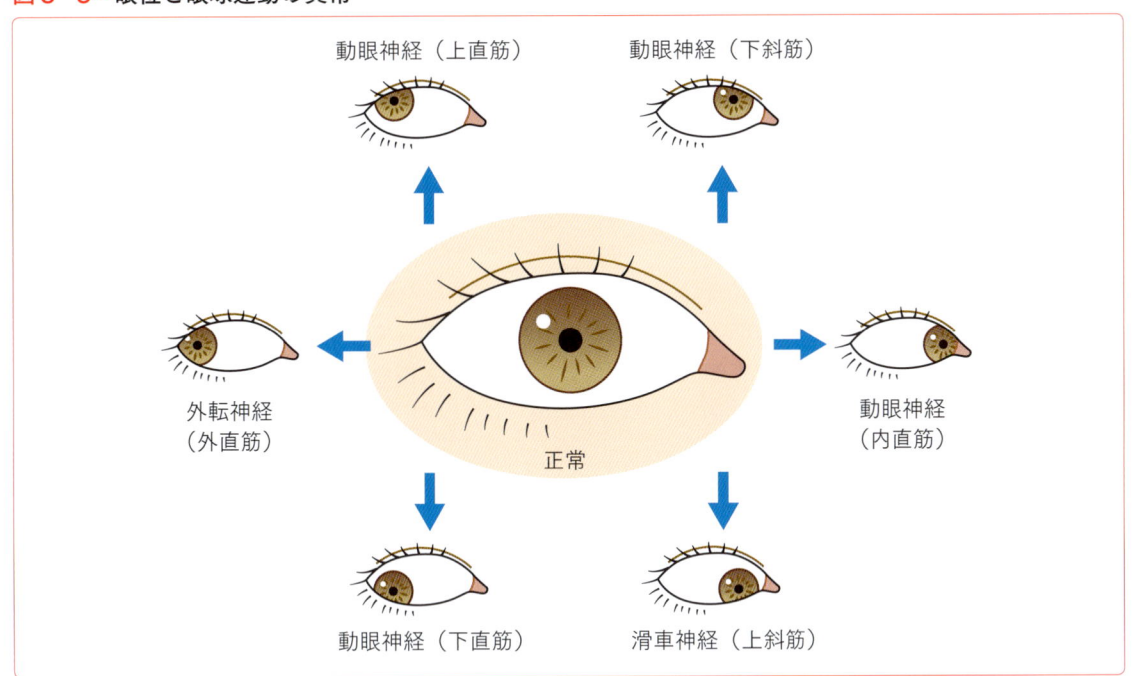

動眼神経（上直筋）　　　動眼神経（下斜筋）

外転神経
（外直筋）

動眼神経
（内直筋）

正常

動眼神経（下直筋）　　　滑車神経（上斜筋）

筋に分布する。内側，内上方，外上方，外下方に眼球を動かすはたらきがある。動眼神経，滑車神経，外転神経のどの神経が障害されても複視が生じる（図5-5）。

　脳のどこに病変があるのか，眼位の異常によって予測をたてることができる。

4 視野と障害部位

　網膜から入った視覚情報は，視神経を通り，視交叉，視索を経て外側膝状体に入り，視放線を通り後頭葉の視覚野に伝えられる（視覚伝導

> **複視**
>
> 物が二重に見えることを複視といい，単眼性と両眼性がある。原因はさまざまであるが，代表的なのは，頭部外傷や脳疾患等に伴う神経麻痺による眼球運動障害，重症筋無力症など眼球運動を司る筋肉の障害，斜視などがある。

図5-6 ● 視野と障害部位

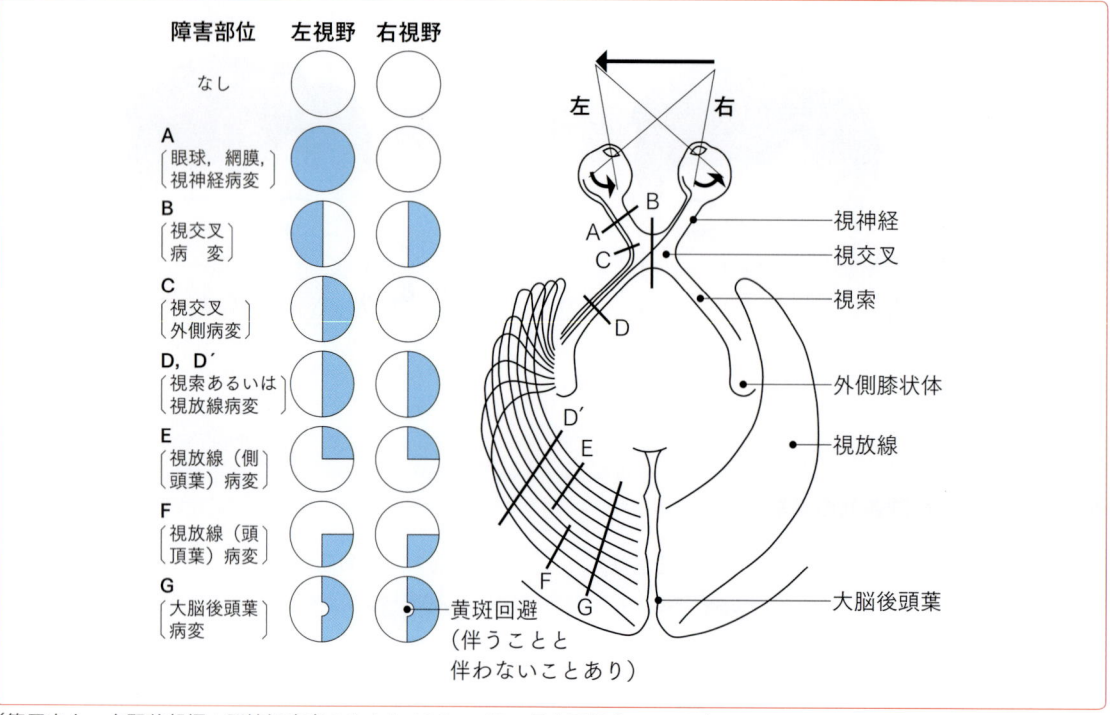

（篠原幸人，水野美邦編：脳神経疾患のみかた ABC，p40，日本医師会，1993.）

路）。視交叉では，網膜外側からの繊維は交叉せず，網膜の内側からの繊維のみが交叉して，半交叉となっている。この経路が障害されると，障害部位によりさまざまな視野欠損をきたすことになる。（図5-6）

📖 視野欠損

頭部外傷や脳血管障害（脳梗塞，脳出血，クモ膜下出血など），脳腫瘍などが原因で，視野の一部が欠けている状態をいう。障害部位によって欠損の範囲，部位は異なる（図5-6）。

意識状態の観察の ポイント

1. 意識障害の観察の視点

1 意識障害の程度と発症経過の速やかな把握

　バイタルサインや意識レベルを観察し，頭蓋内圧亢進の症状である悪心・嘔吐，瞳孔異常，けいれん等を確認する。また，頭蓋内疾患の徴候や代謝性疾患等の随伴症状等を観察する。経時的な変化を含め，早急な対応が必要かどうかを判断しながら，速やかに把握する。

2 意識障害の原因の鑑別

　意識障害はどのように発症したのか，くも膜下出血などの脳血管障害のように突発的なのか，脳腫瘍や代謝性疾患のように徐々に出現してきたのか，あるいは一過性なのか，進行性なのかなど，経時的に把握して判断することが重要である。意識障害の起こるメカニズムを想起し，原因となる疾患，病態などを絞り込み，適切な対応を行う。

　脳ヘルニアの所見が疑われる場合，まず頭蓋内圧を低下させる治療が行われる。頭痛，悪心・嘔吐，項部硬直，ケルニッヒ徴候など髄膜刺激症状の有無を必ず確認する。なお，外傷による頸髄損傷の合併が疑われる場合は，項部硬直の有無を不注意にみない。

　頭蓋内の器質的病変や代謝障害を原因とする意識障害の鑑別点を表5-6に示す。

　以下の項目は，鑑別のために必要な観察の視点である。
①突発的な出血なのか，徐々に出現したのか
②頭部外傷を受けていないか
③睡眠薬・薬物を多量に服用していないか
④アルコールを多量に摂取していないか
⑤低血糖症状はないか。インスリン注射や経口糖尿病薬の常用はないか
⑥発症時のけいれん発作の有無

表5-6●脳代謝障害と器質的病変を原因とする意識障害の鑑別点

	代謝障害	器質的病変
発症	緩徐	突発 (多巣性病変,占拠性病変で二次的浮腫によるものは除く)
経過	しばしば動揺性	症状固定,徐々に悪化あるいは改善
症状の左右差と巣症状	通常(−),あっても動揺性 (低血糖,低ナトリウム血症,肝不全,鉛中毒、バルビツール酸中毒は例外)	通常(＋) (くも膜下出血,両側硬膜下血腫,矢状静脈洞血栓症,髄膜炎,多巣性病変では乏しいことあり)
深い頻呼吸	しばしば	二次性肺水腫がなければ稀
眼底異常	通常(−) (乳頭浮腫を副甲状線機能低下症、鉛中毒で認める)	くも膜下出血時硝子体下出血,頭蓋内圧亢進時乳頭浮腫
対光反射	保たれることが多い (例外:バルビツール酸中毒)	脳幹部病変があれば消失
不随意運動	多巣性ミオクローヌス,羽ばたき振戦	

(篠原幸人,水野美邦編:脳神経疾患のみかた ABC,p123,日本医師会,1993.)

⑦発熱や頭痛,嘔吐などの前駆症状

⑧肝疾患,腎疾患,肺疾患,糖尿病,甲状腺疾患等の基礎疾患の有無,治療薬の服用の有無

⑨その他向精神薬,鎮静薬,睡眠薬などの薬剤の投与状況

2. 頭蓋内圧亢進症状

　脳は硬い頭蓋骨に包まれて保護されている。さまざまな原因により,頭蓋内の容積が増加すると頭蓋内圧が亢進する。頭蓋内圧が亢進する原因は,浮腫などによる脳実質の増加,髄液うっ滞などによる髄液増加,頭蓋内血液の増加,頭蓋内病変が新たに生じた場合などである。症状は,頭痛,嘔吐,傾眠,乳頭浮腫(うっ血乳頭)である。

　頭蓋内圧が進行して,内部の圧力が高まると,脳の一部がわずかな隙間から押し出され,脳ヘルニアが生じ,進行すると不可逆的な障害をきたし,致命的となる(図5-7)。

🗎 頭蓋内圧

頭蓋内圧の基準値は5〜15mmHgの範囲である。

3. 他のバイタルサインの把握

1 呼吸の変化

　呼吸中枢は,脳幹の延髄および橋にある。

　呼吸運動は,呼吸中枢による自律調節と随意運動からなる。自律調節は,動脈血中の二酸化炭素分圧(PaCO2)などが情報として呼吸中枢に入り,横隔神経・肋間神経を通じて各呼吸筋に伝えられることによっ

図5-7 ●脳ヘルニアの分類

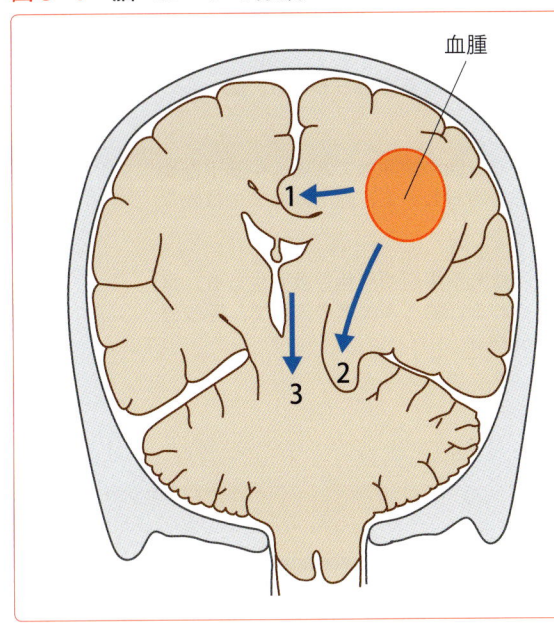

血腫

1：大脳鎌下ヘルニア（帯状回ヘルニア）
大脳鎌の下に帯状回の一部が入り込むが，重篤には至らない。

2：鉤ヘルニア（テント切痕ヘルニア）
押し出された鉤回により中脳が圧迫され，機能低下となる。さらに，循環障害により橋，延髄にも障害がおよんでしまう。

3：大後頭孔ヘルニア（小脳扁桃ヘルニア）
延髄が圧迫されて，急激に意識障害，呼吸・循環障害が進行してしまう。テント下部（後頭蓋窩）の病変によって，大後頭孔の延髄との隙間に小脳下部（小脳扁桃）が入り込んでしまう。

て調節される。

　異常呼吸の種類によって脳の障害部位がわかる場合がある。異常呼吸には①呼吸数減少（頭蓋内圧亢進時に起こる），②チェーン・ストークス呼吸，③中枢性過呼吸，④失調性呼吸，がある（図5-8）。詳細は第3章を参照。

2）血圧の変化

　脳内に脳内血腫などが生じた場合，初期の頭蓋内圧亢進に対して，血圧上昇・徐脈などの症状があらわれる。これは，クッシング現象であり，血圧上昇は，頭蓋内圧の上昇によって低下した血流を補おうとするものである。徐脈は血圧増加に伴う血流増加を抑えるために生じる。

3）脈の変化

　急激な頭蓋内圧亢進に，緊張の強い徐脈があらわれるため，血圧の変動とあわせて注意する。

4）体温の変化

　間脳は，視床・視床上部・視床下部に分けられ，大脳と中脳をつなぐ位置にある。視床下部には体温調節中枢があり，体温が一定に保たれるようコントロールしている。

　体温調節中枢が何らかの損傷を受けると一定の体温の維持ができなくなる。39℃以上の高体温を示す症例は，予後不良のことが多い。34℃代の低体温となる場合もあり，末梢の冷感等をあわせて観察し，保温に努める。

図5-8●異常呼吸のパターン

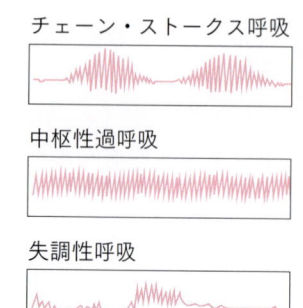

チェーン・ストークス呼吸	過呼吸と無呼吸を周期的に繰り返す。両側の大脳皮質下の障害や，間脳の障害であらわれる。脳ヘルニアは進行している
中枢性過呼吸	1分間に 24 〜 36 回の頻呼吸である。中脳下部から橋上部の障害であらわれる。脳ヘルニアではかなり進行している
失調性呼吸	呼吸の深さも回数も不規則で，無呼吸も生じる。延髄の障害でみられる。脳ヘルニアの末期で，呼吸停止の寸前でみられる

├─── 1分 ───┤

4 意識障害に伴う神経症状の把握

1 眼症状

◉ 頭位変換眼球反射（人形の眼現象）

　脳幹部が障害されていない場合，頭を他動的に左右に動かすと，眼球は頭の動きとは反対方向に動き，その場にとどまろうとする。脳幹部が障害されている場合は，両眼は頭の動きにつれて動く。

◉ 重篤意識障害患者における瞳孔

　図5-9，図5-10に示す。

2 髄膜刺激症状

　くも膜下出血や髄膜炎などで，髄膜に対する刺激によりみられる症状が髄膜刺激症状である。主な症状は，頭痛・嘔吐，項部硬直，ケルニッヒ徴候がある（図5-11，図5-12）。

3 四肢の姿勢の異常（図5-13）

　大脳半球や間脳などの障害で除皮質硬直がみられる。中脳や橋に障害が進行すると除脳硬直がみられ，予後は非可逆的である。延髄まで進行すると，姿勢は弛緩して呼吸停止に至る。

4 運動麻痺出現の有無

錐体外路

錐体外路系は，錐体路のはたらきを制御する役割がある。錐体路と親密な関係にあり，筋緊張や不随意運動に関与している。

　運動麻痺は，運動にかかわる神経系が障害され，筋肉に指令が伝わらず随意運動ができなくなる状態である。運動麻痺は，障害された部位によって，中枢性麻痺と末梢性麻痺に分類される。また麻痺の性質として，中枢性麻痺は痙性麻痺，末梢性麻痺は弛緩性麻痺である（図5-14）。

　麻痺を観察するためのスケールとして，徒手筋力テスト（manual

図5-9●瞳孔径の観察

散瞳	縮瞳	ピンホール	瞳孔不同
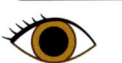		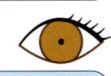	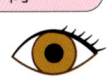
瞳孔径が5mm 以上	瞳孔径が2mm 以下	瞳孔径が1mm 以下	左右差が0.5mm 以上
低血糖,重症の低酸素状態,薬物中毒,中脳障害,脳ヘルニアの非代償期,心停止後など	脳ヘルニアの初期,有機リン中毒など	橋出血,麻薬中毒など	脳ヘルニアの徴候

図5-10●眼位の観察

共同偏視	内下方偏位	片方のみの偏位	
		動眼神経障害	外転神経障害
両眼が一方に偏位。大脳では病側,脳幹では健側に偏位	両側が下方向に偏位。視床出血	外下方向に偏位	内側に偏位

図5-11●項部硬直

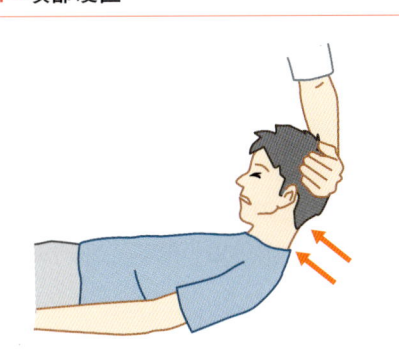

仰臥位の患者を,他動的に頭頸部前屈させた時,抵抗や頸部に痛みがあり,頭を屈曲できない状態

図5-12●ケルニッヒ徴候

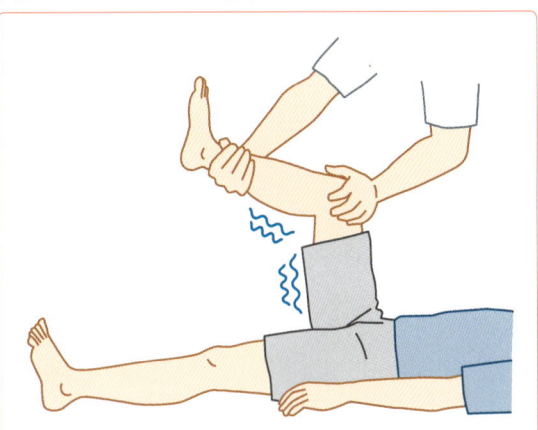

仰臥位で患者の股関節を90度に曲げ,膝関節を押さえながら下肢を伸ばす。正常ではまっすぐに下肢を伸ばせるが,この時に抵抗や痛みを訴え,まっすぐに伸ばすことができない状態

図5-13●除皮質硬直と除脳硬直

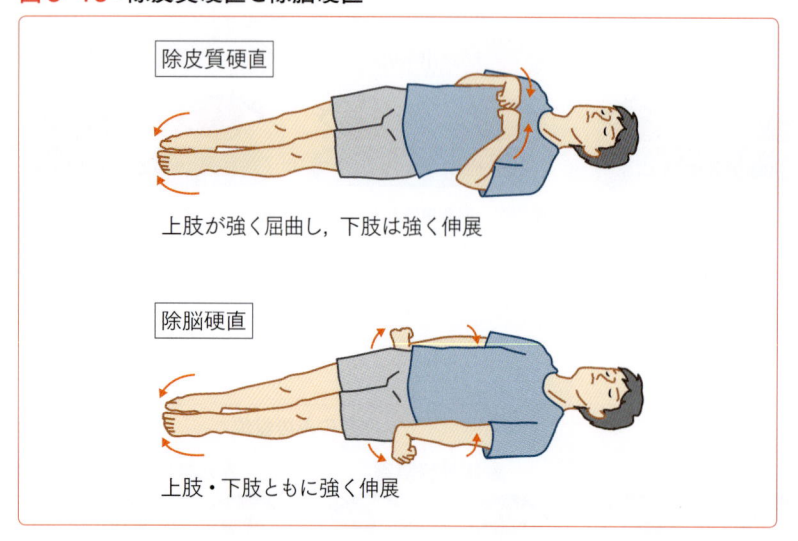

除皮質硬直

上肢が強く屈曲し，下肢は強く伸展

除脳硬直

上肢・下肢ともに強く伸展

muscle testing：MMT）がある。これは，6段階で筋力を評価する最も標準的な評価法である（**表5-7，図5-15**）。

⑤ 反射の異常

　特定の刺激に対して，大脳皮質での情報処理を経ないで，反応があらわれることが反射である。大脳皮質を経由しないので，無意識での反応である。神経学的に重要なのは表層反射，深部反射，病的反射である。病的反射の検査法には以下のものがある。

口とがらし反射

　上唇の中央を反射槌で軽く叩く。その時，口をちょっととがらせるような現象がある時は陽性である。両側錐体路の障害，びまん性大脳病変でみられる。

把握反射

　手掌の皮膚刺激により，手指の屈曲が起こる反射である。手指を曲げたまま握って離さなくなる。目の前にあるものを手探ることもあり，前頭葉の障害が考えられる。

バビンスキー徴候（Babinski 徴候）

　足底の外側部を後から前に，打診器の反対側の先がやや鋭いものでこすった時，足の母指が背屈すればバビンスキー徴候陽性となる。陽性の場合は錐体路に障害を認める。

チャドック徴候（Chaddock 徴候）

　足の外踝の下方を後ろから前へ，打診器の反対側の先がやや鋭いものでこすった時，母指背屈がみられる。陽性の場合は錐体路に障害がある。

図5-14●中枢性麻痺

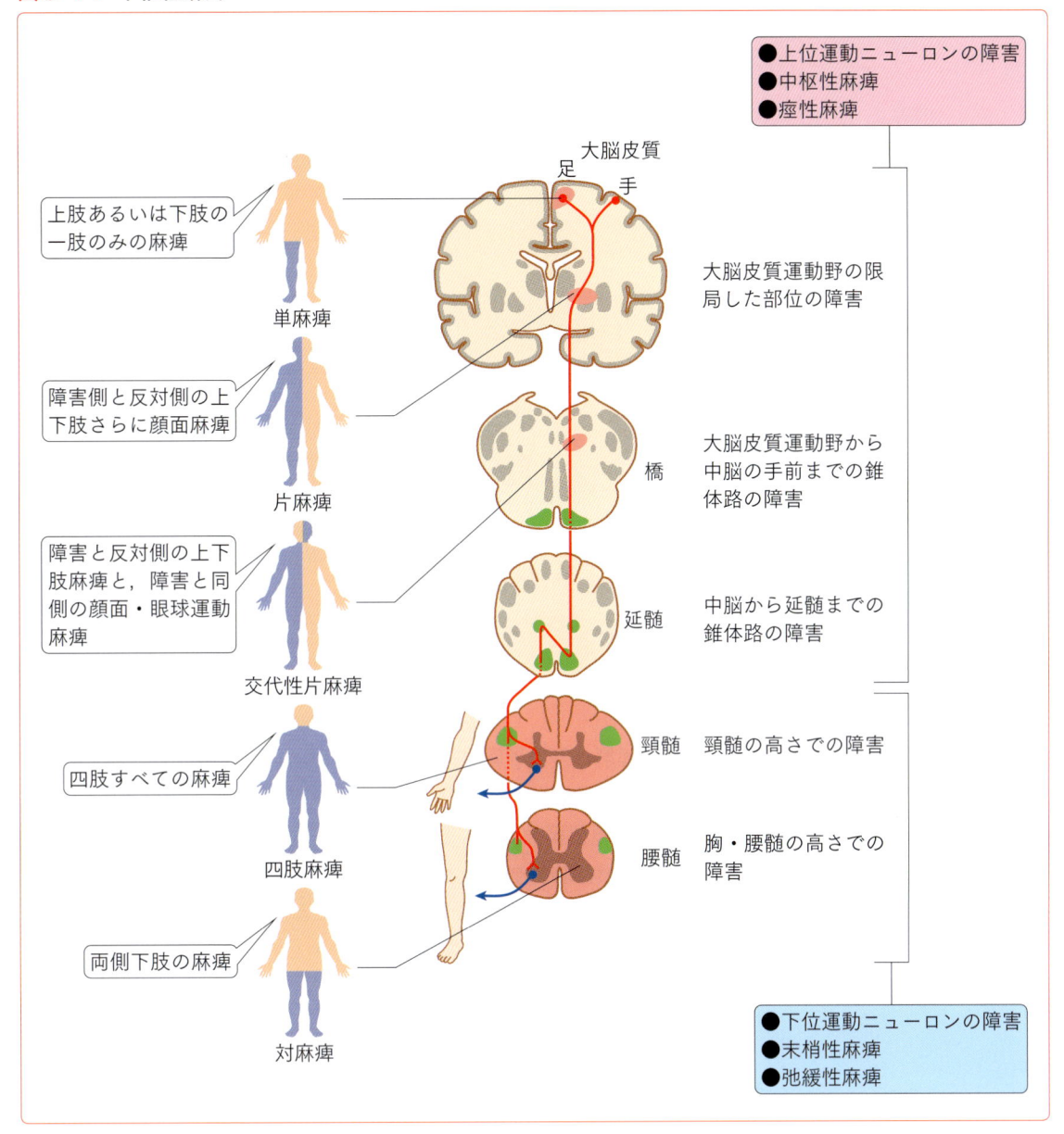

表5-7●徒手筋力テスト

スコア	表示法	判定基準
5	Normal	強い抵抗を加えても，運動できる
4	Good	抵抗を加えても運動ができる
3	Fair	外部からの抵抗がなければ，重力に抗して動かせる
2	Poor	重力を除去すれば，可動域で運動できる
1	Trace	筋収縮はあるが，関節の動きはない
0	zero	筋収縮なし

図5-15●徒手筋力テストの実施方法例

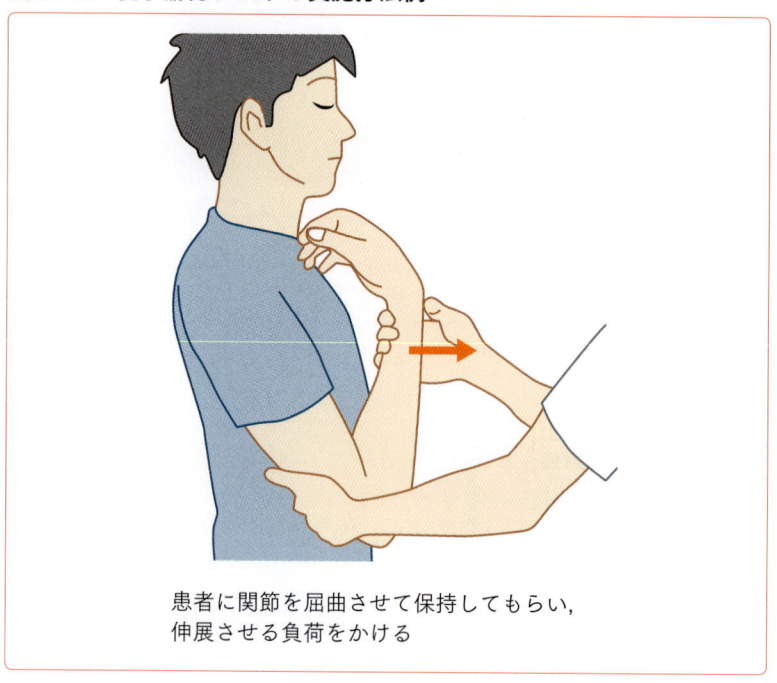

患者に関節を屈曲させて保持してもらい，
伸展させる負荷をかける

6）言語障害

　言語の理解は優位半球側頭葉ウェルニッケの言語中枢で，言葉を話すのは優位半球前頭葉ブローカーの言語中枢で行っている（図5-16）。

　優位半球頭頂葉角回は，目や耳から入った言語刺激の中継地点であり，さらに言語刺激を記憶と照らし合わせて言語や書字として表す情報の中継地点としても重要である。障害により，健忘，失語，失読，失書，左右失認，手指失認，失計算などを生じる。

7）けいれんの有無と程度

　けいれんは，発作性に起こり，四肢や体幹の筋群の不随意的収縮とされる。発作は通常は一過性で，数分で自然におさまる。発作がおさまっても意識障害が持続することが多い。発作が繰り返されてコントロールが困難なこともある。原因はさまざまで，中枢神経系の異常や，各種の中毒症などでけいれんが起こる。

　脳腫瘍などによるけいれん発作は，脳の神経細胞の異常な電気的興奮によって起こる。「てんかん」の1つの症候としてみられる。

◉ **部位による分類**
　①全身性けいれん：四肢や体幹の筋群に，不随意収縮がある
　②部分性けいれん：局所に限定された筋群に，不随意収縮がある

◉ **発作型による分類**
　①強直性けいれん：不随意収縮の状態が，屈曲・伸展のどちらかで強くこわばる状態

図5-16●言語に関連する中枢

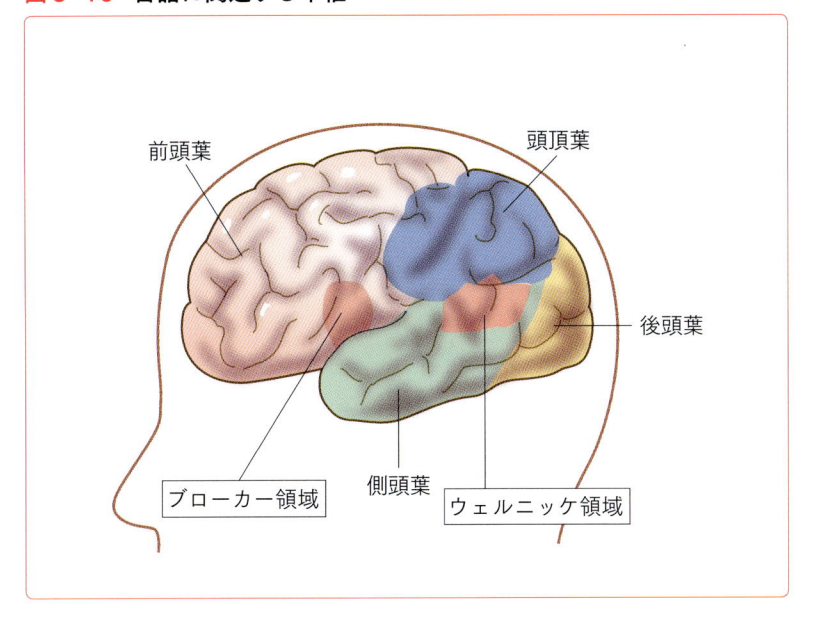

②間代性けいれん：ガクガクと屈曲・伸展を激しく繰り返す発作型
③強直間代性けいれん：強直性の間代性の両者を合わせた発作型

8 せん妄

　せん妄は，脳内では大脳辺縁系の過剰興奮と中脳・視床・皮質系の活動低下により発生するとされる。脳の機能低下を一時的にきたしてバランスが悪くなった状態で，意識障害との鑑別が難しいが，せん妄は一過性で可逆的である。

　せん妄の症状は多様である。覚醒しているが日にちや場所がわからなくなる見当識障害や，つじつまの合わない言動や独語がある，落ち着きがなくなり活動的になる，反対に活気がなくなる，思考力や注意力が低下する，などの症状が出現する。また，目にみえないものをつかもうとするなど，幻覚や幻視がみられる。安静に保てなくなったり治療を中断せざるを得なくなるなど，身体への影響を及ぼすこともある。しばしば昼夜逆転傾向となり，1人でいることが多い夜間帯には暴力的になることもある。

　せん妄の発症には，複数の要因が関係している。例えば高齢者が入院する，病室が変わる，手術や検査を受けるためにベッドの位置が変わる，点滴やチューブ類の挿入，安静など身体活動を制限されたり拘束される，関わる人が変わるなど，普段の生活環境とは異なった環境に身を置かなければならなくなり，変化に対して適応を強いられる状況になる。そのため新たな心理的・身体的ストレスを受けることでせん妄が発症しやすくなる。

　また，脳血管疾患や頭部外傷，低酸素血症，肝不全などの病理的状態はせん妄を発症しやすい状態である。さらに向精神薬や循環器系薬（ジ

ギタリス製剤）など抗コリン作用をもつ薬剤を使用している場合や，飲酒や依存性薬物からの離脱時，髄膜炎や脳炎などの感染症などによりせん妄が発症する。

入院後まもない時期や，手術後1〜2日頃に発症しやすく，1週間程度で消失することが多い。また1日のなかでも症状に変動があるのが特徴である。高齢者のなかには，症状が遷延化してしまうケースもあり，予防的な介入が必要である。

5 検査結果の把握

意識障害の原因疾患の鑑別診断や，頭蓋内病変の程度などを把握するために，生化学的検査，生理学的検査に加え，画像診断検査が実施される。検査の特徴を踏まえ，安全かつ円滑に検査が進行できるようにする。

主な画像診断検査は，CT，MRI，脳血管撮影，頸動脈血管超音波検査（頸動脈エコー検査），脳波検査，脳脊髄液（髄液）検査等がある。

1 コンピューター断層撮影 (computed tomography: CT)

迅速で簡便に撮影できることから第1選択となる。脳白質と同じ灰色を示す血管性病変などでは，脳実質との区別が難しい。そのため，ヨード造影CTを行うことで病変性が白く描かれる（表5-8）。この現象は，病変部の血液—脳関門の破綻によって，造影剤が腫瘍内等に流出するためである。

ヨード造影剤を使用する際には，副作用の出現に注意する。悪心・嘔吐，じんましん，顔面浮腫，咽頭浮腫，呼吸困難，血圧低下，ショック，心停止など，重篤な症状を起こす可能性もある。気管支喘息の患者には，禁忌となる。

ビグアナイド系糖尿病治療薬（メトグルコ®，グリコラン®など）の内服は，造影剤の使用によって乳酸アシドーシスをきたすリスクがある。問診時に確認を行い，一時的に内服を中断する。

2 磁気共鳴画像法 (magnetic resonance imaging: MRI)

CTの所見は軽症だが，意識レベルが悪い時に選択される。T1強調画像，T2強調画像，拡散強調画像などさまざまな撮影方法がある。また，診断を行うために適切な断面を縦・横・斜めに撮影でき，放射線による被曝がないことが特徴である（表5-9）。脳梗塞の診断にはMRIがベ

表5-8●脳における濃淡の見え方

骨	白	高吸収域 high-density area
脳実質	灰	等吸収域 iso-density area
空気，水，脳脊髄液	黒	低吸収域 low-density-area

ストである。

MRI は，磁場が発生するため吸着事故や火傷の可能性があるものは検査室内には持ち込まない。時計，義歯（インプラント含む），湿布，磁気カードなどは事前にチェックする。人工内耳，脳動脈瘤クリップなどの生体内のものは，事前に医師の診察を受け，MRI 検査実施の是非を確認しておく。

③ 脳血管撮影

脳血管狭窄・閉塞，脳腫瘍の栄養血管，脳外科手術の術前検査（血管走行を確認する），血管内治療（コアリング，血栓除去，ステント留置）などを目的に行う。

鼠径部から経皮的に大腿動脈を穿刺し，カテーテルを挿入する。X 線で照射しながらカテーテルを腹部大動脈，大動脈弓へとすすめる。さらに内頸動脈，外頸動脈，椎骨動脈など撮影する血管まですすめる。

検査による合併症は，ヨード造影剤によるアレルギー，血種形成，脳梗塞，下肢動脈閉塞症などである。検査後に穿刺部位を用手圧迫によって止血し，その後テーピングによる圧迫を数時間行い，穿刺側の下肢の屈曲を禁じ，血種形成を防止する。脳梗塞は，血管壁の血栓が遊離したり，カテーテル内で凝固した血液などが末梢に流れたりすることにより生じる。また，下肢動脈閉塞症は，穿刺部位以下の下肢動脈閉塞となることがあり，足背動脈の拍動や皮膚色を確認する。

④ 頸動脈血管超音波検査（頸動脈エコー検査）

超音波による画像診断法である。頸動脈に動脈硬化が生じると，粥腫（プラーク）が析出して内腔狭窄となる。血管全体の動脈硬化の程度を，内膜と中膜の厚みから判定する。

⑤ 脳波検査

脳波検査は神経細胞の電位変化を，簡便かつ無侵襲に測定することができる。そして，脳組織の機能を把握することができる。

てんかん時には棘波（spike wave）がみられ，脳の全般的機能低下時には徐波化がみられ，脳死時には平坦脳波となる。

脳波検査は，脳死判定基準の 1 つである。

吸着事故

ストレッチャーや酸素ボンベ，事務用品などの磁性体が MR 装置に引き寄せられて起こる事故。

医学的脳死判定

①深昏睡，②自発呼吸消失，③瞳孔固定・散瞳，④脳幹反射の消失，⑤平坦脳波，が確認され，⑥これらが 6 時間後にも再確認されるという 6 条件を満たす必要がある。

表5-9 ● MRI の特徴

- 放射線による被爆がない
- 脳幹部や脊髄など，骨に囲まれた狭い部分の抽出に優れている
- コントラスト分解能がよい
- 発症直後の脳梗塞に対応できる
- 撮影時間は CT より長く，閉鎖空間となるため，閉所恐怖症の患者には鎮静が必要な場合がある

⑥ 脳脊髄液（髄液）検査

脱髄疾患

有髄神経の髄鞘が障害されることで起こる。神経の伝導がうまくいかなくなり，麻痺などが生じる。

　髄液検査は，髄膜炎や脳炎，多発性硬化症などの脱髄疾患の診断や治療経過のために行われる。中枢神経系の病態に，直接アプローチできる数少ない検査材料という特徴がある。

　疾患別の脳脊髄液の正常を表5-10に示す。

　脳脊髄液の採取は，一般的に腰椎穿刺法による。穿刺はヤコビー線（第4－5腰椎間レベル）を参考に，第3－4腰椎間もしくは第4－5腰椎間に専用の腰椎穿刺針を用いる（図5-17）。

　検査による副作用は，頭痛，下肢の痛み，出血，感染などがある。低髄液圧性の頭痛は，穿刺により脳脊髄液が硬膜外腔などに漏れるためである。下肢の痛みは，穿刺針が神経根を刺激し，一過性に下肢に痛みが走る。感染は，検査中の手指衛生不足，清潔操作の誤り等による。髄膜炎の原因となるので厳重な清潔操作で行う。

　検査中に脊髄液を採取するため脳脊髄圧が下がる。頭蓋内圧亢進が強く疑われる時は，脳ヘルニア，特に大後頭孔ヘルニアを誘発するおそれがあるため，検査は禁忌である。

表5-10●疾患別の脳脊髄の性状

疾患	外観	圧 （mmH$_2$O）	細胞数 （個/μL）	総タンパク質 （mg/dL）	糖質 （mg/dL）
正常	水様透明	70～80	0/3～9/3	15～40	50～75
細菌性髄膜炎	混濁	上昇	増加	増加	減少
ウィルス性髄膜炎	透明	上昇	増加	やや増加	正常
結核性髄膜炎	透明～混濁	上昇	増加	増加	減少
ギラン・バレー症候群	透明	正常	正常	増加	正常
急性灰白髄炎	透明	やや上昇	正常～増加	正常～増加	正常
脳腫瘍	透明	上昇	正常～やや増加	やや増加	正常

図5-17●腰椎穿刺時の体位

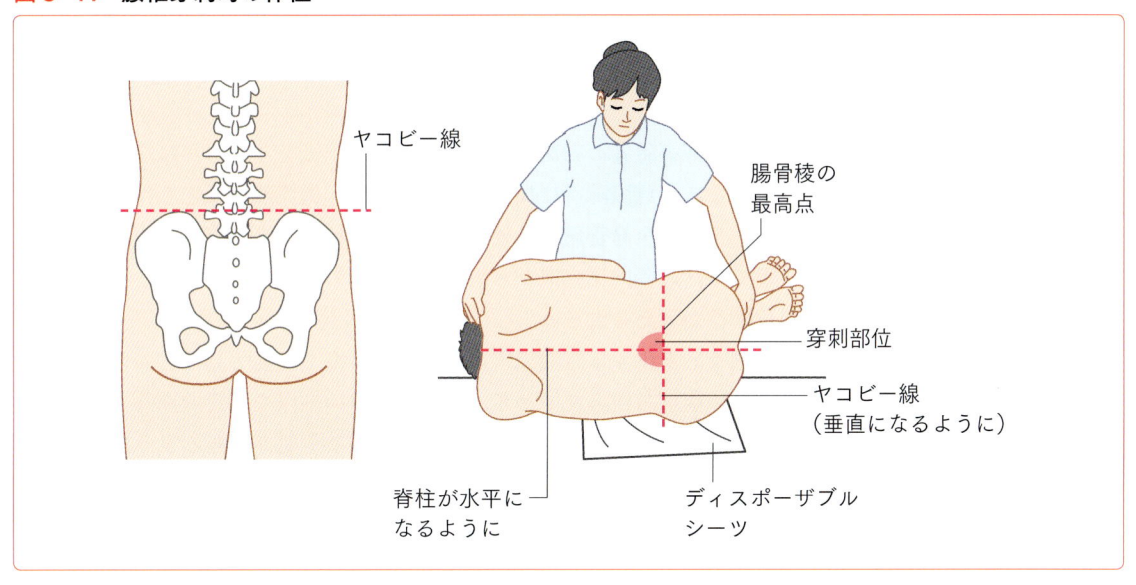

ヤコビー線

腸骨稜の最高点

穿刺部位

ヤコビー線
（垂直になるように）

脊柱が水平になるように

ディスポーザブルシーツ

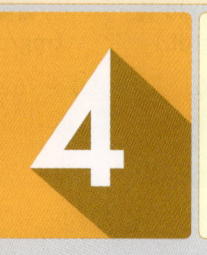

4　臨床にいかす意識状態の異常への対応

1　意識レベルの変化

1　生死を決める重要な初期対応

　意識障害患者の初期対応は，その後の予後を左右しかねない重要な対応となる。意識障害に加えて，呼吸障害・循環障害などを伴っていることが多く，全身管理を必要としている。特に，脳血管障害や頭部外傷などでは，頭蓋内圧亢進から脳ヘルニアへの進行，さらに急な呼吸停止の危険性が考えられる。

　刻々と変化する意識障害に注意し，麻痺や瞳孔所見などの変化を見逃さない観察力が必要である。輸液ルートの確保や気管内挿管介助，速やかに検査ができる準備など，迅速で的確な対処ができるような準備をしておく。

2　救急処置

　意識障害のある患者への初期対応を図5-18に示す。例えば，病棟で急激な意識レベルの低下をきたした患者を発見したら，躊躇なく緊急コールを押して複数の医療者で初期対応にあたることが大切である。まず意識レベルの確認方法（154〜155ページ）を参考にしてバイタルサイン，意識レベルを確認，チームへの応援要請，経時的変化と緊急性の判断，医師への報告など，速やかな対応を行う。低酸素状態，低血糖，脳血流量低下など，原因によっては二次的な脳障害を進行させる要因となるため，早急な対応が求められる。

2　合併症および二次的な機能障害の予防

1　感染

　急性期治療ため，気管内挿管・脳室ドレーン・動脈圧カテーテル・中

頭蓋内圧亢進の予防

　頭蓋内圧亢進を予防するために，頭部を安静にして30度くらい挙上した体位をとる。頭部30度の挙上は，脳の静脈環流を促す効果がある。脳の自動調節能が破綻してしまうため，血圧の上昇によって脳血流は上昇し，血圧の下降によって脳血流は低下する。脳血流の低下はさらなる虚血につながるため，血圧の変動を察知して，目標血圧でコントロールすることが重要である。
　また膀胱の充満や便の貯留は血圧の上昇をまねくので，排泄の援助を行って腹圧の上昇を防ぐ。水分・電解質の平衡にも注意する。

図5-18●意識障害の初期対応フロー

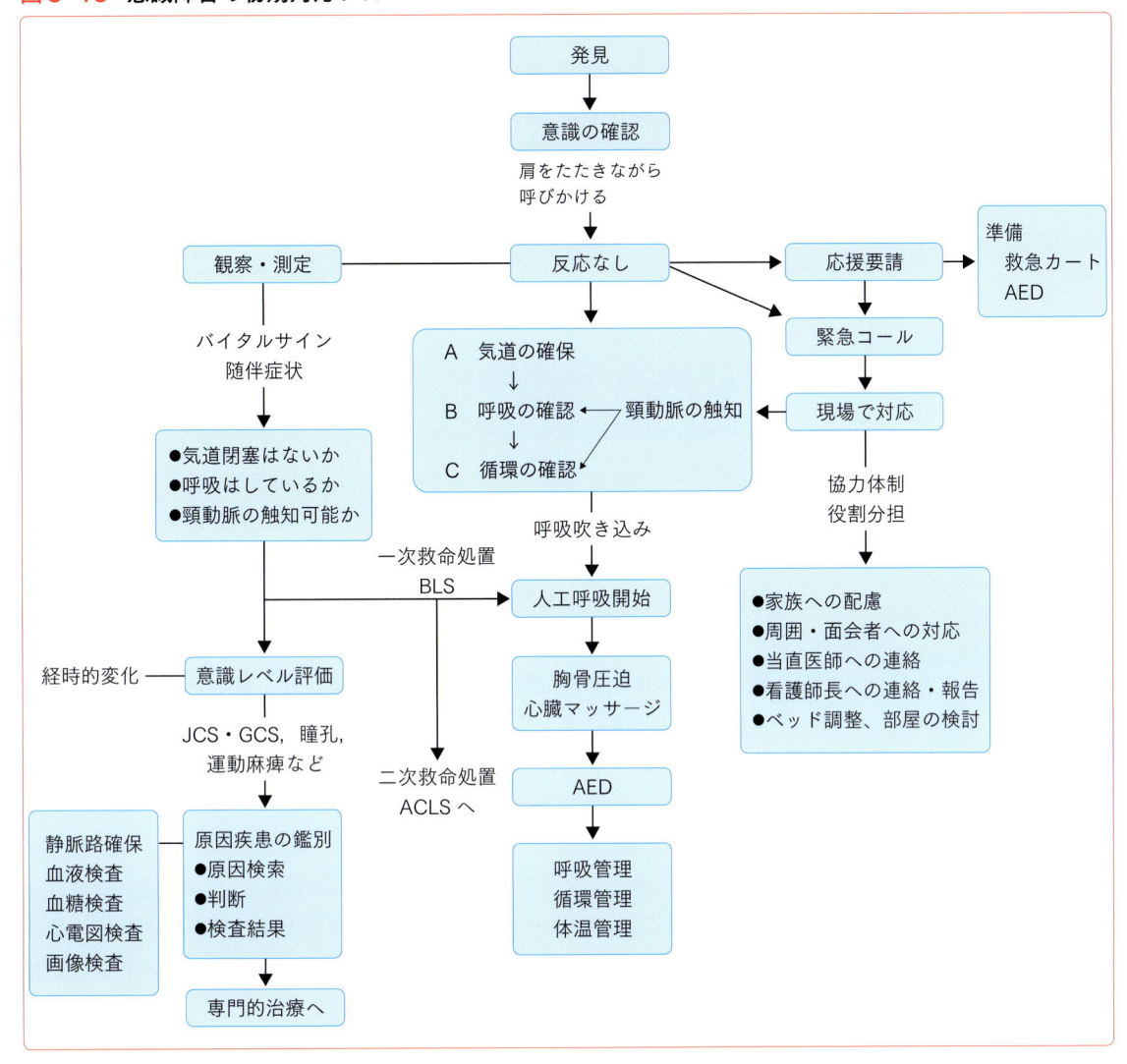

心静脈カテーテルなどのルート類が挿入され，全身管理を行う必要がある。ルートトラブルがないように，確実な固定や環境整備を行い管理する。

同時に，患者は抵抗力が低下しているため，人工呼吸器関連肺炎やカテーテル関連血流感染を起こしやすい。1日3回の口腔ケアや処置時の清潔操作も重要な看護の1つである。

② 後出血・脳浮腫

開頭手術を行った場合や保存的な治療を行う場合も，特に24時間は後出血に注意を要する。また，脳浮腫は3日から1週間がピークとなる。これらを予測しながら意識レベルの変化やバイタルサイン，頭痛や嘔吐などの症状の有無，瞳孔の異常，麻痺症状の変化などを観察する。

頭蓋内圧亢進状態が続くと，脳腫脹・脳浮腫・脳虚血が増強し，さらなる内圧亢進から頭蓋腔のすきまから脳がはみ出して脳ヘルニア（脳間嵌入）に陥る。

頭蓋内圧亢進状態は，意識レベルの変化，瞳孔所見，麻痺の進行，姿勢の変化などを速やかに察知して対応する。

頭蓋内圧は，モニタリングにより観察ができ，成人で通常 7 ～ 18cmH_2O 前後である。

3 せん妄への早期対応

せん妄の発症を予防するためには，せん妄発症のリスクがあるかどうかを早期に予測し，発症前に予防的なケアを行う必要がある。せん妄の早期発見のためのスクリーニングツールを活用することにより，適切な予防的ケアにつなげることが大切である。

不適切なケアはせん妄を引き起こし，原疾患の治療の延長や治癒遅延，さらには生命の危機に至ることがある。せん妄のメカニズムを正しく理解し，患者によって異なる発症しやすい原因・要因を把握し，予防的なケアの方法を考える。

1 せん妄のスクリーニングツール

せん妄のアセスメント用ツールは患者の重症度によって使い分ける。一般病棟に入院中の患者に用いるのに比較的簡便なツールは NEECHAM スケール，DST，CAM，MDAS などである。日本で開発された DST（Delirium Screening Tool）を表5-11に示した。

DST は「意識・覚醒・環境認識レベル」「認知の変化」「症状の変動」の 3 系列で，11の下位項目で構成されている。入院時の病歴聴取や聴取時の患者の言動・反応，家族からの情報などによって評価する。せん妄症状は 1 日の中でも変動するため，その日の状況を振り返り評価する。DST の利点は，観察中心の評価スケールであり，日常の患者の様子や行動，会話，看護記録，家族の情報などをもとに「あり」か「なし」の 2 つの選択肢で評価する。評価内容が具体的でわかりやすく，経験の少ない看護師でも使いやすいツールである。なお，せん妄の程度や重症度を判断する評価指標はないので，その場合は別のツールを用いる必要がある。

日常的にツールを用いて評価することで，早期発見・早期介入につながる。日頃の少しの変化を見逃さないためにも，ハイリスクな患者に対しては 1 日に 1 回以上，勤務帯に 1 回は定期的に評価し，予防的ケアにつなげる。

表5-11●DST：Delirium Screening Tool

			あり	なし
A 意識・覚醒・環境認識のレベル	現実感覚	夢と現実の区別がつかなかったり，ものを見間違えたりする。たとえば，ごみ箱がトイレに，寝具や点滴ビンが他のものに，さらに天井のシミが虫に見えるなど		
	活動性の低下	話しかけても反応しなかったり，会話など，人とのやりとりがおっくうに見えたり，視線を避けようとしたりする。一見すると「うつ状態」のように見える		
	興奮	ソワソワして落ち着きがなかったり，不安な表情を示したりする。あるいは，点滴を抜いてしまったり，興奮し暴力を振るったりする。ときに，鎮静処置を必要とすることがある		
	気分の変動	涙もろかったり，怒りっぽかったり，焦りやすかったりする。あるいは，実際に泣いたり，怒ったりするなど感情が不安定である		
	睡眠—覚醒のリズム	日中，居眠りと夜間睡眠障害などにより，昼夜が逆転していたり，あるいは1日中，明らかな傾眠傾向にあり，話しかけてもうとうとしていたりする		
	妄想	最近，新たに始まった妄想（誤った考えを固く信じている状態）がある。たとえば，家族や看護師がいじめると言ったり，医者に殺されるなどと言ったりする		
	幻覚	幻覚がある。現実にない声や音が聞こえる。実在しないものが見える。現実的にあり得ない，不快な味や臭いを訴える（口がいつも苦い，渋い，イヤな臭いがするなど），身体に虫が這っているなどと言う		
B 認知の変化	見当識障害	見当識（時間・場所・人物などに関する認識）障害がある。たとえば，昼なのに夜だと思ったり，病院にいるのに，自分の家だと言うなど，自分がどこにいるのかわからなくなったり，看護スタッフを孫だと言うなど，身近な人の区別がつかなかったりする		
	記憶障害	最近，急激に始まった記憶障害がある。たとえば，過去の出来事を思い出せない，さっき起こったことも忘れる		
C 症状の変動	現在の精神症状の発症パターン	現在ある精神症状は，数日前から急激に始まった。あるいは，急激に変化した		
	症状の変動	現在の精神症状は，1日の中でも出たり引っ込んだりする。たとえば，昼頃は精神症状や問題行動もなく過ごすが，夕方から夜間にかけて悪化するなど		

（町田いずみほか：せん妄スクリーニング・ツール（DST）の作成．総合病院精神医学．15（2）：152, 2003.）

② 危険な行動の防止

　運動能力のある軽度の意識障害は，危険に対する注意力や危険回避能力が低下しており，ベッドからの転落や転倒，苦痛と感じる点滴やチューブ類などを自己抜去する危険性が高まる。まずは，脳梗塞等の原

疾患の治療が円滑に行われるよう，必要時は薬剤による鎮静や安全センサー，抑制グローブなどの必要性を慎重に検討する。

患者が転倒・転落してしまうことにより，急性硬膜下出血や外傷性くも膜下出血などを引き起こしてしまうことがある。例えば，抗凝固薬を投与されている脳梗塞の患者が転倒により硬膜下出血やくも膜下出血を発症した場合，出血拡大防止のため抗凝固薬を中断せざるを得なくなる。原疾患の治療中断と新たな疾患への対処が必要となる。転倒・転落は，患者の予後に大きな影響を与えるため，せん妄患者の転倒・転落を起こさない看護が必要である。

③ 行動抑制と倫理的問題への対応

生命の危機にある急性期では，転倒・転落を起こさないなど，安全であることが優先される。しかし，安全を優先するあまり安易に過度な行動抑制とならないように注意しなければならない。医師と看護師間で患者の情報を共有し，行動抑制の必要性について協議したうえで実施することが重要である。また，行動抑制に関する事前の説明を患者，家族に行い，理解と納得を得ることが大切である。

せん妄により行動抑制をせざるを得ない状況は，患者の自尊感情の低下を引き起こしやすく，その人らしさや人間としての尊厳が保たれにくい状況に陥る。生命の危険と安全を確保しつつ，最小限の行動抑制にとどめることが求められる。

5 代表的な事例：脳梗塞

1. 事例紹介

　Eさん，74歳，男性　無職。主訴は，右片麻痺と意識障害。既往歴は，糖尿病（内服治療中）である。70歳の時に，心房細動を指摘されたが未治療であった。

　スポーツジムで運動中に右手が動かしにくいと，トレーナーに訴えた。休憩をすすめられ，横になれる部屋まで案内された際，歩こうとすると身体がよろけ，右足を引きずるように歩く。30分ほど経ちトレーナーが様子をみにいくと，呼びかけに対し明確な返答がなく，意識が不明瞭になっていたため，おかしいと判断し救急搬送となった。

　救急外来で，体温36.7℃，呼吸20回/分，脈拍94回/分，血圧210/122mmHg，心電図は心房細動を示した。$SpO_2$94％，酸素1L（カヌラ）開始する。意識レベルは，GCSでE3V3M5，右片麻痺（MMT3）を認めた。頭部MRIの所見では，左中大脳動脈領域に梗塞像を認めた。

　発症より1時間15分で病院に到着したが，高血圧であること，家族（妻）と連絡がとれず承諾が得られなかったため，血栓溶解療法は行われなかった。脳出血の所見がなかったためヘパリンの持続投与と，脳浮腫への対策としてグリセロールの投与が開始された。

2. 観察のポイント

1）アセスメント

　脳梗塞は，アテローム血栓性脳梗塞，心原性脳梗塞，ラクナ梗塞の3つの病型に分類される。それぞれの危険因子については表5-12に示した。既往歴や生活歴を詳細に聴取し，危険因子の有無と程度を把握する必要がある。また，病型により症状出現までの経過に特徴がある。症状出現前後の様子と発症の経過について詳細に確認する。

　中大脳動脈領域の広範囲の梗塞により，片麻痺や感覚障害，構音障害

表5-12●脳梗塞の特徴

病型	危険因子	機序	発症のしかた
アテローム血栓性脳梗塞	糖尿病・脂質異常症・高血圧・喫煙・飲酒（多量）	アテローム硬化により狭くなった血管に血栓が形成され閉塞（脳動脈の狭窄・閉塞）	安静時発症することが多い。睡眠中に発症し，起床と同時に気づく
心原性脳梗塞	心疾患（非弁膜症性心房細動，感染性心内膜炎，心筋梗塞など）	心房細動などの心疾患により心臓内血栓が形成され，その一部がはがれて（塞栓子）血流にのり，脳動脈が閉塞する	活動時に突然発症する。短時間で症状がそろう
ラクナ梗塞	高血圧	高血圧により血管壁が変性し，血管の閉塞をきたす	運動障害のみや，感覚障害のみなど，比較的症状が軽いことが多い

が出現し，さらに失語や失認等の高次脳機能障害，その他頭痛，悪心・嘔吐，視野障害，さらに意識障害など，重篤な状態をきたす。バイタルサインの変化や神経学的所見等を把握し，全身及び局所の観察を注意深く行う。特に合併症のなかでも脳浮腫が進行すると，頭蓋内圧亢進，脳ヘルニアを起こす危険性が高い。瞳孔所見，呼吸状態，姿位，意識状態等の経時的な変化を把握する。梗塞巣の増大を最小限にとどめ，合併症の予防，再梗塞防止を図ることが重要である。

3 アセスメントのポイント

患者は既往に心房細動を指摘された経験がある。救急外来での心電図所見では心房細動が出現しており，今回の発症が突発的なことから，心原性脳梗塞の可能性が高い。スポーツジムでの運動時に心臓内の血栓が遊離し，塞栓子となって脳動脈に運ばれて閉塞したと考えられる。また，糖尿病の既往と高血圧により動脈硬化が進行していることも考えられる。

1 心電図と心機能

誘因となった心疾患について心電図（ホルター心電図）による検察を行い，心機能に関するアセスメントを行う。また，脂質異常や糖代謝に関する血液検査結果，および危険因子に関する情報を把握し，今後の再発防止につなげる必要がある。

2 脳浮腫と呼吸状態

病巣は皮質領域を含む広範囲に及ぶことが多いため，今後は梗塞像の拡大や脳浮腫の出現が考えられる。意識レベルの悪化や麻痺の進行に注意し，頻繁な観察を行う。また，呼吸状態の悪化が懸念されるため，呼吸状態の観察を行い，異常呼吸の出現に注意する必要がある。

③ 梗塞部位の再開通・出血

　心原性脳梗塞の場合，閉塞した血管が再開通することがある。突然の血管閉塞に対してプラスミンなどの線溶系因子がはたらき，血流の圧力も加わって血栓の溶解が進み，溶解した血栓が移動することで再開通が起こる。不可逆的な変化がなければ，再開通により症状の改善がみられる。しかし，血管の脆弱性により再開通を契機に血液の漏出や出血が起こり，出血性梗塞を引き起こし症状の悪化をきたすことがあるので，注意を要する。

4 対応

① 梗塞拡大と脳浮腫予防

　梗塞の拡大や脳浮腫による頭蓋内圧が亢進する危険性がある。また安静臥床に伴う合併症の危険性があることから，症状の悪化がなく急性期を経過できること，肺炎や褥瘡などの合併症を起こさないことが目標となる。

② 出血傾向に注意

　心原性脳梗塞は，心疾患の治療を行いながら，脳梗塞の治療が開始される。梗塞像の増大や塞栓症の再発を防ぐため全身管理となる。血栓溶解療法（rt-PA）は適用されず，抗凝固療法と抗脳浮腫療法である。出血傾向に留意し，確実で厳重な輸液管理を行う。

③ 呼吸管理

　梗塞巣の拡大，脳浮腫による頭蓋内圧亢進などにより呼吸状態の悪化が予測される場合は，気管内挿管や人工呼吸器装着の準備をしておく。

④ 脳浮腫の予防

　ベッドアップ30度程度に保ち，頭部挙上により脳の静脈還流を促す。脳浮腫対策として高張グリセロールが開始されたため，水分出納バランスや電解質の変化に注意する。

⑤ コミュニケーションツールの検討

　患者は，梗塞部位により失語をきたしており，治療上の理解を求めることは困難な状況にある。患者に合わせたコミュニケーションツールを検討し，患者に行われる治療・検査，処置，看護ケアなどについて十分説明し，同意を得て行うように努める。また，失語や失認，見当識障害などの認知機能の程度によっては，輸液ルートの自己抜去の可能性や，ベッドからの転落が考えられる。

6) 安全の確保

発症間もない急性期においては，抑制グローブや体幹抑制の使用を慎重に検討し患者の安全を確保する必要がある。

7) 合併症の予防

肺炎や褥瘡などの合併症予防のため，気道の清浄化（口腔ケア，喀痰を促す，吸引するなど），体位変換，耐圧分散マットレスの使用，全身の清潔，足浴・手浴，関節運動などの看護ケアを実施する。

［引用・参考文献］

1）太田富雄総編集：脳神経外科学　改訂12版．金芳堂，2016.
2）篠原幸人，水野美邦編：脳神経疾患のみかた ABC．日本医師会，2013.
3）井手隆文他：成人看護学7　脳・神経　第15版．医学書院，2019.
4）北川公子他：老年看護学　第9版．医学書院，2018.
5）日野原重明，井村裕夫編：看護のための最新医学講座　脳・神経系疾患　第2版．中山書店，2005.
6）阿部俊子監・小板橋喜久代，山本則子編：エビデンスに基づく症状別看護ケア関連図　改訂版．中央法規出版，2013.
7）田口芳雄，北原和子編：脳卒中ケアブック―治療からリハビリまで．学研メディカル秀潤社，2012.
8）波多野武人編著：まるごと図解　ケアにつながる脳の見かた．照林社，2016.

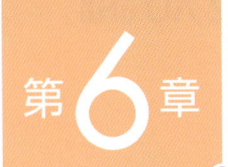

尿と排尿状態の把握と看護

第6章

1 排尿に関する基礎知識

2 排尿状況の把握

3 尿と排尿の観察のポイント

4 臨床にいかす尿や排尿の異常への対応

5 代表的な事例：尿路感染症

排尿に関する基礎知識

　腎臓を含む泌尿器系は，体液の成分，pH，容量，浸透圧のホメオスタシスに関与し，身体の細胞，組織，器官などが正常に機能するための環境維持に貢献している。そのため，尿や排尿状態を把握することは，泌尿器系だけでなく，全身の細胞や組織の状態を知る指標となる。

1. 排尿の仕組みと各器官の役割

1) 排尿の仕組みと各器官の役割

　腎臓で生成された尿は尿管を通って膀胱に貯留する。膀胱内に約200～400mL の尿が貯留すると，膀胱壁の伸展刺激が仙髄（S2・S3）に伝わり，膀胱壁の収縮と内尿道括約筋の弛緩を伴う排尿反射が誘発される。排尿のタイミングは，外尿道括約筋の意識的な収縮と弛緩によって調節される（図6-1）。

2) 尿産生における調節システム

　尿の生産は，腎臓の機能的単位であるネフロン（腎小体と尿細管）と集合管で糸球体濾過，尿細管再吸収，尿細管分泌を経て行われる（図6-2，表6-1）。

　糸球体の1日平均濾過量は男性で180L，女性で150L であるが，尿細管で濾過されたほとんどの栄養素と水の99％は体内へ再吸収される。尿細管や集合管におけるイオンの再吸収や分泌は，血中の pH の調節に関与している。糸球体濾過は，主に輸入細動脈や輸出細動脈の拡張，収縮によって調節されている（図6-3）。

　腎小体に流れ込む血管が拡張すれば，血流量が増え糸球体からの濾過量が増加し，収縮すれば糸球体を流れる血液量が少なくなるとともに濾過量も減少する。

　輸入細動脈の収縮は，多量の血液による血管の伸展に反応する筋原性機序，尿細管を流れるナトリウムイオン（Na^+），塩化物イオン（Cl^-），水の増加に反応する密斑細胞からの一酸化窒素（NO）の抑制，血管を

図6-1●腎臓から尿道までの各器官の機能と排尿反射

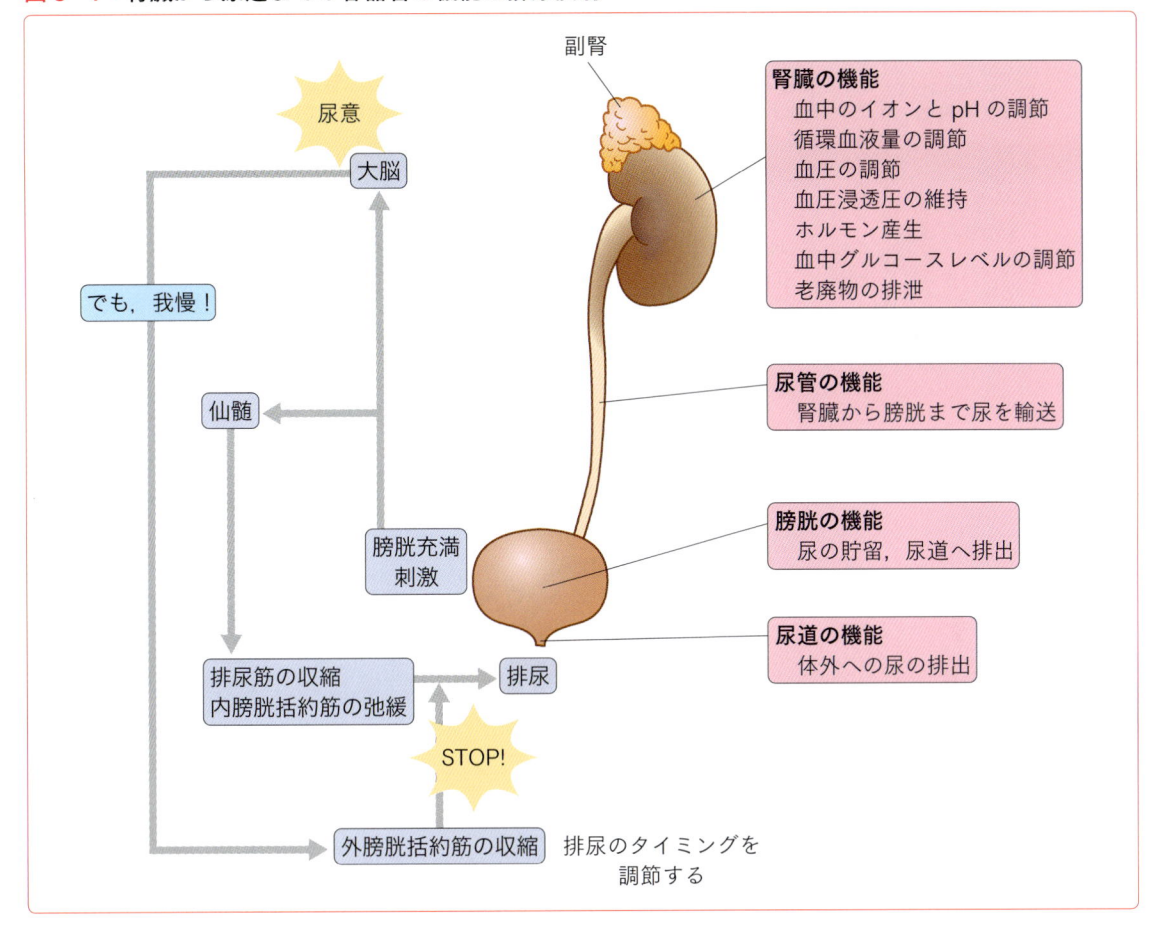

図6-2●腎臓とネフロンの構造

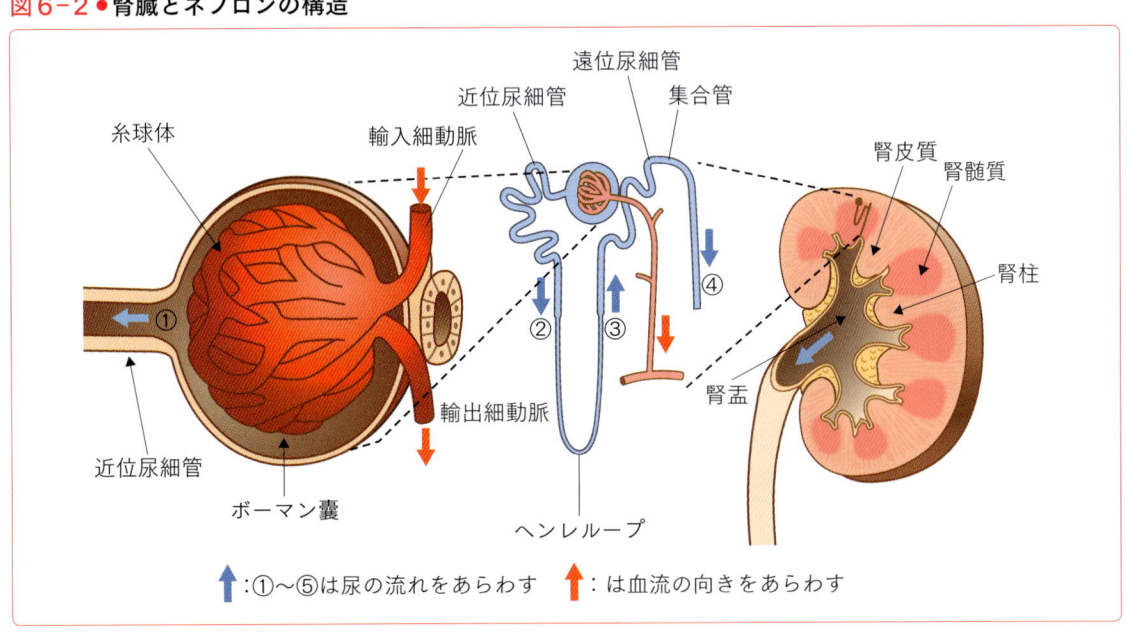

表6-1 ●濾過，再吸収，分泌の際に移動する物質

	濾過・再吸収・分泌される物質やイオン	何らかの問題が起こった場合の代表的事例
糸球体濾過	水，グルコース，ビタミン，アミノ酸，アンモニア，尿素，イオン，低分子のタンパク質	糸球体の血管が破損すると大きな分子が濾過され再吸収できないまま排出される（タンパク尿）
尿細管再吸収	水，アミノ酸，低分子のタンパク質やペプチド，グルコース，アミノ酸，尿素，イオン（Na^+，K^+，Ca^{2+}，Cl^-，HCO_3^-，HPO_4^{2-}など）	濾過されたグルコースの量が多いと尿細管を通過する間に再吸収が間に合わずそのまま尿に排出されてしまう（糖尿）HCO_3^-やH^+の再吸収や分泌が困難になると身体の酸塩基平衡の不均衡が起こる
尿細管分泌	イオン（H^+，K^+，NH_4^+），クレアチニン，その他（薬物，アルコールなど）	

図6-3 ●輸入細動脈の拡張・収縮

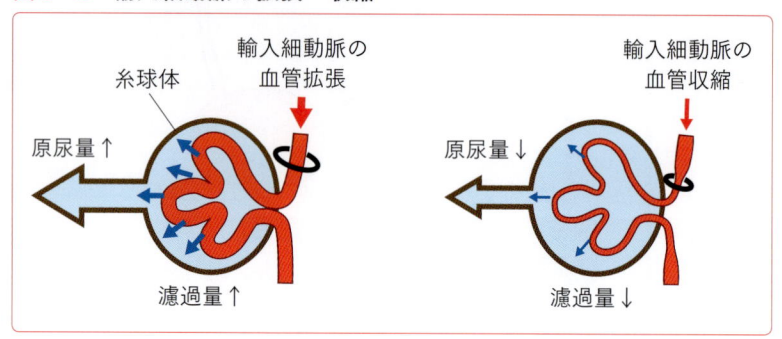

流れる血流の減少に反応するアンジオテンシンⅡのほか，交感神経刺激などが関与している。体内の水分や電解質が失われるあるいは失われそうな場合には，これらの調節システムがはたらき，体外への水分や電解質の排出が抑制され，尿量は減少する。逆に，循環血液量が極度に増加している場合は，心房ナトリウム利尿ペプチドが作用し，濾過に関与する毛細血管の表面積の拡大によって濾過量が増加する。

　糸球体から濾過された原尿は，尿細管，集合管を流れ腎盂に集まる。その間，体内の水分量や電解質が減少するとそれ以上の喪失を防ぎ，浸透圧が高くなると体内への水分を確保し浸透圧を下げるというように，水，電解質，浸透圧を中心にホメオスタシスを維持するような調節が行われる。循環血液量の低下時にはたらくレニン‐アンジオテンシン‐アルドステロン系は，Na^+，Cl^-，水の再吸収，カリウムイオン（K^+）の分泌を促進し，抗利尿ホルモンは水の再吸収に関与する。甲状腺ホルモンは，血中カルシウムイオン（Ca^{2+}）が低下した場合に尿細管から血中に再吸収するようにはたらき，尿量は減少する（図6-4）。

　心房ナトリウムペプチドは，循環血液量の増加に反応してNa^+と水の再吸収を抑制することで尿量の増加を促し，循環血液量を減少させ尿量は増加する（第7章図7-3参照）。

③　尿の生成や排出に影響する要因

　尿の生成と排出に影響する要因は，泌尿器系の各器官によって異なる

表6-2 ● 器官別の尿の生成・排出に影響する要因と病態

器官	尿の生成と排出に影響する要因	要因に影響を及ぼす病態
腎臓	・循環血液量や血液中の膠質浸透圧，電解質，pHの変動，糸球体を通る血液の圧の変化 ・尿細管を通る Na^+，Cl^-，水の量 ・交感神経刺激 ・ホルモン：アンジオテンシンⅡ，心房性ナトリウムペプチド，抗利尿ホルモン，副甲状腺ホルモン	・腎機能障害 ・血圧・腎血流に影響を及ぼす病態 ・血中成分のアンバランス ・交感神経活動の亢進 ・関連ホルモン産生臓器の障害
尿管 膀胱 尿道	・排尿中枢，膀胱内壁や尿道の知覚 ・膀胱壁の伸展性の低下，膀胱や尿道の萎縮 ・排尿筋の亢進や尿道括約筋の筋力低下 ・尿道の閉塞 ・交感神経刺激による排尿筋の収縮	・排尿・排尿反射に関連する神経系の障害 ・炎症による腫脹・結石などの異物 ・高齢化，閉経などのホルモン変化 ・ストレス

図6-4 ● 循環血液量低下時のはたらき

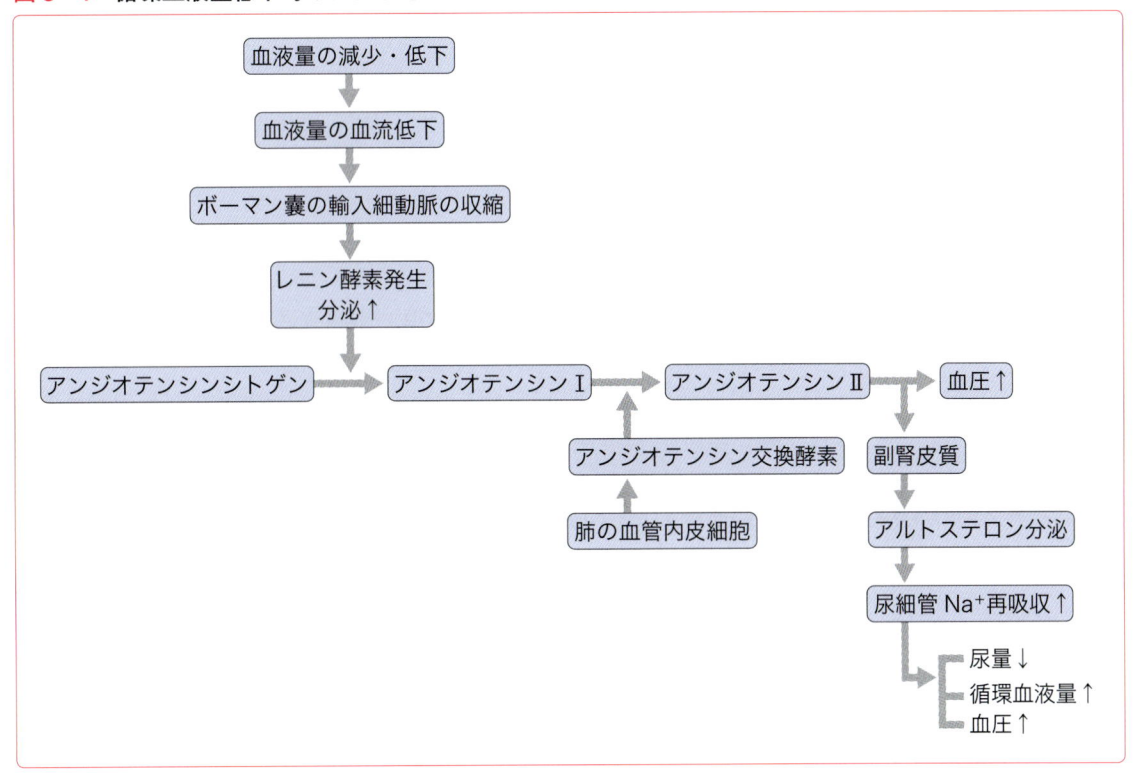

（表6-2）。疾患などで一部あるいは複数の要因が阻害されることによって，尿の異常や排尿の障害が起こる。

尿の生成に問題がある場合は，腎臓の機能障害のほか，循環状態や身体の電解質やpHバランス，ホルモンなど全身的な要因が関連している。尿の排出に異常がある場合は，尿の生成状況のほか，放射線療法や高齢化による膀胱壁の伸展性の低下，妊娠や腹水などの腹圧の上昇や膀胱の圧迫，膀胱壁の感知機能の低下や亢進，排尿反射に必要な神経や排尿中枢の障害，排尿筋や尿道括約筋の収縮力の低下や亢進などの尿管，膀胱，尿道の機能的要因が関連している。

2 排尿状況の把握

1. 尿の検査・測定の基本技術

　検査のため尿を採取することを「採尿」という。尿の検査では，尿を尿カップに採取するのが一般的であるが，検査を必要とする患者の状況や検査の種類によって，採尿の方法は異なる（図6-5）。

1 採尿方法

1 自然排尿

　排尿行動が自立している患者で尿一般検査（尿タンパク，尿糖，潜血の有無など）を行う場合は，自然排尿下で採取する。

　採尿する際は，採尿前に手洗いを行う。出はじめの尿を便器に排出後，採尿カップに中間尿のみを採取し，終わりのほうは採尿カップに入れない。外尿道口周辺部の汚染が顕著な場合は，消毒綿で清潔にしてから採取するように促す。男性の採尿時は，亀頭部が採尿コップに触れないように，包茎の場合は包皮を充分に反転させるようにして採尿するように指導する。

2 導尿

　導尿は，尿閉や神経因性膀胱などで排尿困難がある時や意識障害など本人の意思で採尿できない場合，尿路感染の状況を検査のため無菌的に尿を採取する場合に実施する。採尿は，排尿直後は避け，膀胱内に尿が貯留している時に清潔操作で行う。導尿後は水分摂取を促すとともに，導尿による尿道刺激症状の経過を観察し，感染の予防と早期発見に努める。

3 尿道カテーテル留置

　尿道カテーテルを挿入している場合は，採尿の約1時間前からカテーテルを鉗子などで閉じてから採尿する。尿流出口を消毒してから採取するが，専用の採尿ポートなどがある場合は，そこから同様の操作で採尿

中間尿
尿道口周囲の常在菌の混入を防ぐために，最初の尿を捨てて採尿した尿をいう。

図6-5 ● 採尿カップの種類

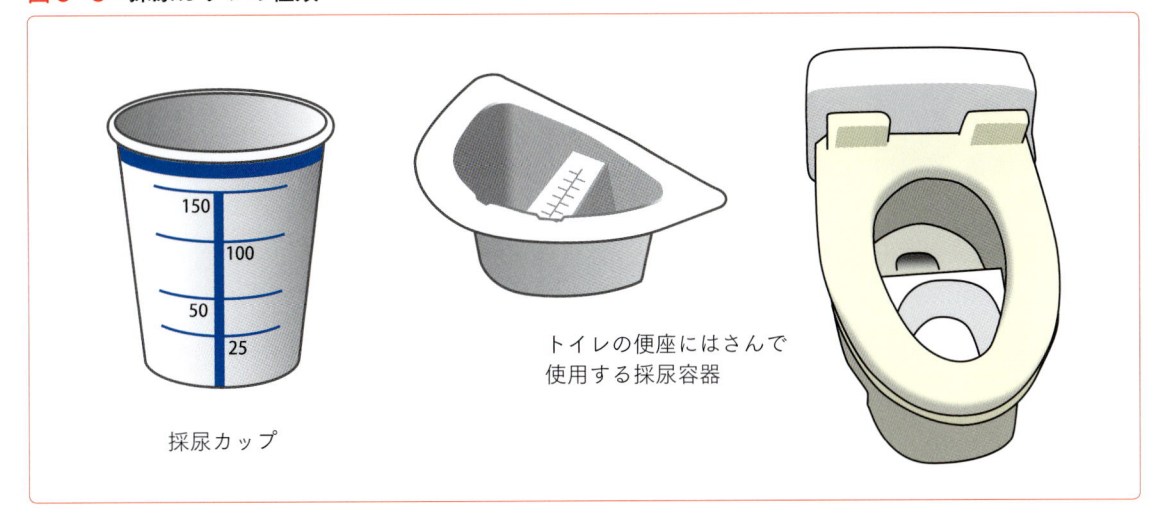

採尿カップ

トイレの便座にはさんで
使用する採尿容器

図6-6 ● 尿道カテーテル

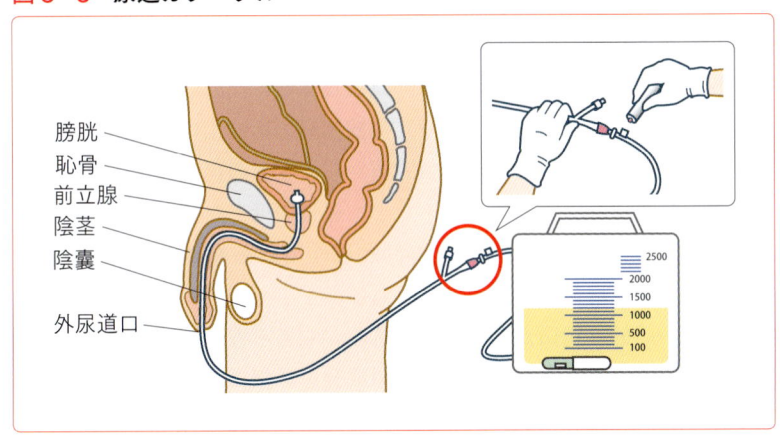

膀胱
恥骨
前立腺
陰茎
陰嚢

外尿道口

表6-3 ● 採尿時間による採尿法

早朝尿	夜間に濃縮されており，尿成分の状態が良い。朝の起床直後に採尿する。飲水や食事の影響を受けない
随時尿	採尿時間が特に指定されておらず，必要時に行うもの。早朝尿より希釈されている場合があるため，化学成分や沈渣成分が少ない
時間尿	特定の時間に採尿する方法。食後2時間尿など
全尿	24時間に排出した尿の全量を蓄尿する。時間経過による成分変化を防ぐため冷暗所に保存し，防腐剤を加える

する（図6-6）。採尿前後は接続部や採尿ポートを汚染しないように注意する。

② 採尿時間に関連する採尿法

尿検査は採尿する時間帯によって値が変化するものがあるため，検査の目的に応じて採尿する時間を考慮する必要がある（表6-3）。

3 尿と排尿の観察のポイント

1. 尿の性状と観察の視点

尿は約95％が水分で残りの約5％はさまざまな溶質や体外成分である。1日の尿量は，健常成人の場合1000～2000mLであるが，さまざまな状況によって変動する。例えば，急激な体温や代謝活動の上昇による発汗量の増加や循環血液量の低下，交感神経の活性化は尿量を減少させる。また，毛細血管における組織間質からの水分の再吸収を阻害するような高血圧や血症タンパクの低下なども尿量の低下を招く原因となる。逆に，過剰な Na^+ 摂取や血糖上昇，利尿作用のある食品や薬剤を使用している場合は尿量の増加が認められる。

尿には一般的な特徴があるため，外観からある程度身体状況を把握することが可能である（表6-4）。尿の成分を詳細にみるためには検尿を行うが，正しい採尿方法で実施しないと，異物の混入や時間経過による一部成分の変性などにより，正確な結果が得られない可能性がある。

表6-4 ● 尿の外観的特徴

項目	性状	特徴
色	黄褐色～淡黄色	尿量や尿回数によって変化する。1回尿量が多い場合は無色に近いが，発汗が多く濃縮されている場合が褐色に近くなる。逆に糖尿病や尿崩症など尿量増加がみられる場合は希釈され，無色に近くなる。出血などにより赤血球が多量に存在する場合は赤みがかった色になる
透明度	排尿直後は透明時間経過により混濁	尿路感染症の場合は，採尿直後から混濁が認められる
におい	排尿時は芳香性時間経過によってアンモニア臭へ変化	尿路感染症が疑われる場合は，排尿直後からアンモニア臭や腐敗臭がある。ケトン臭は甘酸っぱいようなにおいで，飢餓状態の時や糖尿病が重傷化している場合に出現する。ビタミン剤などの薬剤飲用によって尿のにおいが変化することがある

① 正常な尿の外観と異常

　尿の外観は，疾患がない状態でも一定ではない。特に水分摂取や発汗の状態などで変化するため，単に疾患の有無を確認できるのみでなく，体内の水分や循環状態を知るための情報となる。尿の外観を観察する際は，透明な専用のカップなどに採尿するとより正確に観察できる。

② 検尿時の検査項目と時間経過による変化

　体外に排出された尿は，時間が経過すると水分の蒸発や酸化反応などによって成分構成が変化していくため，採尿後速やかに検査をすることが望ましい。また，検査する内容によっては，検査までの保管に特別な処理が必要なものがあるため，尿検査を行う際は検査の目的や方法を理解しておく必要がある（表6-5）。

2 排尿パターンと排尿回数の把握

　対象の排尿パターンや排尿回数を把握すると，1日の尿量や身体の水・電解質の状態をある程度予測することができる。

　排泄パターンは，対象者に確認できる状態であれば尋ね，確認できない場合は，トイレに行く時間やおむつの状況を確認しながら大まかな排泄時間と排泄間隔を把握する。排尿間隔を把握しておくと排泄援助が必要となった場合に，声かけなど事前の対応が可能となる。

　対象者の平均的な1回尿量を把握しておくと，尿回数から1日の尿量を予測することができる。また，身体の水分変動に影響を及ぼす薬剤を使用している場合は，その作用や効果を判断する情報となる。

表6-5●尿検査の項目と時間経過による変化

検査項目	健常時	時間経過による変化
pH	4.5～7.5	尿素分解によるアルカリ性化
尿糖	陰性	細菌の消費により減少
尿タンパク	陰性	————
ウロビリノゲン	陰性	酸化による減少
ビリルビン	陰性	酸化や光分化による分解
ケトン体	陰性	揮発や細菌の消費による減少
潜血	陰性	溶血促進により増加するが，それ以降は減少
白血球数	陰性	長時間放置すると減少
尿比重	1.010～1.030	水分の蒸発による増加
その他	色，におい，透明度は成分の変化や腐敗などにより時間経過で変化	

3 排尿時と排尿後の観察

排泄する様子は，可能であれば観察し排尿行動を含めて情報を収集する。行動障害や排泄時の苦痛などがある場合は，排尿回数や排泄行動，時に飲水状況に影響を及ぼすので状況を常に把握する。

排尿時の音の高低や強弱は，尿道の状態や膀胱の収縮能力，尿量などを予測できる情報となる。排泄時の音は，ある程度離れていても聴取できるため，排泄時に患者の側にいない場合は，ドアやカーテン越しに行う。

残尿感は，排尿直後に恥骨上縁部を圧迫することで有無の自覚を確認できるが，残尿計測器などを使用するとより正確に把握することができる（図6-7）。

4 尿や排尿の異常

泌尿器系を構成する腎臓，膀胱，尿管に何らかの異常や障害が発生した時に，尿や排尿の異常が発生する。これには，尿量の異常，尿回数の異常，尿の成分の異常などがある（表6-6）。

5 排尿に関連したその他の随伴症状の観察

排尿に関する異常の有無と程度を把握するためには，病態や疾患にかかわらず，自覚症状の有無や程度，日常生活におよぼす影響，尿の性状，排尿間隔や排尿回数を含めた排尿状態，水分出納等の情報が必要となる。ただし，排尿はプライベートな行為で，患者は羞恥心を伴うため，排尿に関する観察では特別な配慮が必要となる。また，排尿時の状況を直接観察できない場合は，随伴症状の有無を把握することによって排尿の状態をある程度予測することが可能である。

図6-7 ● 残尿計測器

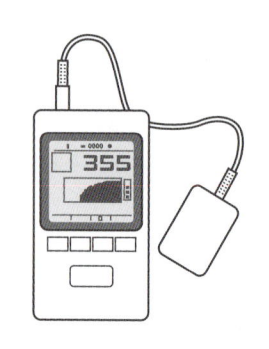

残尿計測器は超音波を使用して体外から残尿の有無を確認できる。患者が苦痛を伴うことなく簡易に測定できる。一時的な計測だけでなく残尿の程度を継続的に把握でき，失禁予防や排尿指導等の看護援助を行う際の指標として用いられる

表6-6 ●尿や排尿の異常

分類と種類		定義	原因と特徴
①尿回数の異常	尿閉	膀胱内の尿が排泄できない状態	前立腺肥大，神経障害，麻酔そのほか薬剤により発生 排尿行為後の残尿感や尿意
	頻尿	昼間頻尿： 覚醒時の尿回数が8回以上 夜間頻尿： 就寝後の尿回数が2回以上	過活動膀胱，膀胱容量の萎縮などの蓄尿障害，尿道閉塞などの尿排出障害により発生 排尿後の残尿感や膀胱内残尿
②尿量の異常	無尿	50～100mL以下/日で尿が生産されない状態	脱水，出血，ショックなど腎血流の減少，腎機能障害により発生 膀胱内の尿貯留や尿意が少ない
	乏尿	400mL以下/日	
	多尿	2000mL以上/日	尿崩症，糖尿病，腎機能障害，その他，多飲など循環血液量の増加により発生
③尿の成分異常	尿タンパク	尿に排出されたタンパク質 試験紙法で10～15mg/dL以上の排出は病的	腎糸球体でのタンパク濾過の亢進，尿細管での再吸収障害などにより発生 その他，激しい運動，ストレスなどで陽性化する
	尿糖	尿中に排出されたブドウ糖 尿内のグルコースが100mg/dL以上の排出は病的	ホルモン異常や膵臓の機能異常などによる血糖値の増加により発生 その他，過食やビタミンCの摂取，腎性糖尿などで擬陽性になることがある
④尿の成分異常	潜血	尿中に赤血球が出現している状態（血尿） 試験紙法で陽性は病的	腎・尿路系の感染症，結石や腫瘍などの組織の損傷，出血性の疾患に関連して発生。その他，尿に月経血が混入した場合にも陽性化する。採尿から時間が経過すると擬陽性になることがある
	ケトン体	試験紙法で陽性は病的	糖質の供給不足や代謝障害により発生。その他，絶食時，肥満，アルコールの多量摂取時は陽性化することがある
	ビリルビン	試験紙法で陽性は病的	血中の直接ビリルビン増加により発生。採尿から時間が経過すると擬陽性になることがある
	ウロビリノゲン	試験紙法で陽性は病的	肝障害などでウロビリノゲン産生亢進や溶血により発生 その他，便秘など腸内容物の排出障害時は陽性化することがある
⑤排尿に関連する異常	排尿困難尿閉	尿が排出しづらい状態を排尿困難といい，尿の排出状況によって，遷延性と再延性に分類される 排尿困難が高度になった状態を尿閉という	尿路の炎症や前立腺肥大などによる尿道の閉塞，神経障害や麻酔等によって，尿は生成されるが排出できない状態の時に発生 また，慣れないベッド上排泄などの際にも起こる時がある
	尿もれ尿失禁	排尿の意思とは関係なく尿が排出される状態	尿道括約筋の器質的・神経的障害，その他，排尿に関連した神経障害時に発生。また膀胱や尿道の機能が正常であっても，知的障害や精神障害，排尿行動に関連した運動障害が尿もれや尿失禁の原因となる場合がある
	排尿痛	排尿時に起こる痛み。疼痛が排尿のどの時期に出現するかによって，初期排尿痛，終末時排尿痛，全排尿痛に分類される	急性膀胱炎や前立腺炎など膀胱や尿路，尿路の周辺組織が炎症を起こしている場合（初期排尿痛），尿道閉塞や尿路結石がある場合に発生

① 排尿困難・尿閉

　排尿困難や尿閉が疑われる場合は，本人の訴えや排尿音の聴取などから，外尿道口からの排出状況を把握するとともに，残尿の有無を観察する。

　また，排尿困難や尿閉には，排尿後にもかかわらず尿が残っている感覚（残尿感）や尿意があり，膀胱内の貯留が顕著になると下腹部の膨隆や腹痛が出現する。そのため，尿閉時には，排尿の状態や尿量，腹部膨満感があるか本人に確認すると同時に腹部膨隆の有無を観察する。正確な残尿の有無と程度は，残尿計測器を使用し確認する。

　排尿困難の場合は，膀胱内の尿貯留のため尿失禁や尿もれが発生することがある。尿失禁や尿もれは，咳やくしゃみ，その他，腹圧がかかるような時に起こりやすいため，観察のポイントを絞って有無や程度を把握する。本人の自覚が明確でない場合は，尿取りパッドなどの使用も有効である。

② 排尿痛

　排尿痛がある場合は，排尿のどの時期に出現するのかを確認する。

　排尿開始時に起こる初期排尿痛がある場合は，尿道炎，前立腺炎，尿道結石などが疑われ，排尿終了時に起こる終末時排尿痛がある場合は，膀胱炎，前立腺炎が疑われる。尿路感染症が重症化した場合は，排尿痛は，排尿開始から終了まで継続する。

　排尿痛は感染や尿管結石のほか，外尿道口の損傷などによる発生も考えられるため，排尿痛がある場合は，尿路やその周辺組織の炎症や感染，損傷の有無を把握し，その時の尿の性状にも注意する。

③ その他の観察項目

　尿の生成や排尿に問題が発生すると，体内の循環状態や血中の成分構成に影響が及ぶ。そのため，血圧や脈拍の観察とともに血圧などの変動時の随伴症状の有無や，体内の水分電解質の変動に関連した浮腫や脱水，電解質異常に関連した観察が必要となる（第7章参照）。

　尿取りパッドや排尿ドレーンを使用しているなどで清潔状況が低下している場合は，陰部の湿潤に伴う掻痒感や発赤などの皮膚・粘膜の炎症症状，尿路感染の有無などに注意する。

　トイレへの移動が多くなるような状況の時には，運動量の増加に伴うエネギーの消耗や関節や筋肉などへの影響も考慮する必要がある。また，夜間の睡眠にも影響を及ぼすため，睡眠不足の症状やそこからくる生活への影響の情報もあわせて観察する。

6. バイタルサインとの関連

1) 血圧・脈拍・呼吸

　尿の生成が障害されることによる循環血液量の増加や膀胱内の充満は，血圧の上昇を招き，排尿痛や腹部膨満感などの本人の苦痛を伴う症状，頻尿などによる睡眠妨害や精神的ストレスに関連した交感神経刺激は，血圧上昇や脈拍増加の引き金になる。

　尿の排出障害で胸水や腹水が発生した場合は，胸水による換気の阻害や，腹水による顕著な横隔膜の可動制限が起こる。その結果，換気機能が低下し，呼吸回数と脈拍が増加する。換気状況は安静時のみでなく，会話時，体動後なども観察し，排泄状況とあわせて経過を把握する。

　尿の排泄異常に伴う電解質の異常は，心筋や呼吸筋，血管の平滑筋にも影響を及ぼし，血圧や呼吸，脈拍の変動の原因となるため，検査結果なども考慮して観察する。

2) 体温

　体温は感染症や炎症に伴って出現するため，炎症発生時のみでなく，発生の可能性がある場合は検温のみでなく，発熱時の自覚症状を含めた観察が必要である。また，脱水や高ナトリウム血症時は，体熱放散が妨げられることによるうつ熱が発生する場合があるため，体内の水分や電解質の状況に注意した観察が必要になる。

3) 意識状態

　腎機能障害に伴う体液量の過剰や，pH，電解質の異常によって，精神障害，意識障害，気分障害などが発生する。

7. その他

　夏場や暖房の使用などによる環境温度の上昇，入浴や運動などによる体温の上昇，過度の精神的緊張がある場合は，発汗の増加に伴い水や電解質がより多く失われ，尿や排尿に影響を与える。そのため身体の状況以外に，環境温度や寝衣・寝具，活動状況などにも注目する必要がある。

　まとめとして図6-8に観察の進行チャートを示す。

図6-8●尿や排尿の観察における進行チャート

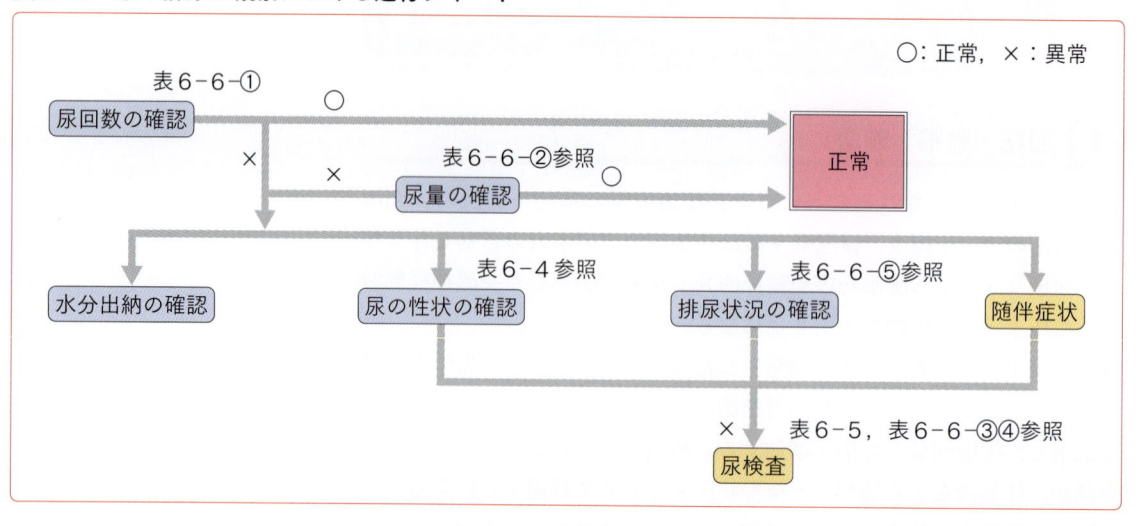

○：正常，×：異常

表6-6-①　尿回数の確認　→　○　→　正常

×　表6-6-②参照　尿量の確認　→　○　→　正常

水分出納の確認　　尿の性状の確認（表6-4参照）　　排尿状況の確認（表6-6-⑤参照）　　随伴症状

×　尿検査（表6-5，表6-6-③④参照）

4 臨床にいかす尿や排尿の異常への対応

尿量に異常がある場合は，水分出納の状況を把握するとともに，水分や電解質の過不足に関連した症状の有無を観察する。電解質のバランス異常の際は，筋系や神経系への影響が出現しやすいため，関連する病態の有無にも注目する。

1. 尿や排尿の異常への対応

排泄は基本的生活行動の1つであるが，排泄行為は羞恥心を伴い，排泄物は汚いものと認識されがちであることから，排泄が障害されたり，排泄行為に第三者が介入することは，対象者にとってストレスになりやすい。そのため，看護者は全般的に羞恥心への配慮を行うとともに，不安やストレスに対する援助が必要になる。

1 頻尿・尿閉（図6-9）

頻尿の際は，尿回数の増加に伴い陰部の湿潤傾向が高まるとともに清潔を保つことが困難となり，皮膚の炎症や損傷をまねくおそれがある。

図6-9 ●頻尿・尿閉時の観察

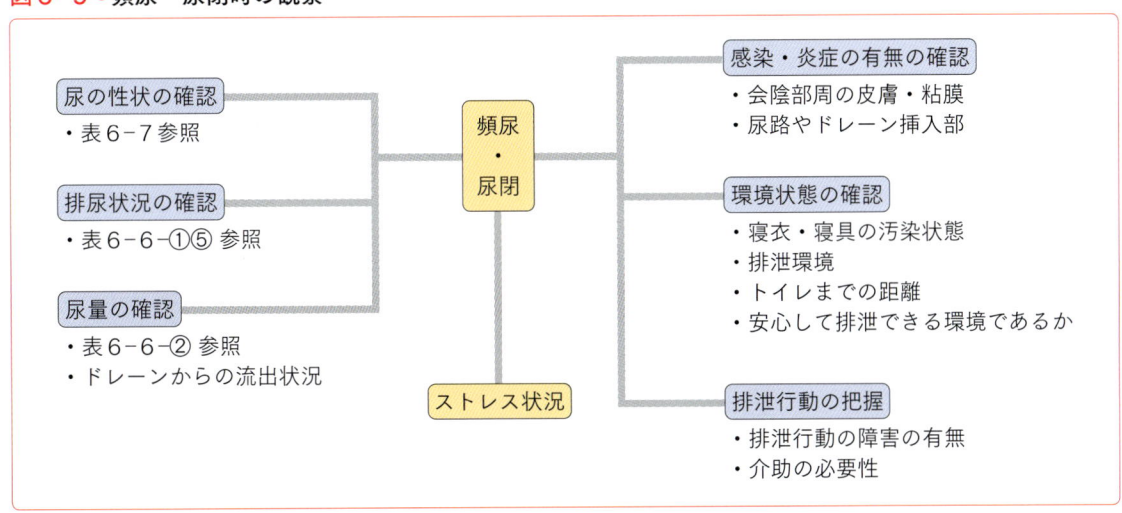

尿閉の場合は尿量の減少に伴って自浄作用が失われ，感染の危険性が高まる。そのため，排尿の状態や尿量，関連する身体症状の程度と経過を観察するとともに，会陰部を中心とした皮膚状態の把握と清潔維持に努める。

　頻尿や尿閉で残尿感や残尿があり排尿行動を繰り返す場合，トイレへの移動などの排泄行動自体が困難な場合，エネルギーの消耗を避ける必要がある場合などは，トイレに行くことへの負担を軽減できるよう，トイレの近くに部屋を移す，ポータブルトイレを使用するなどの工夫を行う。あわせて，より安心して排泄できるように，排尿時後の環境調整を行うとともに，自立排尿ができない場合など，精神的負担を軽減できるよう排尿の予定時間を予測し看護者側から声かけを行う等の配慮が必要である。

　患者によっては，尿回数や尿量を少なくするため飲水量を自主的に制限することがあり，脱水や尿路感染症の発生を予防するため，水分摂取量にも注意しながら水分不足にならないような配慮も必要である。

　排尿回数の増加や精神的ストレスで夜間の睡眠が阻害される場合は，睡眠障害とそれに続く交感神経亢進に関連した症状を引き起こすため，睡眠状態を把握するとともに，睡眠前には利尿作用があるお茶やコーヒーなどの摂取制限や睡眠中の保温に努め，夜間の尿回数を少なくできるような指導・援助を行う。

　また，尿閉時には膀胱留置カテーテル，尿道拡張ブジーの挿入，膀胱瘻の造設を行う場合があるので，実施前後の観察や援助を行い，苦痛の軽減や異常の早期発見に努める。

② 血尿

　血尿は，尿中に赤血球が出現している状態であり，外観で血液の混入が確認できる肉眼的血尿と，外観からでは確認できない顕微鏡的血尿に分類される。肉眼的血尿は，含まれる赤血球の数に応じて色調が変化する（表6-7）。

　血尿が持続している場合は，貧血や抵抗力の低下を招くため，循環動態の変化や呼吸状態，皮膚・粘膜他の炎症症状の有無などの観察が必要となる。貧血がある場合は，ふらつきや転倒予防，感染予防に努め，安静などの援助が必要となる。また，血液の混入が多い場合は，凝血塊が

表6-7 ● 血尿の性状と表示

表示	性状
±	尿の色調がわずかに赤い，あるいはほとんどわからない
＋	尿の色調が赤く，透明度があるもの
＋＋	尿の赤色はより濃く，透明性がないもの
＋＋＋	尿が血色であり，血塊が混入しているもの

図6-10●血尿時の観察

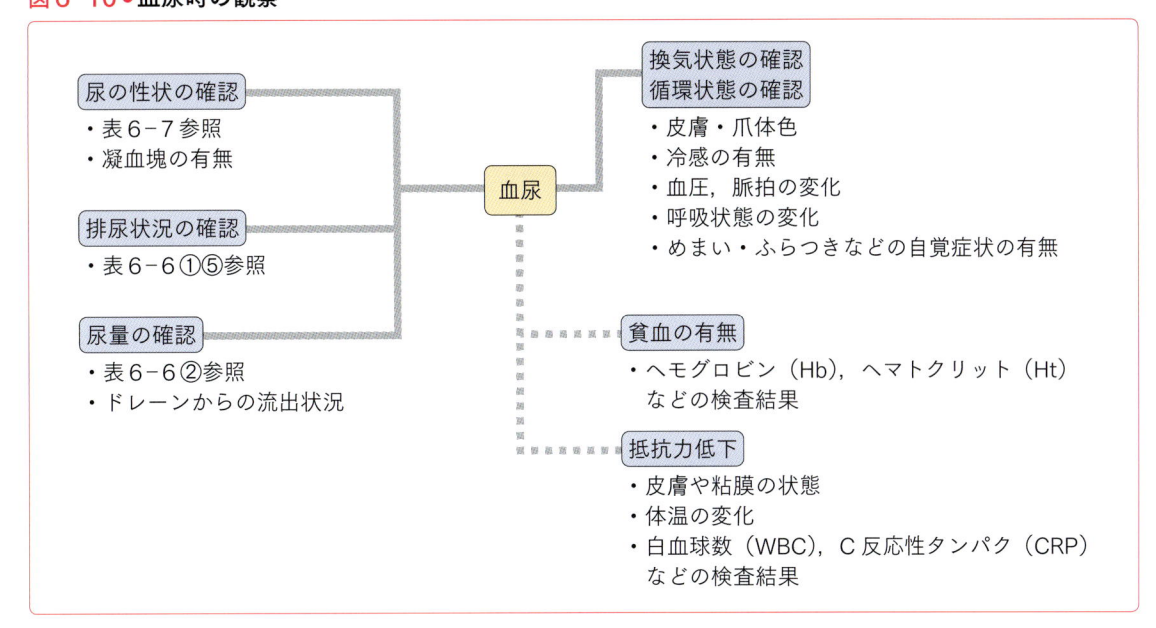

形成されやすく，尿道を閉塞し排尿困難を引き起こす膀胱タンポナーデの危険性が高くなる。そのため，尿は色調のみでなく，透明度や凝血塊の有無に注意するとともに排尿状況や尿量，腹部症状などにも注目して経過観察し，充分な尿量を確保できるよう水分摂取を促す（図6-10）。必要時は膀胱カテーテルの留置とそれに関連した援助を行う。

④ 多尿，乏尿，無尿

　尿量異常には多尿，乏尿，無尿がある（191ページ表6-6）。

　多尿は，尿細管の再吸収が障害されることにより起こる。通常，夜間は尿量は減少するが，日中と同じような尿量となることを夜間多尿という。乏尿は，腎臓の尿産生の機能が障害されて起こる。無尿は，極端な尿量減少をきたした状態である。

　多尿では，皮膚粘膜の乾燥，口渇，倦怠感などの症状が出現する。乏尿，無尿では，体重増加，浮腫，血圧上昇などが出現する。継続すると，腎機能の著しい低下をまねき，尿毒症に注意する。

　多尿や乏尿が継続すると電解質のバランス異常のおそれがあるため，電解質の状況に注目し，食事や電解質の補助食品などの工夫と指導を行う。

　その他，乏尿の場合は，腎血流の保持のための安静への援助や尿量減少に伴う尿路感染症の予防などを実施する。

5 代表的な事例：尿路感染症

1 事例紹介

　Fさん，20歳代の女性。

　数日前から排尿開始時に痛みが出現していたが，仕事が忙しく市販薬で様子をみていた。夕方から39.0℃代の発熱と腰・背部痛が出現したため受診した。来院時は，発熱や腰・背部痛も持続しており，倦怠感も訴えていた。排尿痛や残尿感が強く，トイレに行くまでに失禁することがあるため，生理用ナプキンを使って汚さないようにしているとのことであった。尿所見では尿タンパクと潜血，白血球の陽性反応が認められた。診断は腎盂腎炎。

2 観察のポイント（図6-11）

　腎盂腎炎は，尿路感染症の代表的な疾患である。原因となる病原体は，グラム陰性桿菌である腸内細菌がほとんどであり，細菌により引き起こされた腎盂腎杯や腎実質の炎症のことをいう。多くの場合，細菌が尿道口から膀胱，腎臓へと上行性に感染する。通常は尿排泄という自然な生理的作用により少数の細菌は増殖前に体外へ排出され，感染を起こすことはない。しかし，尿排泄量の減少，尿停滞に加え，感染防御機構や免疫機構の脆弱化があると感染が成立する。

　急性腎盂腎炎は，女性に頻発する感染症という特徴がある。女性特有の解剖学的特徴が発症に関与している。つまり，肛門から膣前庭部，外尿道口へと腸内細菌（大腸菌が最も多い）が侵入し，尿道口が短い（4〜5 cm）ため容易に膀胱内へ侵入する。また性的活動期にある女性は性行為により細菌の膀胱内への侵入が助長される。

1 排尿状態と腹部症状

　急性腎盂腎炎の炎症所見として腎盂と腎杯に発赤，浮腫，細胞浸潤が認められる。症状は，発熱（高熱），悪心・嘔吐，全身倦怠感などの全

図6-11●事例に対する徴候・ケア関連図

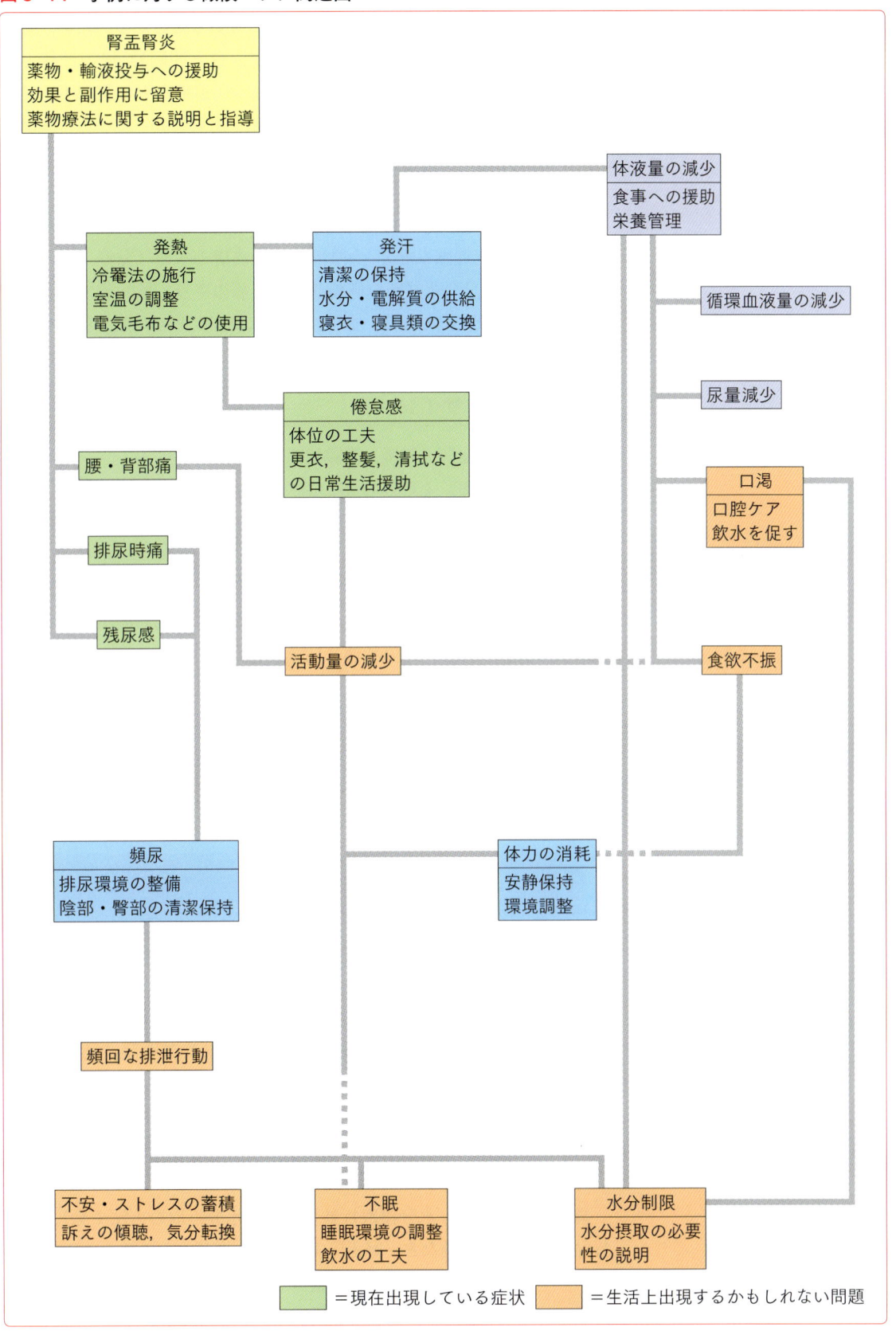

身症状に加え，腎部痛，背部から側腹部の叩打痛などの局所症状や，尿混濁・膿尿が認められる。膀胱炎を併発していることが多いため，排尿時痛や残尿感，頻尿の有無と経過（排尿回数と間隔），尿の性状と量（1回量，1日量）と，腹部膨満感，腹痛，圧迫痛などの腹部不快感の有無と程度を観察する。

② 炎症症状に関連する観察

炎症症状に関しては，体温上昇の有無と経過，発熱の随伴症状（顔面紅潮，発汗，倦怠感など），会陰部周囲の皮膚の状態（発赤，びらん，出血の有無など），背部から側腹部の叩打痛の有無，尿一般検査，尿細菌培養による原因菌の同定，血液検査では炎症反応の有無，貧血や栄養状態などを把握する。

③ バイタルサイン

体温，脈拍，血圧，呼吸，意識状態，尿量を把握する。

頻尿や排尿時痛，その他の炎症症状，睡眠不足やストレス等による交感神経刺激の亢進や発熱などに関連し，換気量亢進，血圧上昇，脈拍や呼吸数の増加が認められる。

電解質バランス異常は，血管の平滑筋や心筋，呼吸筋などにも影響を及ぼすため，血圧，脈拍，呼吸の変動に注意する。高熱の場合や高度な電解質の異常の際は，意識状態に注意する。

④ 日常生活行動

日頃の排尿行動や水分摂取行動，食事摂取状況，食習慣，清潔行動など，日常生活行動についても詳細に把握することで，二次感染や再発防止に役立てることができる。

3. アセスメント

Fさんは，膀胱炎の症状が出現しているにもかかわらず，仕事の忙しさから市販薬の服用により"経過をみる"という行動をとっている。安静にすることができず，また市販薬の効果はみられず，上行性感染により腎盂腎炎を発症したと考えられる。39℃代の発熱や腰背部痛，血液検査・尿検査の結果などから，炎症所見が認められる。また，排尿時痛や残尿感，尿失禁などから膀胱炎症状が強いと考えられる。

① 排尿行動と清潔行動

排尿や排尿行動，水分摂取行動（日頃の水分摂取の方法や量），清潔行動，発症前の行動など，腎盂腎炎の発症に関連したと思われる内容についてアセスメントを行う。特に排尿後の陰部の拭き方や洗浄方法などの排尿に関連した習慣，排尿を我慢する傾向があるか，また生理用品や

おりもの専用パッドの使用状況，睡眠不足の有無，活動と排泄の関連，その他の環境的な問題はないかなど，関連する要因をアセスメントする。

② 易感染状態と再発防止

既往歴に関しては，腎・泌尿器疾患，易感染状態が疑われる疾患（血液疾患，糖尿病など），循環器系の疾患，治療中の疾患などを把握し，易感染状態の有無や程度についてアセスメントする。さらに発症の理由や原因について患者自身どのように考えているかを把握し，日頃の排尿行動や清潔習慣等から再発防止のためのアセスメントを行う。

4 対応

① 安静と水分補給

まず安静に保つことで体力の消耗を最小限にし，苦痛の緩和を図ることが重要である。尿量の確保のための水分補給を行う。これは，尿路内の細菌の増殖を防ぎ，尿とともに排泄を促すためである。また脱水の対策として経口摂取を促す。経口摂取ができない場合は補液することがある。局所の清潔を保持し，二次感染の予防と早期回復を図る。

② 輸液管理と確実な薬剤投与

安静を保ちつつ，抗菌薬の経口投与が開始される。確実に服用できるように服薬管理を行う。重症時は点滴静脈注射により投与されることがあるので，輸液管理を行う。

③ 苦痛の緩和

排尿時痛や腰背部痛，倦怠感など苦痛が伴うので，消臭やプライバシーへの配慮を行い，苦痛の軽減を図る。疾患や治療，検査などの不安や心配なことなどを確認し，患者の訴えを傾聴する。検査や治療などについての説明は丁寧に行う。

④ 皮膚の保護

頻尿のため湿潤状態になりがちな陰部の皮膚は脆弱化し，易感染状態である。頻回の排泄時の摩擦により，陰部の皮膚を損傷する可能性がある。また，尿量の減少，膀胱留置カテーテル，紙おむつ，ナプキンなどの使用は，尿路感染のリスクを高める。

⑤ 日常生活の援助と危険の防止

発熱，頻回のトイレ移動による消耗や睡眠障害は，倦怠感を増大させふらつきを助長する。履物などにも注意し，急な尿意にあわてて行動す

る際の危険性を予防する。

　また，発熱や頻回のトイレ移動は体力を消耗させる。活動の制限や日常生活行動が最小限のエネルギーで行われるような配慮が必要である。体内の代謝活動を最小限にするため，気温や寝具など体温調節への配慮の他，食事や入浴，シャワー浴など，代謝が過剰に活発化しないような工夫も必要である。

6 生活指導

　再発防止のための生活指導は，感染源と感染予防についての指導が必要である。例えば，尿量確保のための水分摂取，排尿を我慢しない，陰部の清潔保持の方法，バランスのある栄養価の高い食事や睡眠・休養をとる，などの日常生活を送るうえで工夫するように指導する。また，今回尿漏れに対して生理用ナプキンの使用していたことから，尿漏れ時の適切な使用方法についても指導する。

尿取りパッド

少量の尿漏れの場合は，生理用ナプキンで代用できるが，装着したままではむれが生じる。尿取りパッドのほうが水分を固形化し，表面に水分が戻らないのでむれが生じないため，正しい使用をすすめる。

[引用・参考文献]

1) 関口恵子，北川さなえ編：根拠がわかる症状別看護過程―こころとからだの69症状・事例展開と関連図　改訂第3版．南江堂，2016.
2) 高木永子監：看護過程に沿った対症看護―病態生理と看護のポイント　第4版．学研メディカル秀潤社，2010.
3) 角田直枝：膀胱・尿道・生殖器系に疾患をもつ人への看護．中央法規出版，1998.
4) 甲田英一・菊地京子監：腎・泌尿器疾患―疾患の理解と看護計画．学研メディカル秀潤社，2013.
5) 小池五郎：水．新看護学　専門基礎〔3〕薬物と看護　食生活と栄養　第11版．p202，医学書院，2003.
6) 奥宮暁子ほか編：症状・苦痛の緩和技術．中央法規出版，1995.
7) 矢野理香：水・電解質・内分泌系の異常と看護．pp40-46，中央法規出版，1999.
8) 桑木共之・他編訳：トートラ人体の構造と機能　第4版．丸善出版，2012.

第7章 体液バランスの把握と看護

1 体液および水分出納

2 水分出納を把握するための基本技術

3 体液バランスの失調と把握のポイント

4 臨床にいかす体液バランス不均衡への対応

5 代表的な事例：下痢を繰り返す高齢者

 体液および水分出納

身体は，体重の約60％が水分で構成されている。身体のなかの水分すなわち体液は，身体を構成する細胞一つひとつのなかや，細胞間や組織間にあるため目に見えず，通常その存在を意識することはない。しかし，そのわずかな間隙にある体液によって細胞は生かされ，正常に機能することができる。そのため体液バランスは，身体内の組織や器官が正常に機能できる状態であるかを評価する指標となる。

1. 体液とは

体液は，身体を構成する液体の総称で，大きく細胞内液と細胞外液（間質液）に区分される。体液は水と溶質からなり，そのバランスは体細胞が適切に機能するために常に制御されている（図7-1）。

細胞内液は，細胞質内に存在する液体である。細胞外液は，主に細胞を取り囲む間質液と血漿で構成されているが，その他リンパ，脊髄液，胸膜腔や腹膜腔などに存在する漿液，関節間にある滑液なども細胞外液に分類される。

図7-1 ● 体液成分

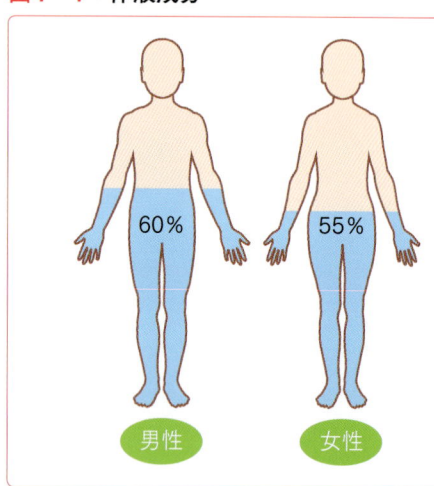

▶身体の体液成分は体重の 55 ～ 60％
女性より男性が多く，脂肪が多い人より少ない人が体重に対する水分の割合が高い
新生児や乳児は約 70 ～ 80％，高齢者では約 50％と年齢によって変動する

▶体液成分の 2/3 は細胞内液，1/3 は細胞外液

▶細胞外液全量の 80％は間質液，20％は血漿

男性　60%　女性　55%

図7-2●水分不足時の調節

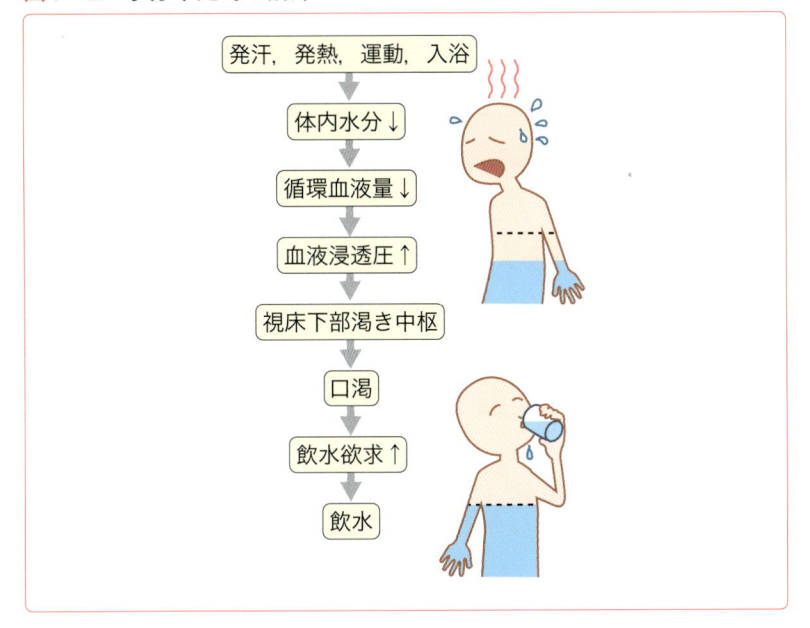

2 水分出納

　水分出納は，身体における水の出入りのことをいう。身体に入る水分（Input）の主な内訳は，液体や食物からの摂取（1100〜2500mL）や身体内で起こる生化学的な反応によって得られる代謝水（150〜300mL）である。一方，身体から出る水分（Output）は，尿（500〜1500mL），便（約100mL）による排出，皮膚からの蒸散（約600mL），呼吸時の水蒸気としての排出（約300mL）などがあるが，例えば多量の発汗後には尿量が減少するように，状況に応じてその割合が変動する。正常であれば身体に入る水分量と身体から出る水分量はほぼ同じである（209〜211ページ参照）。

3 体内への水分の出入りに関連する調節機構

　体内の水分が不足した場合は，体内に水分を獲得する方法と体内の水分の喪失を防ぐ方法の2つによって調節される。

　体内への水の獲得は，口からの摂取と代謝水による。代謝水は，体内の細胞がグルコースなどの栄養素からATP（アデノシン三リン酸）を産生する際に発生する水分であり，体内の水分の増減にはあまり影響を受けない。そのため，体内の水分が不足した場合の水分獲得は，口腔からの摂取が中心的役割を果たす。通常，運動や入浴後，発熱時など大量に発汗し体内の水分が減少すると，口腔内の乾燥や循環血流量の低下とそれに続いて血液浸透圧が上昇する。それらが視床下部の渇き中枢を刺

図7-3 ●水分過剰時の調節

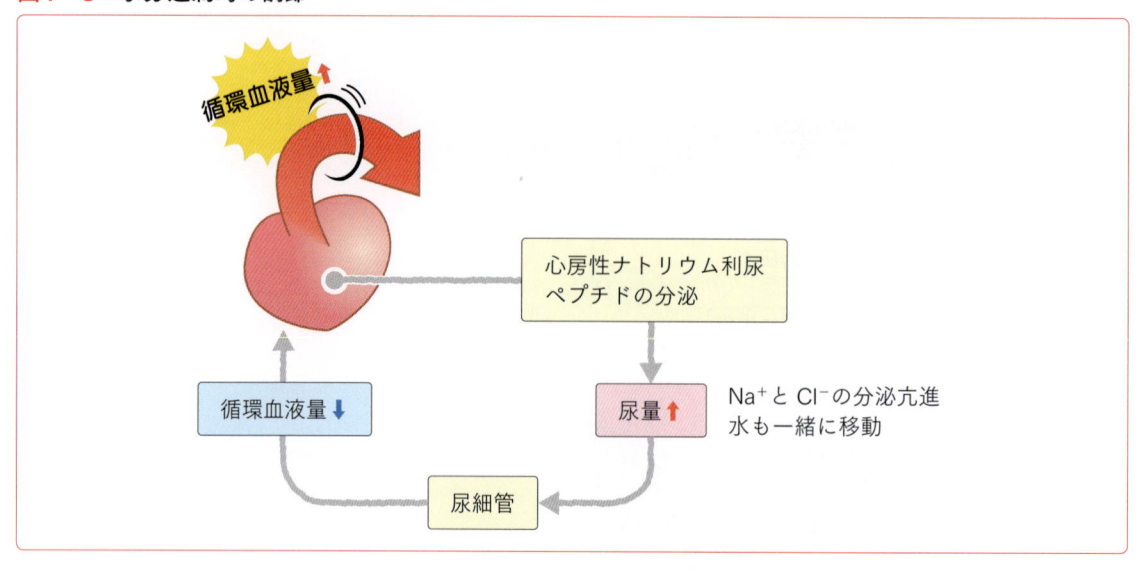

表7-1 ●水や電解質の調節に関連するホルモン

尿量に影響するホルモン	放出を促す刺激	反応
アンジオテンシンII	循環血液量の減少（脱水，出血 Na^+ 減少など）血圧低下	水，Na^+ 他の溶質の再吸収の増加，血液量と血圧の増加
アルドステロン	血漿 K^+ の増加	水，Na^+，Cl^- の再吸収，K^+ の分泌，血液量と血圧の増加
抗利尿ホルモン	細胞外液の浸透圧の上昇（脱水，出血，下痢など）	水の再吸収の増加（高濃度分泌の場合）血管の収縮
心房性ナトリウム利尿ペプチド	心房の伸展	Na^+ の排泄増加，尿量増加 血液量と血圧の減少
副甲状腺ホルモン	血漿 Ca^{2+} の低下	Ca^{2+} の再吸収

激するため，飲水欲求が高まり，飲水行動によって水分が供給される（図7-2）。

　水の喪失の調節には，アンジオテンシンII，アルドステロン，抗利尿ホルモンが関与している。渇き中枢への刺激，血液浸透圧の増加，循環血液量の減少が，ホルモンの分泌を促す。アンジオテンシンII，アルドステロンは，ナトリウムイオン（Na^+）と塩化物イオン（Cl^-）の再吸収を促進させ，これらの溶質とともに水分も体内へ再吸収される。抗利尿ホルモンは，集合管からの水の再吸収を促進することで，尿量を減少させ水分の喪失を防ぐ。

　体内の水分量が過剰な場合は，循環血液量が増加するため心房の伸展受容器を刺激し，心房性ナトリウムペプチドが放出され，Na^+ と Cl^- の尿細管分泌の亢進とともに水が尿中に移動する（図7-3）。その結果，尿量が増加して循環血液量が減少し，血圧は低下する。また，循環血液量の増加は，アンジオテンシンIIの生成を抑制し，Na^+ と Cl^- の再吸収

図7-4 ●毛細血管と組織間における体液の移動

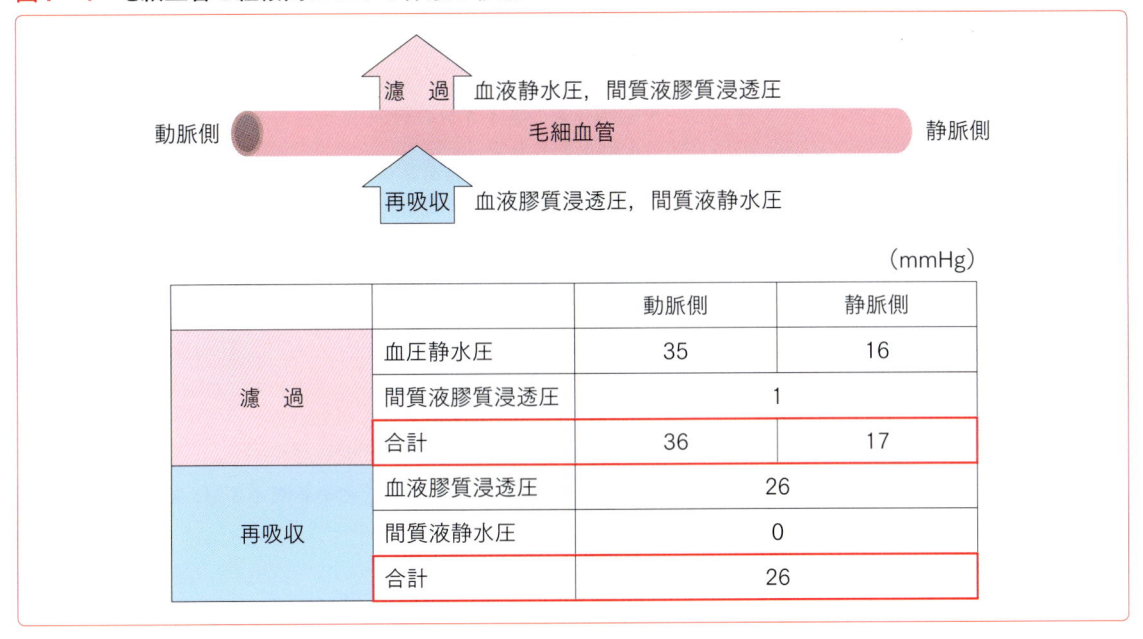

量を減少させることで，尿中により多くの水と電解質が排出される（**表7-1**）。

4. 毛細血管と組織間における体液の移動

　毛細血管と組織間における体液の移動は，血液と組織間液の静水圧と膠質浸透圧によってバランスが保たれている。血管から間質液への体液の移動を「濾過」，間質液から血管への体液の移動を「再吸収」という（**図7-4**）。

　2種類の圧力の影響で，結果的に動脈側では濾過の力で間質側へ水の移動が起こり，静脈側では再吸収の力で血管内に戻る。正常であれば動脈側で濾過されたほとんどは，静脈側で再吸収される。

5. 身体における電解質の機能

　体内の電解質には，Na^+，Cl^-，K^+，HCO_3^-，Ca^{2+}，HPO_4^{2-}，Mg^{2+}などがある（**表7-2**）。各電解質は，細胞の内外に特定の割合で存在し，浸透圧，酸塩基平衡の維持，神経インパルスの発生や筋収縮，血液凝固等，生命活動において重要な役割を果たしている。そのため電解質は，身体の状況に合わせて微細に調節されながら常に変動している。

表7-2 ●細胞の内外に存在する電解質

電解質	血漿中の基準値 （mEq/L）	機能
ナトリウム（Na⁺）	136 〜 148	・細胞外液の陽イオンの約90％を占める。電解質バランスの中心的役割をもつ ・ニューロンや筋繊維のインパルスの発生や伝導に関与している ・調節は，アルドステロン，抗利尿ホルモン，心房性ナトリウム利尿ペプチドが中心となる
塩素（Cl⁻）	95 〜 105	・細胞外液の陰イオンで最も多くを占める ・酸塩基平衡に関連した役割をもつ ・調節は，抗利尿ホルモンが関与する
カリウム（K⁺）	3.5 〜 5.0	・細胞内液の陽イオンで最も多くを占める。ニューロンや筋繊維の静止膜電位や再分極に関与している ・調節は，アルドステロンが中心となる
炭酸水素（HCO₃⁻）	動脈血：22 〜 26 静脈血：23 〜 27	・細胞外液でCl⁻の次に多くを占める陰イオン。酸塩基平衡に関連した役割をもつ ・腎臓が主な調節器官である
カルシウム（Ca²⁺）	4.5 〜 5.5	・約98％は骨や歯に結晶化して存在する ・神経伝達物質の放出，ニューロンや筋繊維のインパルスの発生や伝導，血液凝固，骨や歯の密度，酵素活性，ホルモン分泌に関連した役割をもつ ・調節は，副甲状腺ホルモンとカルシトニンが関与する
リン酸 / リン酸水素 （HPO₄²⁻）	1.7 〜 2.6	・Ca²⁺と結合して骨や歯に存在する ・酸塩基平衡に関連した役割をもつ ・調節は，副甲状腺ホルモンとカルシトリオールが関与する
マグネシウム（Mg²⁺）	1.3 〜 2.1	・骨基質（約54％），細胞内液（約45％），細胞外液（約1％）に存在する ・神経や筋の活動，心筋の収縮，副甲状腺ホルモンの分泌に関与する

2 水分出納を把握するための基本技術

　水分出納の計測を行う場合は，身体の水分量が一定に保たれているかを把握するため，特定の時間から24時間経過したところまでの身体に入る量（Input）と排泄量（Output）の総量を算出する（図7-5）。水分出納は，バランスシートなどに詳細を記録して把握する（図7-6）。

1. 身体に入る水分（Input）の把握

1）飲水量の測定

　飲水が自立している場合は，その人が使用しているコップや茶碗などの容量をあらかじめ計測しておき，それで何杯飲んだかを確認して総量を求める。あるいは，容量の多い容器に半日～1日分の飲料物を準備し，そこから飲むようにすると飲水量が確認しやすい。

図7-5 ● 水分出納バランス

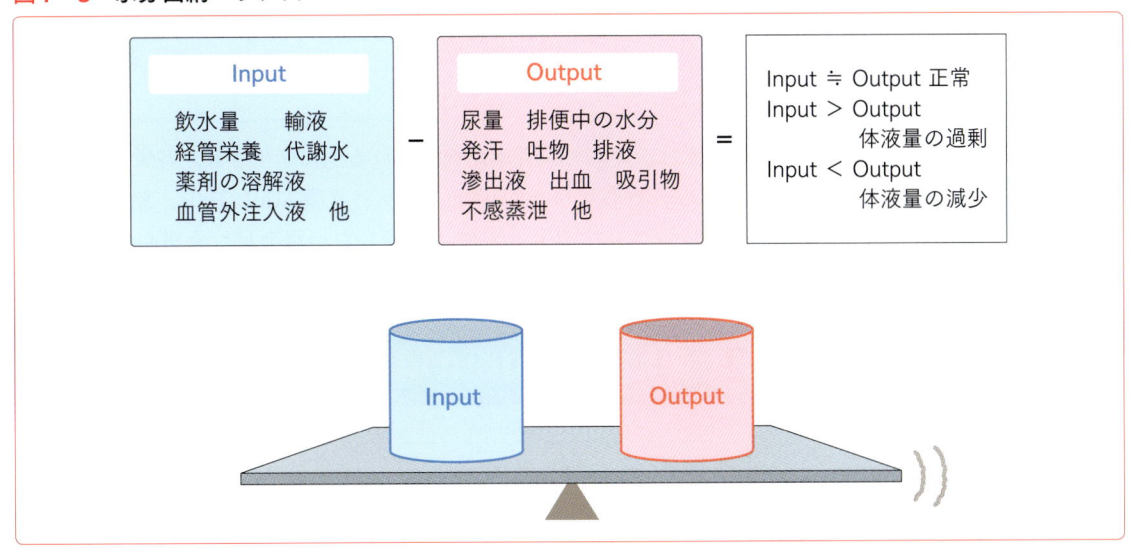

図 7-6 ● バランスシートで把握

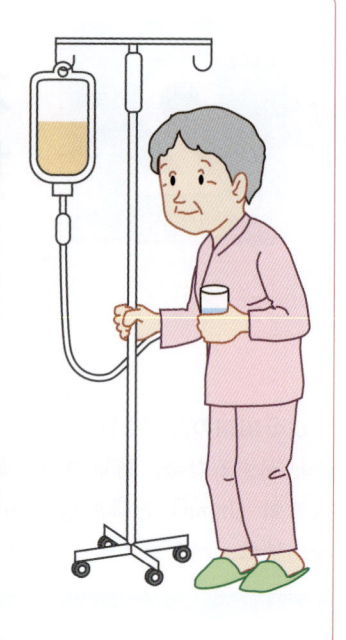

時間	Input			Output	
6:30	お茶	100	尿		250
7:30	お茶	100			
	水	100			
8:45			尿		250
			排便		100
11:00	お茶	150			
11:45					
12:30	お茶	100	尿		250
	水	50			
14:15	コーヒー	200			
15:00			尿		200
16:00	水	50			
17:00	お茶	100			
	水	100			
17:30			尿		200
20:00	水	100			
21:00			尿		200
2:00	水	100	尿		200
	代謝水	200			
	輸液量合計	400	不感蒸泄		600
	食事	800	排液量		300
	合計	2650	合計		2550

○月　△日　（＊）

②　食事の水分量の測定

　通常，食物中に含まれる水分量は約1000mL/日，あるいは食品2000kcal中に800mLとされている。治療のため特別食を摂取している場合は，食事箋に明記されている水分量を参考にできる。

③　輸液量の測定

　特定した時間から24時間内に体内に入った輸液量を計算する。その際に点滴内に入れるアンプルやバイアル用の溶液，静脈注射用の薬液なども忘れずに加算するようにする。

④　代謝水

　代謝水は，体内で栄養素が代謝される際に産生され，各栄養素によって異なる。糖質は60mL/100g，タンパク質41mL/100g，脂質では107mL/100gとされており，正確に把握したい場合は，食事や輸液に含まれる栄養素を含めて計算する必要がある。

② 排泄量（Output）の把握

①　尿量

　1日の全尿を蓄尿して尿量を把握する場合，特定の時間から24時間

を経過した時点での尿量を確認する。全尿蓄尿する必要がない場合は，1回尿量を随時記録し，24時間の合計量を算出する。そこまで詳細にする必要がない場合は，1回尿量を2～3回あらかじめ計測し，その量をふまえ，1日の尿回数から予測することも可能である。

2) 便の水分量

通常，便に含まれる水分は重量の約80％とされている。軟便～水様便の場合は80～90％に増加し，硬便の場合は重量の約60％まで減少する。便に含まれる水分量の詳細を把握したい場合は，便の重量を計測し，性状に応じて算出する。

3) 不感蒸泄量

不感蒸泄は自覚を伴わない皮膚や気道からの水分の喪失である。身体の代謝状況によって正常な状態でもある程度の変動がある。成人では0.5～0.6mL/kg/時（乳幼児：1.0～1.3mL/kg/時）で算出され，体温が37.0℃を超える場合は1℃上昇ごとに15～20％増加すると考えられている。

4) カテーテルからの排液量

カテーテルからの排液は，特定した時間に計測する。排液バッグや排液ボトルは多くの種類があるため，それぞれに応じた計測を行う。バッグ内の排液を空にせず計測を行う場合は，最終計測時の排液境界線に印と計測時間を記載し，排液状況の時間経過を把握する。

5) 滲出液・出血，吐物

創傷部からの滲出液や出血，吐物は，あらかじめ創傷部を覆うガーゼなどの衛生材料や膿盆などの重量を計測し，総量から差し引く。計測は速やかに行う必要があるが，計測までに時間がかかる場合は蒸発による変動を防ぐため，ビニール袋に入れるなどして対処する。

3 体液バランスの失調と把握のポイント

　細胞の内外に存在する水や電解質は，調節システムによって絶妙なバランスで調節され，体内の細胞や組織の活動は，体液環境が適正に維持されることによって保証される。水分量の過不足に関連した浸透圧の過度の変化は細胞を傷害し，電解質の異常は，細胞における物質交換をはじめ，pH の調節，神経インパルスの発生や伝達，筋収縮などを障害する。そのため，体液バランスが失調すると身体全体に影響が及び，循環や呼吸，神経・運動器系そのほか日常生活活動のあらゆる面において支障をきたすこととなる。したがって，体液バランスが維持されているか常に把握する必要があり，異常の早期発見に努める。また，体液バランスが失調した場合は，状態や経過を正しく観察し，体液バランスの改善や日常生活の援助に活用する。

1. 浮腫

　浮腫は，体液，特に組織間液が過剰に貯留した状態をいう。

　体液の貯留は静脈側の血液静水圧の上昇や血液の膠質浸透圧が間質液の膠質浸透圧より低くなる，あるいは，再吸収より濾過の圧が高くなった場合，組織からの体液の回収が阻害されて組織間隙や体腔内に体液が貯留する。その他，炎症による血管の透過性亢進や，リンパ管の閉塞などで起こる循環不全も局所的に体液が貯留する原因となる。体液が胸腔や腹腔に貯留している状態は，胸水，腹水と表現する。

1) 浮腫の随伴症状

　浮腫は組織の代謝や循環を障害し，脆弱化させる。そのため浮腫がどこに起こっているかによってその影響はさまざまである（表7-3）。

2) 観察のポイント

　浮腫の原因となる病態とともに，随伴症状を中心に対象の生活状況と合わせた観察が必要である（図7-7）。また，浮腫から派生する障害（感染，損傷，褥瘡，栄養障害）の予防に関連した観察も重要となる。

表7-3 ● 浮腫の発生部位と随伴症状

部位	随伴症状
皮膚・粘膜	汗腺や脂腺の機能低下と皮膚・粘膜の一次防御能力の低下，乾燥，運動障害 末梢循環障害と冷感，チアノーゼなどの関連症状，皮膚・粘膜の伸展と腫脹
消化管	消化吸収機能の低下と栄養障害，食欲不振，下痢，便秘，消化管の運動障害
気管・胸腔	咳，痰，肺の拡張制限と換気障害
腹腔	腹部膨隆，腹部膨満感などの腹部不快，横隔膜の収縮制限とそれに関連した換気障害
その他	体重増加，倦怠感，体動困難，精神的苦痛，尿量減少

図7-7 ● 浮腫発生時の観察

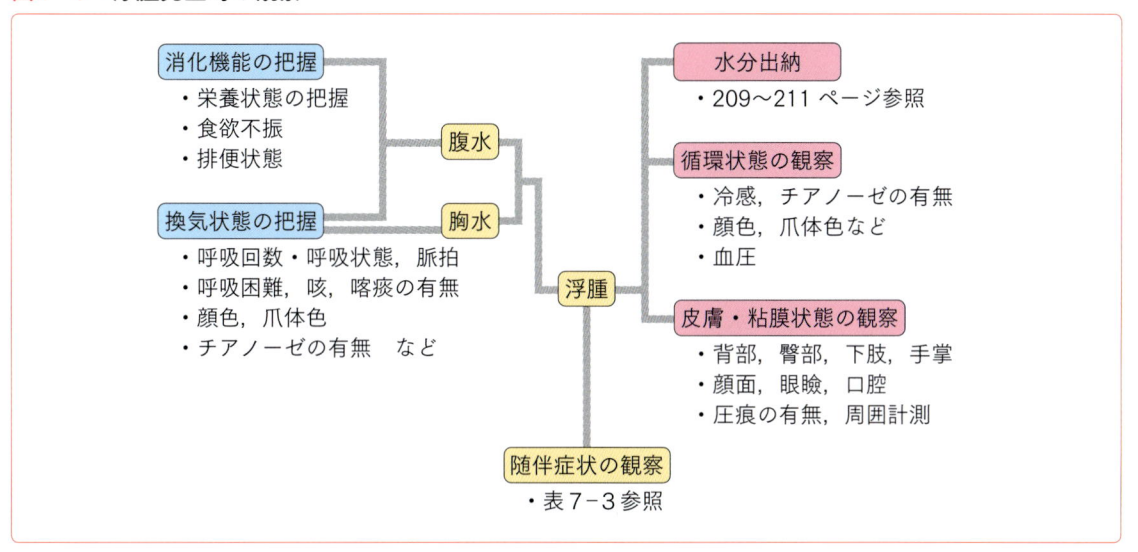

体幹部や四肢に浮腫がある場合は，重力の低い部分に特に注目する。また，体位によって浮腫の出現部位が異なることも意識する。臥床している場合は床面に近い部分である腰・背部，臀部，大腿後面などを観察するが，ファウラー位や座位の時間が長い場合は，手指や下肢を観察する。皮膚の圧痕の程度や範囲を把握することは，浮腫の増減を知る手がかりとなるが，顔のはれぼったさや関節の動かしにくさなどの自覚症状の変化にも注意する（図7-8）。

胸水や肺浮腫の観察では，胸部の触診による音声振盪，打診や呼吸音聴取などを観察する。腹水は打診により確認できるほか，腹囲など発生部位の周囲測定を実施して経過を知ることができる。

2 脱水

脱水は，水分量や塩類が減少し体内における割合が減少した状態をいい，Na^+より水分の欠乏が多い水分欠乏性（高張性）脱水，水分よりもNa^+のほうが失われる塩類欠乏性（低張性）脱水，水分とNa^+の喪失の

図7-8 ● 圧痕の観察

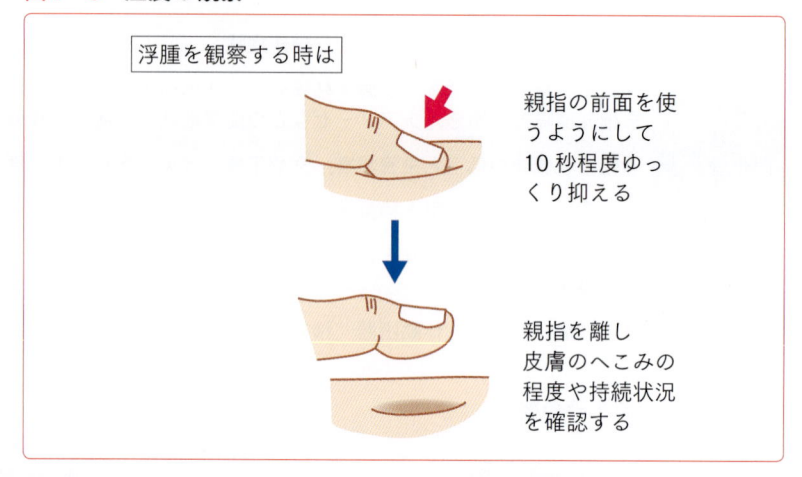

浮腫を観察する時は

親指の前面を使うようにして10秒程度ゆっくり抑える

親指を離し皮膚のへこみの程度や持続状況を確認する

割合が同等である等張性（混合性）脱水に分離される。そのため，脱水では水分や電解質の喪失に伴い，体内の浸透圧や電解質の平衡異常が発生しやすい。

① 脱水の随伴症状

　水分欠乏性脱水では，衰弱や何らかの理由で水分が摂取できない場合に，体内の水分割合の減少に伴い Na^+ と細胞外液の浸透圧が上昇する。その結果，細胞内液が減少し，口渇をはじめとする細胞の水分不足に関連する症状が出現する。

　塩類欠乏性脱水症では，下痢や嘔吐などで水分より Na^+ が失われることで，細胞外液の浸透圧が低下し，細胞外液から細胞内へ水分が移動する。その結果，循環血液量の減少や血液の粘稠度が増加し，それに関連した症状があらわれやすい。反面，口渇などの細胞の水分不足に関連する症状は出現しにくい。

② 観察のポイント

　脱水症を引き起こす要因や病態の把握とともに，循環動態の変化や随伴症状（表7-4），検査データなどから脱水の種類を明確にする。

　また，皮膚・粘膜の乾燥やツルゴール，汗，唾液，涙，尿量の性状や量を観察するとともに，それらがもつ自浄機能の低下に関連した感染の有無の把握も必要となる（図7-9）。

　また，重度の脱水症では神経障害・意識障害が発生するため，言動や精神状態についても注目する。

3. 電解質バランスの失調

　電解質バランスの失調は，血液検査，検尿，心電図などの検査データによって数値化してみることができる。しかし，検査がない時は対象の

表7-4 ● 脱水の分類と特徴

脱水の分類	発生原因	症状
水分欠乏性脱水症	水分の摂取不足	口渇，脱力感，食欲不振，体重減少，皮膚の乾燥，乏尿，体温上昇，意識障害
塩類欠乏性脱水症	嘔吐，下痢，多量の発汗その他体液の大量な喪失	倦怠感，脱力感，めまい，頭痛，食欲不振，悪心・嘔吐，循環血液量の減少，血圧低下

図7-9 ● ツルゴール

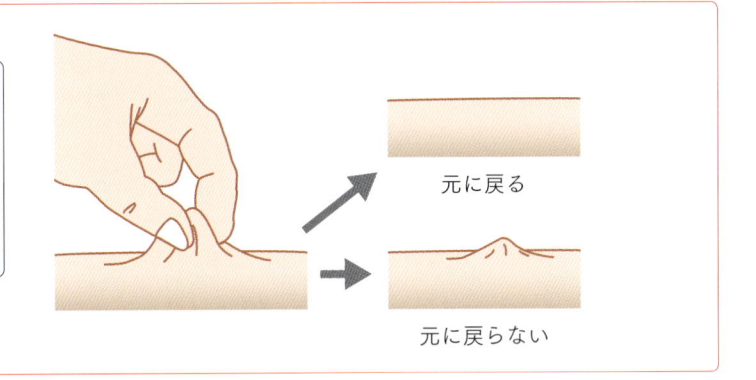

ツルゴールは，皮膚の張りと緊張の状態のことで，手背や前胸部の皮膚を軽くつまんで戻るまでの時間をみる
元に戻るまでに2秒以上かかる場合は，体液量が減少していると考える

元に戻る

元に戻らない

症状や徴候の出現の有無の観察から電解質の状況を把握する必要がある。

　電解質バランスの失調から発現する症状は，各電解質の機能によって異なる（208ページ**表7-2**）。ニューロンや筋繊維の興奮性や伝導に関連する電解質のバランスが失調した場合は，神経が関与するあらゆる運動・反応に注意する必要がある（**表7-5**）。また筋繊維は，単に骨格筋による運動のみでなく，心筋や消化管・血管などの平滑筋の障害から発生する影響にも注目する。

　あわせて，電解質とともに水の移動やpH，浸透圧なども変動するため，これらが基準から逸脱した際に出現する血圧，循環血液量，中心静脈圧，尿量などの変化や程度も把握する。

4 酸塩基平衡の把握と異常

　血液のpHは7.4 ± 0.5の範囲でさまざまな緩衝系によって調節されている。体内の水素イオン（H^+）の排出には，呼吸によるCO_2の排出と腎によるH^+の排出があり，何らかの原因でH^+の排泄障害や過剰排泄があると酸塩基平衡の不均衡が生じる。酸塩基平衡は，血液ガス分析のpHによって判断されるが，換気状態や腎機能の影響でH^+の排出に影響を及ぼす可能性がある時には，不均衡が起こった場合の徴候に注目し観察する。

表7-5 ● 電解質バランスが失調した際の症状

電解質	不足	過剰
ナトリウム（Na$^+$）	頭痛，意識障害，めまい，昏睡，幻覚，せん妄，食欲不振，嘔吐，血圧低下，筋緊張の低下，興奮	口渇，血圧上昇，浮腫，けいれん，意識障害
	逸脱時は，神経活動や骨格筋，心筋，平滑筋の活動が傷害され，関連した症状が出現する。Na$^+$の変動時は水も同時に移動し，循環血液量や浸透圧の変化をまねく。そのため，脱水や浮腫に関連した症状も出現する	
塩素（Cl$^-$）	血圧低下，筋れん縮，代謝性アルカローシス	代謝性アシドーシス
	逸脱時には酸塩基平衡の異常に関連した症状が出現する	
カリウム（K$^+$） （正常心電図）	骨格筋の脱力，下痢，頻脈，尿量増加，嘔吐，嗜眠，腸蠕動の低下，失見当識 心電図：T波の平坦化・逆転 　　　　ST低下，U派の出現 T波の平坦化　T波の逆転 U波 ST低下　U波の出現	悪心・嘔吐，脱力，腹痛，下痢，筋力減退，しびれ感，呼吸困難，不整脈，除脈，知覚障害 心電図：テント状T波，PQ時間延長， 　　　　QRS複合体の時間延長 テント状T波　　QRS複合体の時間延長 PQ間隔の延長
	高カリウム血症と低カリウム血症では，ともに筋繊維の活動が低下し，呼吸器系や消化器系の機能低下による症状が出現する。低カリウム血症では，糸球体の濃縮力低下に伴う尿量の増加が認められる	
カルシウム（Ca^{2+}） （正常心電図）	強縮，けいれん，骨折，不整脈，知覚障害，掻痒，昏睡，爪・歯などの形成不全 心電図：QT間隔の延長 QT間隔の延長	筋緊張低下，多飲，多尿，食欲不振，悪心・嘔吐，便秘，除脈，感覚鈍麻，抑うつ，幻覚，昏睡，多尿 心電図：ST部分，QT間隔の短縮 ST部分とQT間隔の短縮
	逸脱時は，神経伝達物質の放出，筋収縮，血液凝固に関与するほか酵素の活性化やホルモン分泌にも関与する。低カルシウム血症では，ニューロンや筋繊維の興奮性が高まり，高カルシウム血症では興奮性が低下する	
リン酸／リン酸水素（HPO$_4{}^{2-}$）	反射の低下，けいれん，知覚異常，筋脱力，傾眠，錯乱，昏睡	知覚異常，けいれん，筋緊張の低下，食欲不振，頻脈
	逸脱時には酸塩基平衡の異常に関連した症状が出現する	
マグネシウム（Mg^{2+}）	振戦，けいれん，頻脈，食欲不振，不整脈 心電図：QT延長 　　　　ST部分の延長	筋緊張の低下，除脈，低血圧，悪心・嘔吐，傾眠，昏睡 心電図：PR間隔，QRS複合体の延長 　　　　T波の増高
	高マグネシウム血症では神経・筋系の機能は抑制される	

表7-6 ● 酸塩基平衡の異常

分類と定義		原因	徴候
アシドーシス	呼吸性アシドーシス P_{CO_2} 45mmHg 以上	肺気腫，肺水腫，気道閉塞によって CO_2 が排出障害されることで体内の H^+ が増加する	頭痛，悪心・嘔吐，頻脈,心収縮力低下,呼吸促進，過換気など
アシドーシス	代謝性アシドーシス HCO_3^- 22mEq/L 以下	腎機能障害や重篤な下痢などによる HCO_3^- の過剰排出やケトーシスなどによって体内の H^+ が増加する	頭痛，悪心・嘔吐，頻脈,心収縮力低下,呼吸促進，過換気など
アルカローシス	呼吸性アルカローシス P_{CO_2} 35mmHg 以下	酸素不足などの換気亢進によって CO_2 が過剰に排出されることで体内の H^+ が減少する	呼吸抑制，失神，脳血流減少,血圧低下,不整脈，心電図変化など
アルカローシス	代謝性アルカローシス HCO_3^- 26mEq/L 以下	嘔吐などによる胃液の喪失によって体内の H^+ が減少する。または，アルカリ性薬剤の過剰摂取した場合に発生する	呼吸抑制，失神，脳血流減少,血圧低下,不整脈，心電図変化など

表7-7 ● AG と代謝性アシドーシスの発生原因の関係

	代謝性アシドーシスの発生原因
AG は基準範囲	消化管や腎からの HCO_3^- の喪失（下痢，尿細管性アシドーシス，腎不全など），炭酸脱水酵素阻害薬の服用，ケトアシドーシスの回復期
AG の増加を伴うもの	ケトアシドーシス（糖尿病性・アルコール性），乳酸アシドーシス，腎不全，中毒（アスピリン，メタノールなど）

1 アシドーシスとアルカローシス

アシドーシスは，呼吸による CO_2 の排出や腎からの H^+ の排出が困難な場合に，体内の酸性度が上昇し pH7.35以下になった状態である。アルカローシスは，呼吸による CO_2 の排出や腎からの H^+ の排出が過剰な場合に体内の酸性度が低下し pH7.45以上になった状態である。さらに，酸塩基平衡異常が発生した原因によって呼吸性と代謝性に分類される（表7-6）。

2 BE（base excess）

BE は代謝性の酸塩基異常の指標で，正常範囲は 0 ± 2 mEq/L である。基準値からマイナスの場合は代謝性アシドーシス，プラスの場合は代謝性アルカローシスと判断できる。

3 AG（anion gap）

AG は血液中の陽イオンの総量と陰イオンの総量の差と定義されており，BE 同様に代謝性の酸塩基異常の指標になる。AG は HCO_3^- や Cl^- 以外の陰イオンの状態をあらわしており，アルブミンの陰イオンが多くを占めている。基準範囲は12 ± 4 mEq/Lで，代謝性アシドーシスには，AG の増加を伴う場合と正常な場合がある（表7-7）。

4 臨床にいかす体液バランス不均衡への対応

看護の方向性には，主に状態の把握，予防・軽減，苦痛の軽減，障害拡大の予防の視点がある。体液バランス不均衡時の状態の把握については，212〜217ページに表記している。苦痛の軽減には発生の原因を特定し，対策を立てることが中心となる。

1. 浮腫

浮腫が出現した場合は，循環血液や栄養状態，水分出納などの観察を行い，発生の原因を特定するとともに，予防や改善のための介入を行う（表7-8）。浮腫は，体液が組織間に過剰に貯留することによって細胞や組織の代謝が阻害されるため，構造・機能的にも脆弱化し，血管の圧迫などによって循環状態の悪化をまねく。したがって，循環状態を改善するような介入を行うとともに，皮膚・粘膜に浮腫が発生している場合は，損傷や感染を予防する。

日常生活活動を含む運動は，エネルギーを消費するとともに，代謝産物の増加や腎の血流減少に伴うアルドステロンの分泌によって水分の再吸収が促進されるため，浮腫の増強要因となる。また，ストレス反応で

表7-8●浮腫のある患者への援助ポイント

	日常生活上の援助
予防・改善	・低タンパク血漿の場合は，食事の工夫（栄養価，味つけなど）の実施 ・循環動態改善への援助（体位の調節，保温や温罨法など） ・水分や Na の摂取制限 ・ストレスの軽減 ・安静の保持
苦痛の軽減	・胸水などがある場合は，ベッドアップなどで上体を挙上する ・冷感がある場合は保温や寝衣や寝具の調節，温罨法などを行う ・下痢や便秘への対応 ・倦怠感や体動困難への対応
障害拡大の予防	・皮膚・粘膜（口腔粘膜，眼瞼周囲，陰部など）の損傷や感染の予防 ・褥瘡の予防 ・下痢や便秘の予防

も水分が保持されるので，安静の保持とストレスの軽減に努める。

　胸水が発生している場合は，換気状態の増悪予防や改善できるように援助する。

2 脱水

　脱水では，体内の水分が失われるのみでなく，電解質のバランス失調の原因にもなる。電解質は，浸透圧や酸塩基平衡に関与し，脱水になると全身的な影響が発生するため，異常の早期発見と予防に努め，発生時は早めに改善できるように援助する必要がある。脱水の種類によって水分や電解質の供給を行うが，意識障害や運動機能障害などで摂取が困難な場合は，環境整備や摂取介助，効率よく補える製品の選択などを含めた介入を行う。輸液を行う場合は，輸液に関連した援助を行う。

　倦怠感などの生活活動に影響を及ぼす症状に対しては，生活活動のどこに障害があるかを把握し援助する。

　脱水に伴う唾液や涙，尿量の減少は，自浄機能を低下させるため，清潔を維持し感染を予防する必要がある。脱水時の皮膚は，弾力性を失い乾燥状態であるため，損傷しやすい。特に，皮下脂肪が少ない高齢者や低栄養状態の場合は，損傷を起こしやすく，体位変換時の配慮や血液循環の改善などの褥瘡予防を行う（表7-9）。

3 電解質・酸塩基平衡異常

　電解質・酸塩基平衡は発生の原因から，その徴候や症状は浮腫や脱水症と重複しているため，看護の方向性も同様のものとなる。

　酸塩基平衡異常が発生した場合は，特に神経系や筋系へ障害が顕著となるため，電解質・感覚・運動障害時の生活援助や転倒予防，事故防止などの生活活動への援助を行うほか，循環動態の変動や消化管の機能障害に関連する随伴症状を軽減できるような介入を行う。

表7-9 ● 脱水のある患者への援助ポイント

	日常生活上の援助
予防・改善	・環境調整（気温，寝衣，寝具など） ・水分や電解質の供給（輸液管理を含む）
苦痛の軽減	・口渇への援助（飲水や含嗽を促すなど） ・皮膚・粘膜の乾燥予防（石けんの選択，クリームの使用など） ・倦怠感に対する援助（環境調整，体位の工夫など） ・食欲不振や悪心・嘔吐に対する援助 ・頭痛の緩和（交感神経刺激の制限，環境調整，頭部冷却など）
障害拡大の予防	・感染予防（口腔内や陰部，カテーテル挿入部，創傷部など） ・褥瘡予防（体位交換，褥瘡予防具の使用，血液循環促進など） ・転倒・転落の予防

代表的な事例：下痢を繰り返す高齢者

1. 事例紹介

　Gさん，80歳代の女性。2～3日前から腹痛と水様性下痢が出現し，様子をみていたが，下痢がおさまらず，次第に食事が摂れなくなってきたため受診した。受診時は手足に力が入らない感じがあり，ふらつきが認められた。倦怠感が強く何回もトイレに行くのがつらいことから，便が硬くなるように水をあまり摂らないようにしていたとのことであった。診断は感染性胃腸炎，脱水である。

2. 観察のポイント（図7-10）

　感染性胃腸炎は，何らかの微生物が原因となり，突然の腹痛，嘔吐，下痢，発熱などの症状を引き起こす腸の病気の総称である。原因となる微生物には，細菌，ウイルス，真菌，原虫，寄生虫などがある。代表的なものは，ウイルスによるウイルス性胃腸炎と，細菌による細菌性腸炎である。原因菌については表7-10に示した。

1) 感染経路

　感染経路は，主に接触感染（病原体が付着したもの，例えばタオル，ドアノブ等を手などで接触）や経口感染（病原体に汚染された食品を食べるなど）がある。発症までの経過や食事内容について，また周囲に同様の症状を呈した人がいなかったかどうかなど，感染経路について確認

表7-10●感染性胃腸炎の原因菌

感染性胃腸炎	原因菌
ウイルス性胃腸炎	ノロウイルス，ロタウイルス，アデノウイルス，コロナウイルス　など
細菌性腸炎	病原性大腸菌，サルモネラ菌，エルシニア，カンピロバクター　など

図7-10●事例に対する徴候・ケア関連図

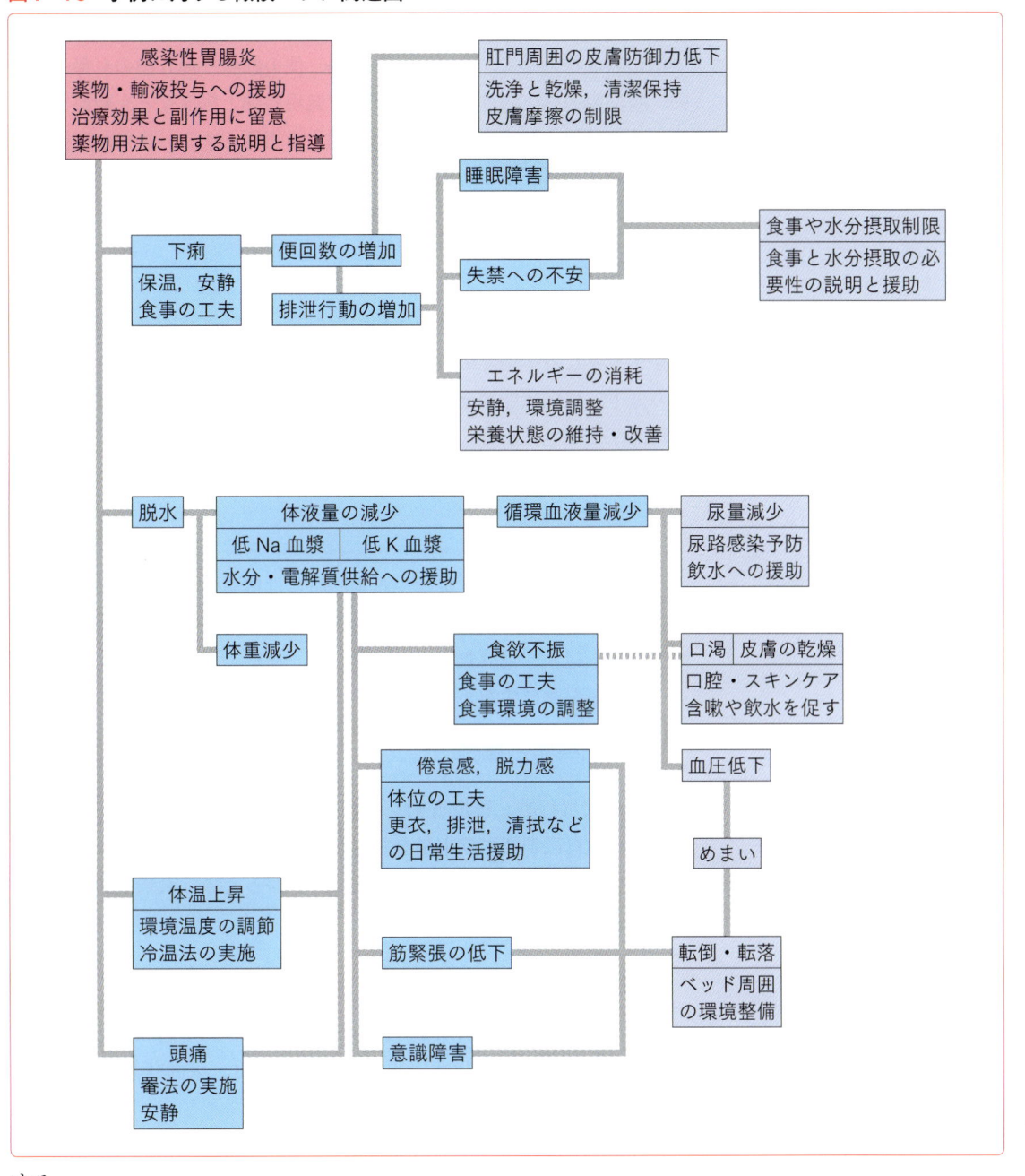

する。

② 下痢・嘔吐・発熱

　主な症状は，ノロウイルスによる胃腸炎では，1〜2日の潜伏期間後に激しい嘔吐と下痢で発症，2〜3日は強い症状が続くが，症状改善は速い。ロタウイルスによる胃腸炎は，初期に39℃代の高熱が出ることが多い。嘔吐は1〜3日で治まる。ひどい下痢が1週間ほど続き，脱水の危険性がある。

消化器症状として，排便回数・間隔，便の性状，混入物の有無，腸蠕動，腹部膨満感，腹痛の有無と部位，発現時期と程度などを観察し，病状や改善状況，脱水の進行などを予測する指標とする。また，肛門周囲の皮膚の状態（びらん，出血の有無など）を観察し，繰り返す排便に伴う肛門周囲の皮膚の脆弱化に留意する。

④ 脱水

下痢に伴い脱水症状をきたす危険性が高い。特に高齢者は，加齢に伴うさまざまな身体機能の低下，例えば体内の水分量の低下，水分維持機能の低下，感覚機能の低下（のどの渇きに気づかない）などにより，脱水に陥りやすい。水分・食事摂取量，口渇，めまい，ふらつき，倦怠感等の脱水症状の有無と程度を観察する。

⑤ バイタルサイン

バイタルサインでは，炎症や脱水の時には体温上昇がみられる。脱水による循環血液量の減少は，脈拍増加，血圧低下，呼吸回数増加，尿量減少を引き起す。電解質バランス異常は，血管の平滑筋や心筋，呼吸筋などに影響を及ぼすため，バイタルサインの変化に注目する。

⑥ 自己判断と体力の消耗

食事や飲水行動，排泄行動を観察する。頻回の下痢による苦痛のため，患者は自己判断で飲水量を制限し，脱水がさらに深刻化する場合がある。また頻回な排泄は体力の消耗につながるため，安楽と効率性への工夫が必要となる。

⑦ 検査所見

血液生化学検査（TP，Na，K，Cl，BUN，Cr，浸透圧など），尿検査，心電図，中心静脈圧等，脱水の有無と程度，栄養状態等を把握する。

⑧ その他

日常的に使用している薬やサプリメントなどが排便への過剰な負荷になっている可能性がないかを確認する。

3. アセスメント

Gさんの発症の経過からウイルス性胃腸炎か，細菌性腸炎かの鑑別は難しい。しかし，注目すべき症状は，水様性の下痢が持続し，食事摂取ができない状態で受診している。また手足に力が入らない，ふらつき，

倦怠感などは，体力消耗と脱水症状によるものと考えられる。特に高齢者であり，自己判断で水分摂取を控えていることから，脱水が進行していることが推測される。

1 感染経路と排便状態

発症前後の生活状況や症状の経過などを把握し，感染経路の検索を行い，また，排便状態や腹部症状から回復状態を判断する。

2 脱水の程度

さらに，水分摂取状況，皮膚・粘膜の乾燥，めまい・脱力感等の有無と程度，血液検査結果等より，脱水症状の回復・進行等についてアセスメントを行う。

3 環境の把握

感染拡大の防止のため，日頃の手洗い行動や環境の汚染状況をアセスメントする。

4 対応

1 脱水の改善と悪化防止

脱水改善と悪化防止のための援助を行う。飲水や食事摂取の援助を行い，水分出納バランス，食事摂取量に注意する。水分・電解質のバランス異常に関連した症状や徴候の有無と程度を把握し，服薬や輸液などの治療が効果的に行われるようにする。

2 安静と日常生活の援助

体力の消耗を最小限にするために，安静による活動の制限や日常生活の援助を行う。

3 排泄後の清潔ケア

頻回の下痢により皮膚の防御機能が低下する。ずれや摩擦で損傷しやすく，湿潤状態になりがちな陰部・臀部の皮膚は脆弱であり易感染状態となる。また，下痢や尿取りパッドの使用など陰部・臀部の汚染，尿量の減少などにより尿路感染しやすい。排泄後は清潔に保ち，清拭は皮膚を傷つけないように愛護的に行う。脱水による口腔内の乾燥は，歯周囲炎増悪やう蝕，口内炎の発症につながりやすいため，口腔ケアを行い清潔保持する。

4 苦痛の緩和

下痢や腹痛などの苦痛が伴うので，消臭やプライバシーへの配慮を行

い，苦痛の軽減を図る。疾患や治療，検査などについての不安や心配なことなどを確認し，患者の訴えを傾聴する。検査や治療などについての説明は丁寧に行う。

5) 感染予防行動と生活指導

感染拡大と再発防止の指導のため，患者の清潔行動を把握し，トイレの後や食事の前には石けんと流水で十分に手を洗うように説明する。

便や吐物の処理時は，二次感染に十分に気をつける。手袋，マスク，エプロンの着用などスタンダードプリコーションを遵守して処理する。処理後は，石けんと流水で十分に手を洗う。発生時には，トイレのドアノブや水道の蛇口，手すりなど，多くの人が触れる場所の消毒を行う。なお，嘔吐物の処理時は0.1％の次亜塩素酸ナトリウムを用いる。次亜塩素酸ナトリウムは金属を腐食させるので，金属の箇所は10分程度たったら水拭きし，また，塩素ガスの発生には換気を行う等，十分注意する。

[引用・参考文献]

1) 高木永子監：看護過程に沿った対症看護—病態生理と看護のポイント　第4版. 学研メディカル秀潤社，2010.
2) 関口恵子，北川さなえ編：根拠がわかる症状別看護過程—こころとからだの69症状・事例展開と関連図　改訂第3版. 南江堂，2016.
3) 中村美知子・長谷川恭子編：わかりやすい栄養学　第3版. pp92-93，ヌーヴェルヒロカワ，2014.
4) 北岡建樹：楽しくイラストで学ぶ水・電解質の知識　改訂2版. 南山堂，2012.
5) 小池五郎：新看護学　専門基礎〔3〕薬物と看護　食生活と栄養　第11版. pp201-202，医学書院，2003.
6) 奥宮暁子・他編：症状・苦痛の緩和技術. 中央法規出版，1995.
7) 矢野理香：水・電解質・内分泌系の異常と看護. pp40-46，中央法規出版，1999.
8) 山門實編：ナースのための水・電解質・輸液の知識　第2版. pp 8-13，医学書院，2012.
9) 寄藤文平・藤田 紘一郎：ウンココロ. 実業之日本社文庫，2010.
10) 桑木共之・他編訳：トートラ人体の構造と機能　第4版. 丸善出版，2012.

第 **8** 章 バイタルサインの変化をもたらす要因と看護

1 日常生活動作とバイタルサイン

2 長期臥床とバイタルサインの変化

3 精神的ストレスとバイタルサインの変化

4 痛みとバイタルサインの変化

5 感染とバイタルサインの変化

6 薬物の副作用とバイタルサインの変化

1 日常生活動作とバイタルサイン

1. 安静時と運動時の血流配分

　バイタルサインは人が生きている証を示す徴候である。人間は生活するために身体活動を行っている。その活動は身体各部の骨格筋などを動かすことによって成立する。活動するためには十分な酸素と骨格筋への血液が必要となる。したがって，活動の質や量に違いがあっても何らか

図8-1 ● 安静時と運動時の血流配分率

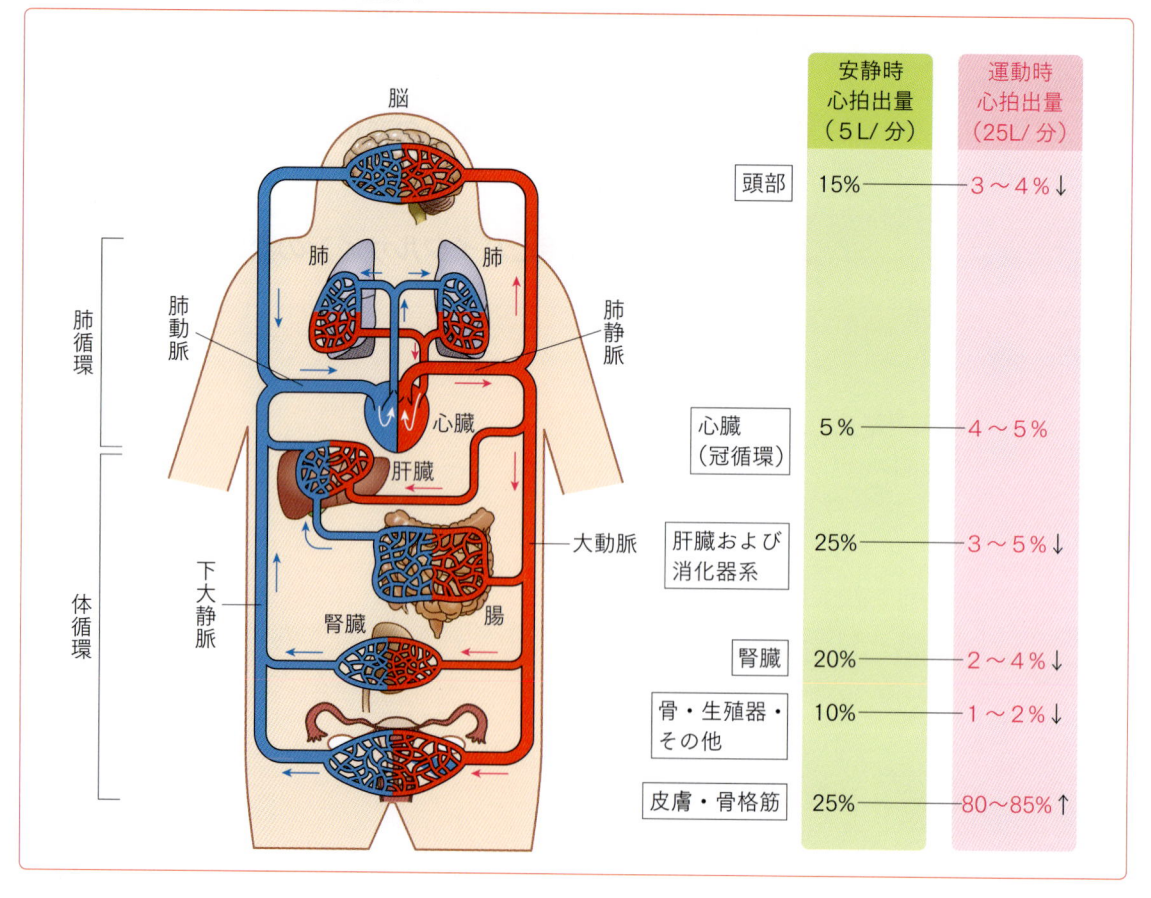

	安静時 心拍出量 （5L/分）	運動時 心拍出量 （25L/分）
頭部	15%	3〜4%↓
心臓（冠循環）	5%	4〜5%
肝臓および消化器系	25%	3〜5%↓
腎臓	20%	2〜4%↓
骨・生殖器・その他	10%	1〜2%↓
皮膚・骨格筋	25%	80〜85%↑

の活動をすることで，血液循環により生体のおかれた状況に応じて各器官に血流を配分する。それを示したのが図8-1である。激しい運動時には骨格筋の血流量は心拍出量全体の80%になる。肝臓や腎臓の血流量は大きく減少するが，心筋の血流配分率はほとんど変動しない。運動時の血流再配分は運動筋の代謝性血管拡張と非運動臓器（肝臓や腎臓など）の反射性血管収縮とに影響を受け，これらには自律神経が関与する。このように血流配分と自律神経の影響をふまえて，日常生活動作に伴うバイタルサインの変化をとらえる。

2. 日常生活動作とバイタルサインの変化

1 運動・活動量

運動時の循環反応は，運動筋の酸素需要に必要な血液を供給することである。酸素摂取量は主に運動筋における酸素利用能と，心血管系による供給能によって決まる。また，この循環反応は運動時の運動筋への血流供給調節のほかに体温調節にも関与する。

骨格筋を動かすことの多い運動や作業をした場合は，熱の産生が急激に多くなり，放散が伴わず体温は上昇する。呼吸は運動により酸素消費量が増加し，呼吸数を増加させて酸素需要に対応する。したがって，激しい運動をすると，脈は速くなり，呼吸も促進し，体温が上昇する。

また，血圧値は運動の量・激しさ・個人差によって異なるが，精神的緊張と心臓機能の促進によって，収縮期血圧は上昇する。休息すると数分か十数分でもとの値に戻る。

2 体位

血圧は，体位あるいは体位を変えることによって心臓に戻る血液量が変化し，心拍出量が増減するため変動する。それには，心臓に加わる圧力（心臓の位置）も関係する。

収縮期血圧は一般に立位，座位，臥位の順に高くなり，拡張期血圧は立位がやや高く，座位，臥位の順に低くなる。臥位から座位または立位にかえると，一時的に血液が下肢にうっ滞し，心臓に戻る血液が減り心臓拍出量は減少し，収縮期血圧と拡張期血圧とも下がるため，体位を変換した直後は低くなり，その後も少し低めで安定する。立位になった際に過度に血圧低下をきたすものを起立性低血圧という（236ページ参照）。

脈拍数は心臓の活動状態を端的にあらわしており，基本的に交感神経が優位になっている場合は速く，副交感神経が優位になっている場合は遅くなる。また，脈拍数は臥位，座位，立位の順で多くなる。臥位で脈拍が65回/分の人では，座位で約70回/分，立位で75～80回/分と増加の傾向を示す。

呼吸は，仰臥位の場合では，重力の関係で胸郭の拡張が制限され，横隔膜の下方へのはたらきも十分でないことから制限される。

③ 入浴

1 静水圧との関係

湯につかった身体部分と同容積の水の圧迫（静水圧）が体表面積を走る静脈にかかり，心臓への静脈還流が増加し，血圧が上昇する。したがって，半身浴は全身浴に比べ心臓へ戻る血液量は少ない（図8-2）。座位で入浴した場合，下半身には水深に応じて圧が加わる。また，入浴直後は，静水圧の影響を受け，一過性に心拍数の増加がみられる。呼吸数は入浴時の水圧で胸郭が圧迫されることにより増加する。

浴槽から出ると，静水圧は急激に解除され，心臓への静脈還流が減少し血圧の低下と心拍出量の増加がみられ，めまいを生じる危険がある。

2 熱刺激との関係

温熱は自律神経を刺激し，40℃（温かいと感じるお湯）では副交感神経，高温（熱いと感じるお湯）では交感神経が優位になる（図8-3）。

高温（熱いと感じるお湯）に入った場合には，入浴後1～2分で血管が収縮して血圧は急上昇し，冷えた身体で入浴すると温度差が大きく，収縮期血圧が上昇する。

3 脱衣室や浴室の寒さと血圧変動

浴室の室温とお湯の温度との温度差が大きいと寒冷ストレスにさらされ，皮膚血管の収縮により末梢血管抵抗は増大し，血圧や脈拍数が上昇し心血管系臓器に負担を与える。

④ 食事

食物の摂取は，体内の新陳代謝を亢進させ，内臓の血流が著しく増え，脈拍数は増加する。しかし，健常者では全身血圧にほとんど変化がない。

血圧は，食物の量や内容によっても異なるが，一般に食後は収縮期血

静水圧

水の中で受ける圧力のこと。

食事性低血圧

食後に生じる低血圧のこと。食事の後には，内分泌系，神経系や循環動態に変化が生じ，内臓の血流は著しく増加するが，健常者では全身血圧にほとんど変化がない。しかし，パーキンソン病やシャイ・ドレーガー症候群の患者のように自律神経障害のある場合には，食後に血圧が低下，起立位をとるとさらに著明な血圧低下をきたす。

図8-2 ● 入浴中の身体部分にかかる静水圧

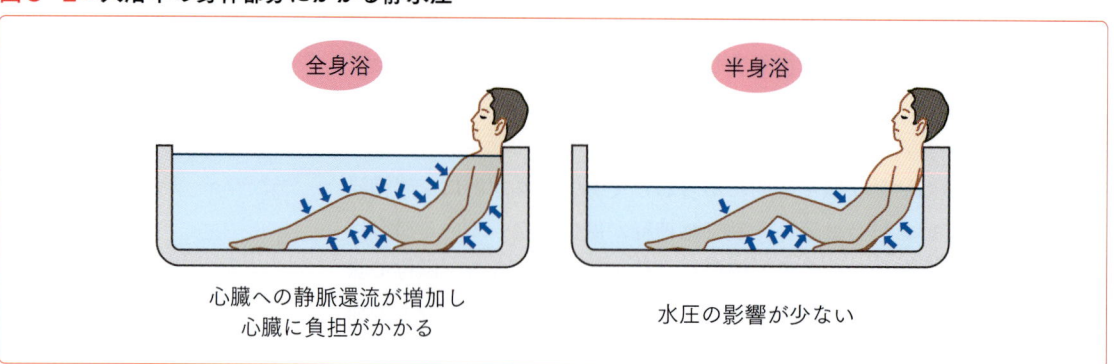

全身浴
心臓への静脈還流が増加し
心臓に負担がかかる

半身浴
水圧の影響が少ない

図8-3 ● 入浴時の湯温の身体への影響

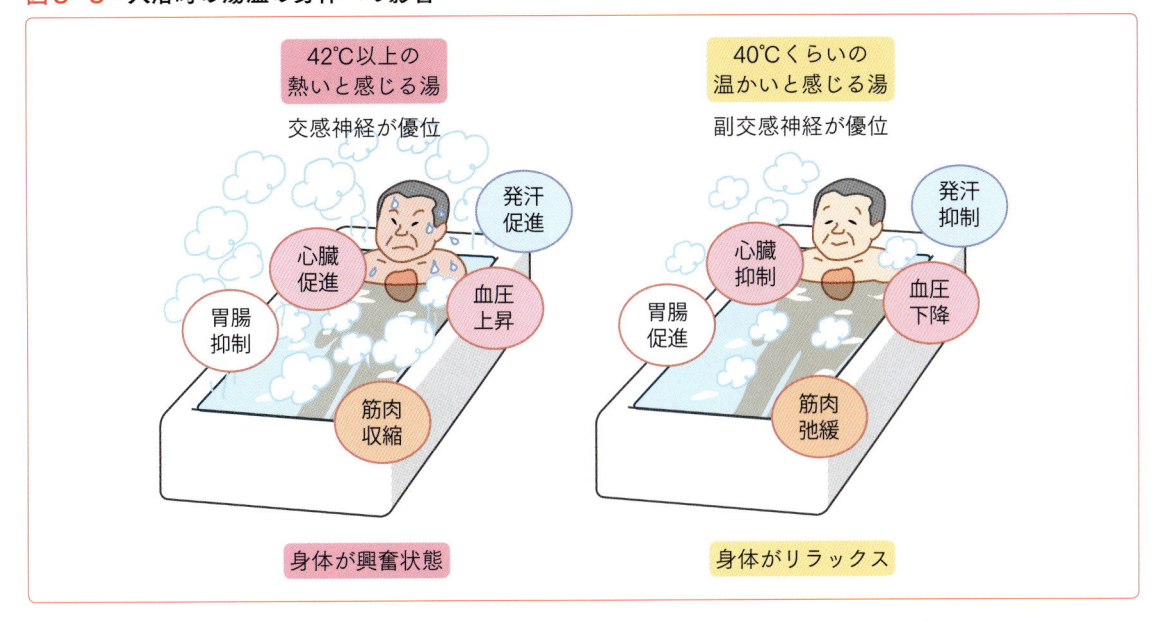

圧が6〜8mmHg程度上昇する。食後約1時間で元の値に戻る。拡張期血圧の変化はない。

　食物に含まれる塩化ナトリウム（NaCl）は，腎臓における水分の再吸収を促進し血圧を上昇させる。カリウム（K）欠乏，カルシウム（Ca）・マグネシウム（Mg）の摂取不足や飽和脂肪酸の大量摂取は，血圧を上昇させる。食事により横隔膜が挙上するために，呼吸苦を訴えることがある。食事や精神的興奮は体温を上昇させ，睡眠や飢えは体温を下降させる。

⑤ 排泄

　排便時のいきみ（怒責）は，腹直筋および横隔膜が協働して収縮し，腹腔内圧を上昇させる。この時，交感神経が亢進し心臓や血管の収縮を促進し，脈拍数や呼吸数を増加させる。いきみ（怒責）開始直後に血圧が急上昇し，体循環，脳循環に大きな影響を及ぼす。その前後の血圧の変動を表8-1に示す。

⑥ 喫煙

　タバコには，4000種類以上の化学物質が含まれ，循環器への影響は主にニコチンや一酸化炭素によるものである。タバコを吸うと，ニコチンが交感神経系や副腎を刺激するために，血圧が上昇し，脈拍数は増加する。また，動脈硬化が進行し，狭心症・心筋梗塞の発症リスクが高まる（図8-4）。

　血管の内側は内皮細胞と呼ばれる細胞に覆われ，血管や血液の機能を保つのに重要な役割を果たしているが，ニコチンは血管緊張を緩和し，血小板凝集を抑制する内皮由来のプロスタサイクリンの生成を抑制し，

> **便秘（constipation）**
>
> 便が大腸にとどまり，硬便，排便困難を生じている状態。通常は1日1回の有形便が排泄されるが，2〜3日に1回という排便習慣の人もいる。排便は個人の排便習慣によるものなので，便秘は排便回数や排便量の減少，残便感などの自覚症状でもある。
> 便秘を生じる原因には，腸閉塞や炎症，大腸がんや腹腔からの圧迫などによる器質性便秘と，腸運動の低下による弛緩性，けいれん性などの機能性便秘に分けられる。

内皮細胞にダメージを与える。下肢の動脈閉塞をきたすバージャー病は喫煙との因果関係が明らかにされている。これは，金属が酸化して錆びるように，血管がニコチンなどの酸化物質によって錆びると表現できる。

7 飲酒

アルコール飲料は，疲労防止，食欲増進，興奮，または量により鎮静の目的で用いられる。アルコールは，血管拡張作用があるので飲酒時には一般的に血圧は低下する。その低下の程度は，泥酔した時には著しく低下するといわれている。

アルコールを長期間，大量に使用することにより，精神神経障害，肝臓・膵臓疾患，動脈硬化の進行などの重篤な合併症の危険性が増大する。

アルコール摂取によって血管の収縮反応が高まり，心臓の拍動を速める交感神経が優位になり，腎臓からマグネシウムやカルシウムが失われるため血圧が上昇すると考えられる。また，アルコール飲料に含まれるカロリーにより体重が増えることや，塩分の多いつまみを一緒に食べる

表8-1 ●いきみ動作と血圧の関係(mmHg)

	30°下肢屈曲位腹圧上昇	血圧（怒責中）	
		収縮期	拡張期
深吸気怒責	＋18	＋26	＋20
普通吸気怒責	＋15	＋22	＋17
普通呼気怒責	＋14	＋16	＋17
腹壁緊張のみ	＋11	＋11	＋11

（小板橋喜久代：カラーアトラスからだの構造と機能．p203，学研，2001．）

図8-4 ●喫煙による喫煙者と周囲への影響

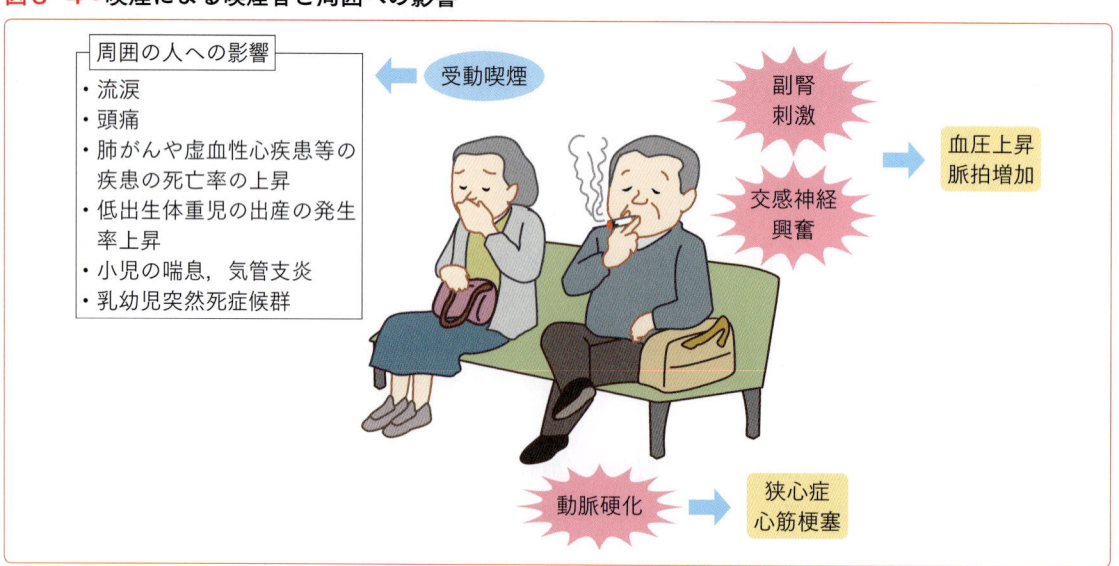

周囲の人への影響
・流涙
・頭痛
・肺がんや虚血性心疾患等の疾患の死亡率の上昇
・低出生体重児の出産の発生率上昇
・小児の喘息，気管支炎
・乳幼児突然死症候群

受動喫煙

副腎刺激

交感神経興奮

血圧上昇脈拍増加

動脈硬化 → 狭心症心筋梗塞

ことも関係すると考えられている。1日の摂取量が多くなればなるほど，血圧は高くなる（図8-5）。

8 日内変動（気温の変化）

バイタルサインの値には個人差があり，身体の生活リズムの違いによって1日のうちで差が生じる。自律神経や内分泌系の機能の日内変動によるものである（図8-6）。

血圧の変化を1日という長さでみると，朝，起床前から上がりはじめ，日中の動いている時間帯では高くなり，夕方から夜に下がり，睡眠中はさらに低くなる。

体温は，健康な人で一般的に，午前2〜6時頃が低く，午後1〜4時頃が高い。日差は1℃未満であり，1℃以上の日差がある時は病的なものを考える。

この変動は，日毎に繰り返されることになるが，動いている間でも，運動やストレスなどに応じて変化するので，日内変動は人によって異なり，同じ人でも日によって異なる。

図8-5 ●アルコールの摂取量と血圧の変化

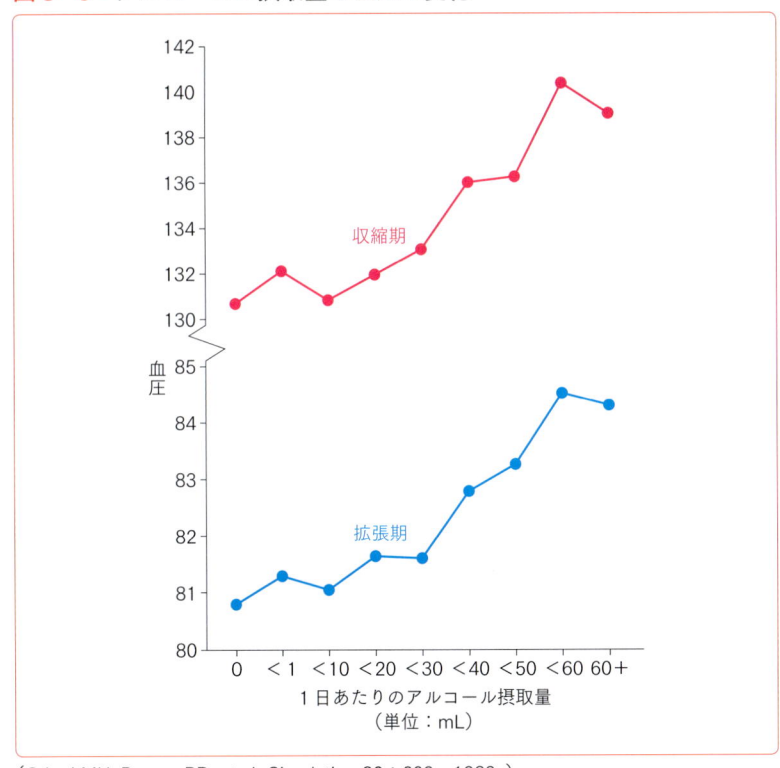

（Criqui MH, Ranger RD, et al: Circulation 80：609, 1989.）

図8-6 ● 血圧の日内変動

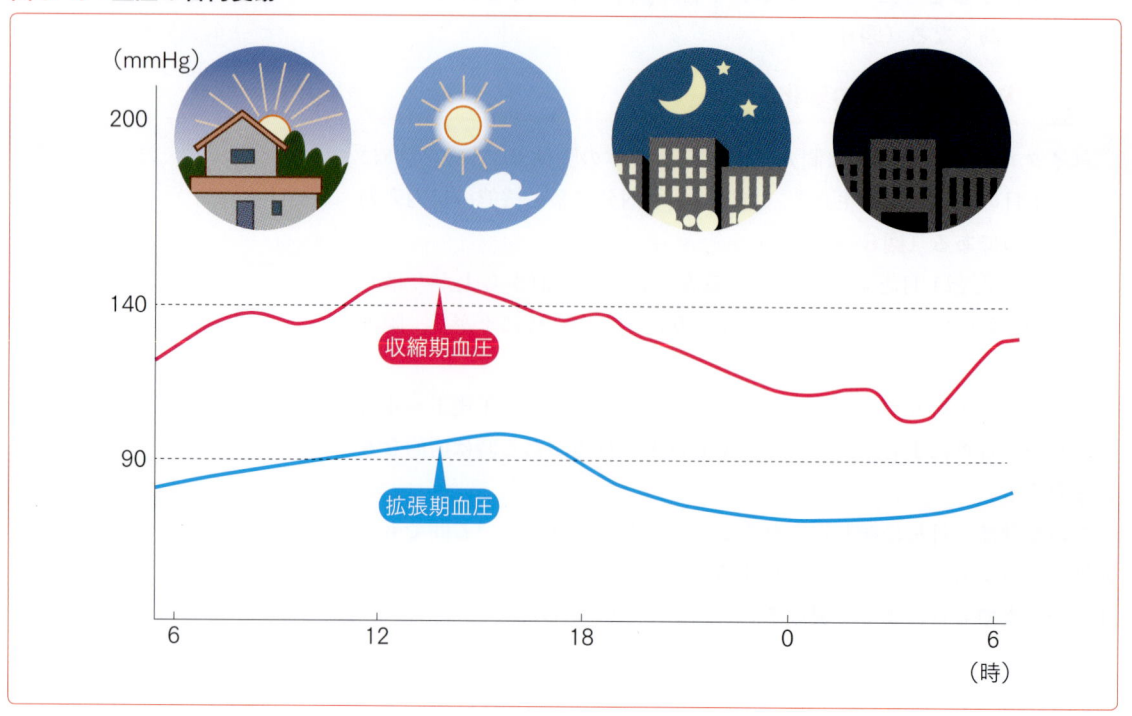

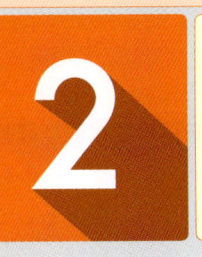

2 長期臥床とバイタルサインの変化

1. 長期臥床による心身への影響とバイタルサインの変化

1 長期臥床と廃用症候群

　廃用症候群は，「身体の不活動状態により生ずる二次障害」として体系化された概念[1]で，不動や低運動，臥床に起因する全身の諸症状を総称し，生活不活発病ともいわれている。

　安静臥床の状態が長期に及ぶことから長期臥床となり，自然な日常の活動リズムを損なうことで，廃用症候群につながることがある。しかし，長期という期間を明確に示されたものは見当たらない。そこで，不動・廃用症候群に関する文献から長期間動かさないことにより生じる病態を探ってみる。

　筋力についてみると，安静臥床のままでは，初期に約1～3%/日，10～15%/週の割合で筋力の低下が起こり，3～5週間で約50%に低下するといわれている。また，平均67歳の被験者の10日間の安静により筋蛋白合成率が0.77から0.51と約20%減少したという報告がある[2]。高齢者では，2週間の床上安静で下肢の筋肉が2割が萎縮するともいわれている。

　循環血液量は，安静臥床後2週間で血漿量の8～12%，2～4週間で15～20%減少するため，静脈血栓の危険性が高まる。心肺機能では，左室心筋重量に関して水平臥床の研究などで，週あたり1.3～2.5%の減少が起こるという報告がある[3]。

　これらのことから，24時間以上の安静臥床を長期臥床ととらえ，安静の初日に廃用症候群がはじまっていると考え，早期予防・早期介入が重要となる。

　長期臥床となる状態として，脳梗塞やくも膜下出血，脳内出血などの脳血管系疾患や，骨折など筋骨格系の疾患などに伴い，身体の可動性が障害され低下している状態，また，手術や手術後の治療や処置等による安静などにより，身体の一部あるいは全体の活動が制限されている状態

などである（表8-2）。身体的要因や精神的要因，生活環境の要因が複雑に関連して，廃用症候群は発症する。

② 長期臥床が身体に及ぼす影響とバイタルサインの変化

　長期に安静臥床を強いられることにより，身体の各機能は抑制されさまざまな弊害が生じる。安静解除後の身体機能や精神機能への影響は社会生活に多大なる影響を及ぼすことになりかねない。治療としての安静は，創傷や損傷部の治癒促進，呼吸・循環器系の負担軽減，筋・骨格の運動器系の負荷軽減，痛みの軽減・緩和など，疾患や病状によりその目的や期待する効果は異なる。一方，安静臥床が長期に及ぶことによる弊害は，図8-7に示すように，全身の機能に影響（バイタルサインの変化を含む）をきたす。安静臥床を継続すると，循環血液量の減少に伴い，心拍数や呼吸数はやや減少する。血圧は，標準値よりも低下した値が示される。体温は代謝率の低下により低体温をきたしやすい。

　長期臥床による身体各機能への影響を最小限にとどめられるよう，早期発見および予防的介入が重要である。制約された生活のなかで可能な範囲で患者自らが行うことができるように援助し，安静臥床による弊害を最小限におさえ，回復促進につなげていくことが求められる。

２. 離床時のバイタルサインの変化

　長期臥床から座位へ，そして立位へ体位を変換していく。その時に身体活動のために筋骨格系への循環血液量の需要が高まるため，心拍出量は増加する。しかし，ゆっくり流れていた血流を急激な血流にすると需要と供給のバランスが崩れ，血栓症や意識障害などを引き起こしかねない。

　離床をすすめるには，対象の全身状態をアセスメントし計画的に実施する。実施に際してはバイタルサインを測定し，その日の心身の状態を把握し，体位を変換していく。長期臥床の影響で示した事項や，患者の訴えに十分に耳を傾けて実施する。

表8-2 ● 廃用症候群に関連する要因

身体的要因	骨折，麻痺，筋力低下，関節拘縮などによる運動機能低下 脳器質性疾患による意識障害や高次脳機能障害，心肺機能障害 創部や関節等の疼痛 発熱，脱水，疲労感，倦怠感等の症状，全身状態など
精神的要因	情緒や心理的不安定，精神活動の低下，不安・恐怖心，抑うつ状態，自発性の低下，依存性，認知症など
生活環境要因	治療に伴う安静など活動制限 人的環境の変化 社会環境の変化，社会活動への減少・制限，社会的役割の変化や喪失など

図8-7 ●長期臥床による身体各機能への影響

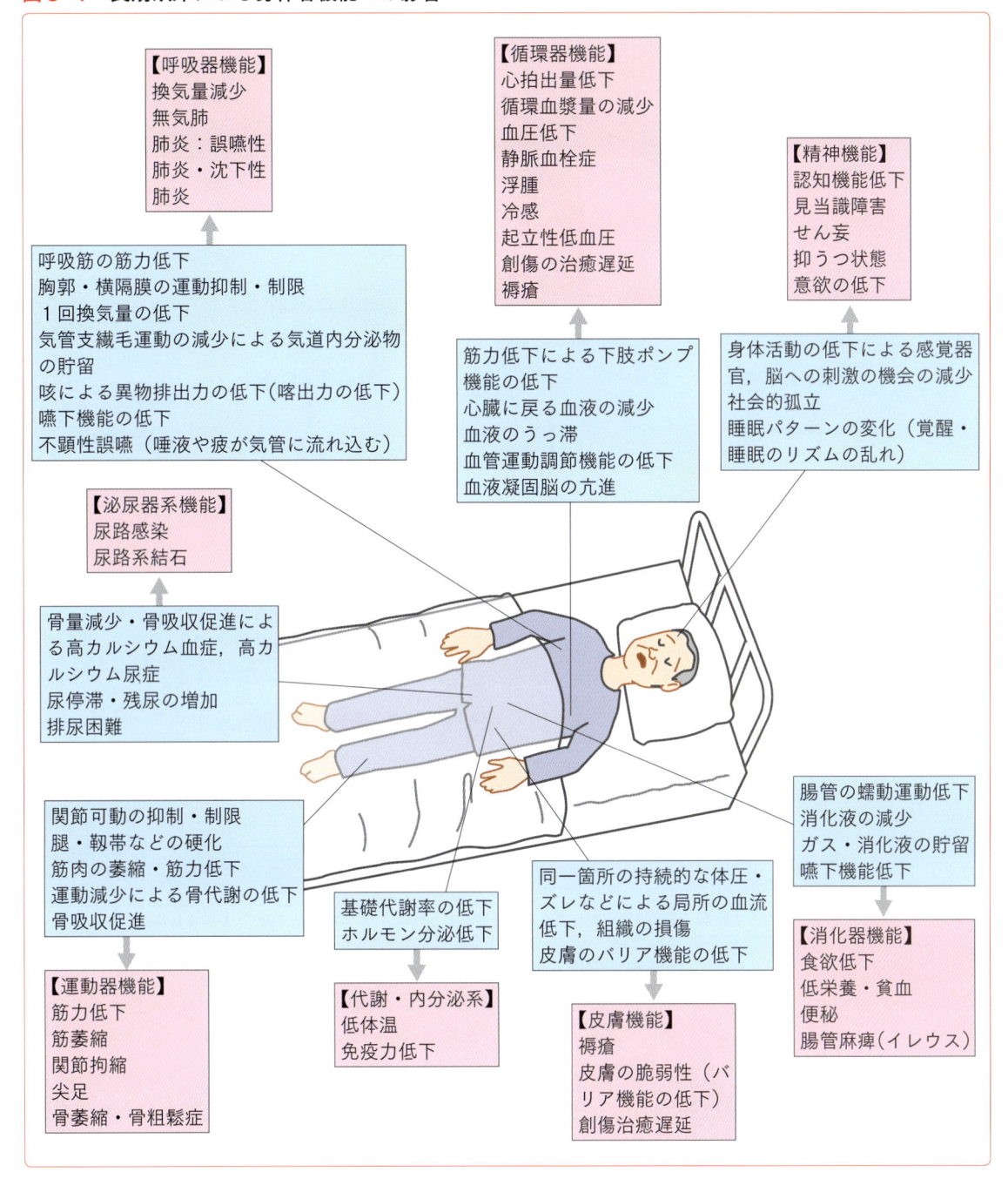

【呼吸器機能】
換気量減少
無気肺
肺炎：誤嚥性
肺炎・沈下性
肺炎

呼吸筋の筋力低下
胸郭・横隔膜の運動抑制・制限
１回換気量の低下
気管支繊毛運動の減少による気道内分泌物の貯留
咳による異物排出力の低下（喀出力の低下）
嚥下機能の低下
不顕性誤嚥（唾液や痰が気管に流れ込む）

【泌尿器系機能】
尿路感染
尿路系結石

骨量減少・骨吸収促進による高カルシウム血症，高カルシウム尿症
尿停滞・残尿の増加
排尿困難

【循環器機能】
心拍出量低下
循環血漿量の減少
血圧低下
静脈血栓症
浮腫
冷感
起立性低血圧
創傷の治癒遅延
褥瘡

筋力低下による下肢ポンプ機能の低下
心臓に戻る血液の減少
血液のうっ滞
血管運動調節機能の低下
血液凝固脳の亢進

【精神機能】
認知機能低下
見当識障害
せん妄
抑うつ状態
意欲の低下

身体活動の低下による感覚器官，脳への刺激の機会の減少
社会的孤立
睡眠パターンの変化（覚醒・睡眠のリズムの乱れ）

関節可動の抑制・制限
腱・靱帯などの硬化
筋肉の萎縮・筋力低下
運動減少による骨代謝の低下
骨吸収促進

【運動器機能】
筋力低下
筋萎縮
関節拘縮
尖足
骨萎縮・骨粗鬆症

基礎代謝率の低下
ホルモン分泌低下

【代謝・内分泌系】
低体温
免疫力低下

同一箇所の持続的な体圧・ズレなどによる局所の血流低下，組織の損傷
皮膚のバリア機能の低下

【皮膚機能】
褥瘡
皮膚の脆弱性（バリア機能の低下）
創傷治癒遅延

腸管の蠕動運動低下
消化液の減少
ガス・消化液の貯留
嚥下機能低下

【消化器機能】
食欲低下
低栄養・貧血
便秘
腸管麻痺（イレウス）

　次に，臥位から立位に体位を移動した時の心血管系の変化を図8-8に示す。

　立位をとると心臓と下肢との間に約100mmHgの圧力差が生じると言われ，血液は下肢に貯留する。貯留した血液は心臓へ戻る量（循環還流）を減らし，心臓から全身へ送り出す血液（１回拍出量）を減少させることにより心拍出量が減少し，血圧の低下が起こる。血圧が一定水準より下がると，脳の循環血液量が減少して脳内には十分な血液の確保が

図8-8●立位姿勢における循環調節機構

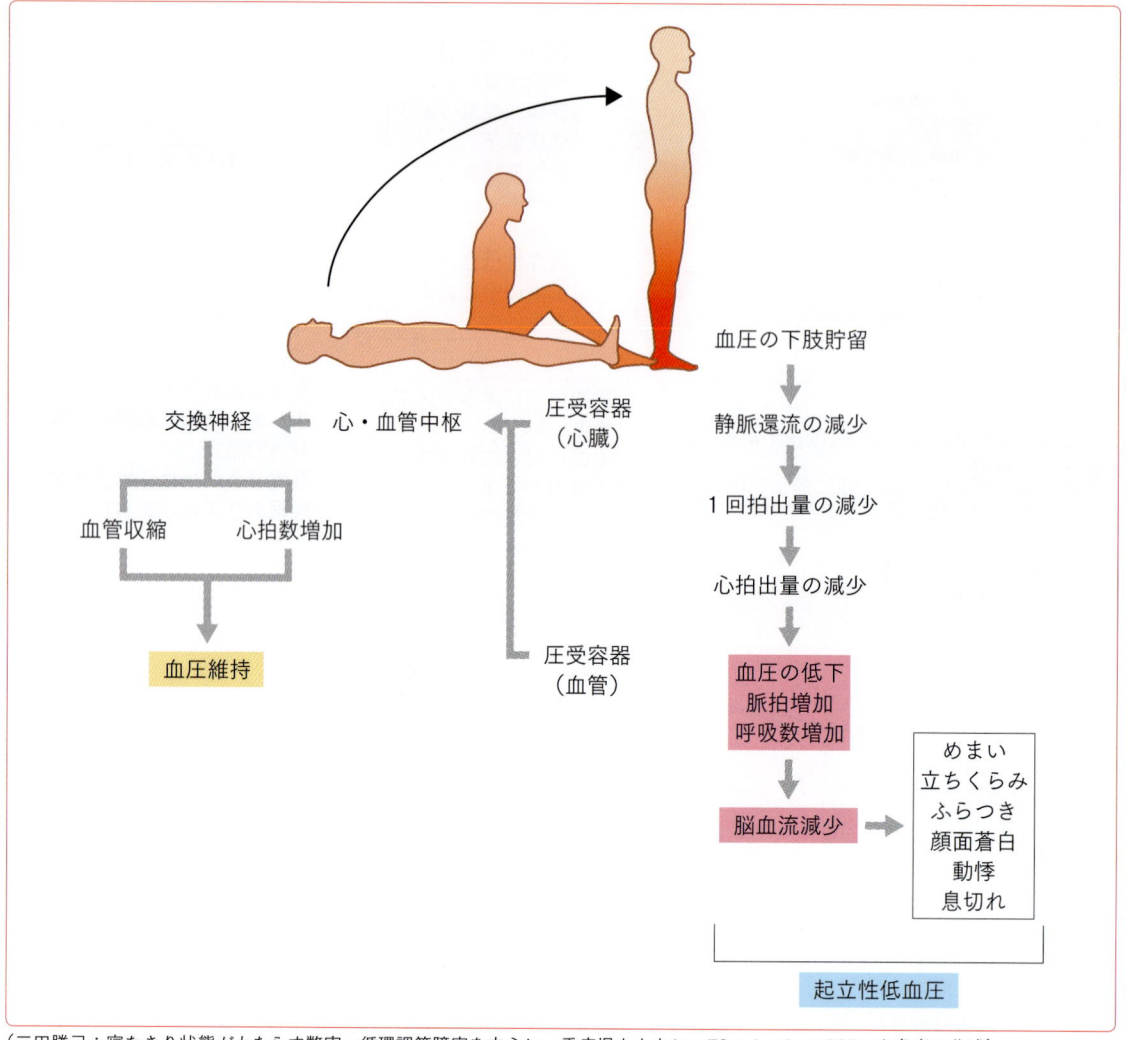

（三田勝己：寝たきり状態がもたらす弊害—循環調節障害を中心に．重症児とともに．78：1-4，1995．を参考に作成）

　できなくなり，めまいが出現し，立位保持が困難な状態になる。この時の状態を起立性低血圧と言い，収縮期血圧が20mmHg以上低下する。特に，高齢者の場合は血圧を維持する機能が低下しているため，急激な臥位から立位への体位の移動では，血圧低下をきたし，めまいを起こしやすい。

　立位では血圧を維持するために，2つの調整機構が速やかにはたらいて血圧は回復して，立位姿勢が保持される。その1つは，血圧が低下すると心臓や血管内にある圧受容器の活動が抑制され，迷走神経の求心制活動が減少し，交感神経活動が活発になり心拍数が増加する。これは，心臓から送り出す血液量の減少を回数で補おうとするためである。もう1つは末梢血管の収縮により血管抵抗を増大させて血圧を高め，脳の循環血液量を一定に維持しようとする機構である。

8 バイタルサインの変化をもたらす要因と看護

3 精神的ストレスと バイタルサインの変化

1. ストレスへの反応

1 ストレスとは

　ストレスとは，日常生活において過剰な刺激により惹起される心身のひずみをいう[4]。

　セリエ（Selye, H.）は，ストレスを何らかの有害な物質や寒冷などの非特異的刺激（ストレッサー）にさらされた場合に，生体が示す特異な反応と定義した。さらに，セリエは持続的にストレッサーにさらされた結果生じる生体の反応を汎適応症候群という考え方を示した。この反応は，警告反応期，抵抗期，疲憊期の3つの時期に分けられ一定の生体反応を生じる（図8-9）。

　警告反応期は，ストレッサーにさらされショックを受けている時期（ショック相）と，ショックから立ち直りストレッサーに対して抵抗を示す時期（反ショック相）に分けられる。何らかのストレスを受けており，「身体がストレスを受けているぞ」というサインを発している時期である。

　抵抗期は，何らかのストレスが続いているが，ストレッサーへの抵抗

図8-9 ● 汎適応症候群の段階

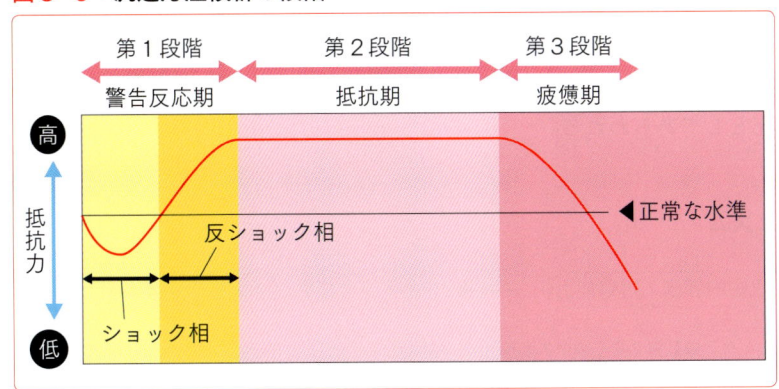

力が強まり，一応安定した状態をいう。

　疲憊期は，ストレスを受け続けると，抵抗力は弱まりショック相と同様の反応を示し，心身ともに疲れきっている状態である。さらにストレッサーにさらされ続けると死に至ることもある。

　ストレッサーには，個人にふりかかる家族との問題，仕事や経済的な問題，日常生活上の重大な出来事や予期せぬ出来事があげられる。表8−3は，1960年代のアメリカ人を対象にホームズらがライフイベントの後に，社会へ再適応していくための努力や時間がどのくらい必要と感じているのかを調査した結果をもとに，結婚後の生活に適応していくために必要と感じている主観的な努力や時間を50とした社会的再適応評価尺度である。ここでホームズらは，日常生活上の重大なライフイベントが起こると，今まで確立されてきた生活様式に何らかの変化が生じるためにストレス状態が引き起こされるとした。ストレス状態を引き起こす可能性の高いライフイベントは，「配偶者の死」「離婚」「夫婦別居」などであった。

②　ストレス反応が起こるメカニズム

　ストレス反応が起こるメカニズムについては，図8−10に示す。人間は，人生のなかでさまざまな出来事（ストレッサー）に遭遇する。その遭遇した出来事が自分の対処能力を超え「脅威」であると感じた場合（認知的評価）は，ストレス反応と呼ばれる症状や行動を生じさせる。同じストレスであってもストレスへの反応は，ストレスの大きさ，それぞれの人がもつストレスへの耐性，さらにストレスを感じている人への家族や友人，専門職などのサポートのあり方などによりあらわれ方は異なる。

　ストレスの原因となる刺激や要求などをストレッサーという。ストレッサーの種類には，生理的ストレッサー(疲労，飢餓など)，物理的ストレッサー(寒冷，酷暑，外傷，騒音など)，精神的ストレッサー(不安，緊張，恐怖，興奮など）があり，これらはその人の受け取り方，つまり認知的評価によりストレス反応は異なる。認知的評価とは，あるストレッサーを脅威と認知（判断）する心のはたらきである。この認知的評価の基準は，自分の力で対処できるか否かによる。

　ストレス反応は，何らかの刺激や要求に応じようとする生体の緊張（ストレイン）状態・反応のことであり，心理面，行動面，身体面の反応としてあらわれる。

ストレス

本来，ストレスは物理用語で，ゴムボールを指で押すとゴムボールはへこむが，同時に戻ろうとして指を押し返す力がはたらく。この物理的圧力あるいは圧によって生じる歪みを意味するもであった。これをセリエが生理学用語として用いて以来，環境からの刺激によって起こる身体的な反応を表現する言葉として使われるようになった[5]。

図8−10●ストレスが起こるメカニズム

ストレッサー　⟶　認知的評価 / 対処能力　⟶　ストレス反応（心・行動・身体）

（文部科学省：在外教育施設安全対策資料【心のケア編】第2章心のケア各論 http://www.mext.go.jp/a_menu/shotou/clarinet/002/003/010.htm（2019年5月アクセス））

表8-3 ●社会的再適応尺度

順位	ライフイベント	LCU得点	順位	ライフイベント	LCU得点
1.	配偶者の死	100	23.	息子や娘が家を離れる	29
2.	離婚	73	24.	親戚とのトラブル	29
3.	夫婦別居生活	65	25.	個人的な輝かしい成功	28
4.	拘留	63	26.	妻の就職や離職	26
5.	親族の死	63	27.	就学・卒業	26
6.	個人のけがや病気	53	28.	生活条件の変化	25
7.	結婚	50	29.	個人的習慣の修正	24
8.	解雇・失業	47	30.	上司とのトラブル	23
9.	夫婦の和解・調停	45	31.	労働条件の変化	20
10.	退職	45	32.	住居の変更	20
11.	家族の健康上の大きな変化	44	33.	学校を変わる	20
12.	妊娠	40	34.	レクリエーションの変化	19
13.	性的障害	39	35.	協会活動の変化	19
14.	新たな家族構成員の増加	39	36.	社会活動の変化	18
15.	仕事の再調整	39	37.	1万ドル以下の抵当（借金）	17
16.	経済状態の大きな変化	38	38.	睡眠習慣の変化	16
17.	親友の死	37	39.	団欒する家族の数の変化	15
18.	転職	36	40.	食習慣の変化	15
19.	配偶者との口論の大きな変化	35	41.	休暇	13
20.	1万ドル以上の抵当（借金）	31	42.	クリスマス	12
21.	担保，貸付金の損失	30	43.	些細な違反行為	11
22.	仕事上の責任の変化	29			

（Holmes, T.H., Rahe, R.H.：The Social readjustment rating scale. J Psychosom Res, 11：213-218, 1967.）

③ ストレスの適応反応（汎適応症候群）とバイタルサインの変化

1 警告反応期

ショック相では，血圧低下や体温低下，低血糖などが起こる。反ショック相になると交感神経は興奮し，副腎皮質から糖質コルチコイド（抗ストレス作用がある）が分泌され，呼吸や心拍数の増加，血圧の上昇，体温の上昇，発汗，緊張，のどが渇くなどがみられる。

2 抵抗期

病気や傷などに対しては抗体がつくられ，一応安定した状態である。身体の反応は，高血圧，胃潰瘍などの消化器系の異変などがある。

3 疲憊期

ストレスが慢性化すると，糖質コルチコイドなどが過剰に分泌され副

腎は肥大する。胸腺やリンパ腺の萎縮などにより免疫調整が停止し抵抗力が低下する。風邪や自律神経失調症，うつ病，胸腺やリンパ腺の疾患を発症しやすくなる。

4 ストレッサーに対する心身の反応

生体にとって有害な出来事に遭遇した時は，危険から身を守るための心身の防御反応が生じる。この場合，交感神経系の自律神経や副腎皮質ホルモンなどを分泌する内分泌系の活動が活発になる。ストレッサーに対する自律神経のはたらきにより生じる症状や反応を表8-4に示す。

さらに，身体的，精神的に強いストレス時には，副腎からステロイドホルモンが分泌される。このホルモンのはたらきによって胸腺が萎縮し，胸腺内のT細胞分化が停止する。ステロイドホルモンの分泌が増すと，分化し末梢に出たT細胞が死滅することがある。これがステロイドホルモンの免疫抑制作用といわれる現象である。

ストレスによってステロイドホルモンの分泌量が多くなることにより，T細胞性免疫が低下しウイルスなどの感染を受けやすくなると考えられる。そのため，バイタルサインを測定し，発熱や発疹，頭痛などの感染症の前駆症状の有無を観察する。

2 ストレスへの対処

1 ストレスとコーピング

セリエのストレス学説以来，ストレスに関する研究は数多い。そのなかでも人間のストレス状況の認知と対処行動の理解に役立つのは心理学者であるラザルス（Lazarus, R. S.）のコーピング理論である。

日常生活の出来事により生じるストレスの影響は個人の主観的認知，解釈により異なる。この個人の解釈を認知的評価という。自分自身に有害・脅威といった危険が迫ったと解釈（判断）した場合にどのように切り抜けるか，という対処行動（コーピング行動）も個人差がある。適切

表8-4 ● 自律神経のはたらきによって生じる症状・反応

症状	反応
身体症状	頭痛，肩こり，腰痛，目の疲れ，悪心・胸やけ，腹痛，胃腸症状，食欲低下，過食，生理不順，性欲低下，蕁麻疹・湿疹，血尿，不眠，寝つきが悪いなど
精神的な反応	やる気が出ない，イライラする，不安，気分の低下・落ち込み，何事にも興味・関心がなくなるなど
行動面の反応	ぼんやりしてしまうなど集中力の低下，作業能力の低下，仕事のミスが増える，遅刻・欠勤などの仕事への支障，飲酒・喫煙量が増える，過食・ギャンブルなどの依存性，人間関係の障害（ひきこもり，暴力など），失踪など

に対処できることによりストレス状態は解消へと向かうが，うまく対処できない場合は，疲労・消耗あるいは病気の状態へと移行し，身体的健康への影響が多大となる。

ストレス認知，対処の過程において，ある出来事が自分にとってどのような意味があるのか，という個人のとらえ方によってさまざまな情動が引き起こされることから，どのような情動反応なのか，例えば不安，怒り，罪悪感，羞恥心など，その内容について把握することで，その人の思考過程を知ることができ，援助の方向性がみえてくる。

ラザルスはストレスの対処法については，2つの戦略と8つの型を示している。ストレス状況に直面した際に生じる情動（不安，怒り，恐怖，イライラなど）を鎮めるための行動である。これらの対処行動（コーピング行動）には，問題を解決する・除去するなどの行動的な対処方略（問題志向型コーピング）と，自分の気持ちの切り替えをする・回避するなどの認知的な対処方略（情動志向型コーピング）がある。この2つの方略はどのような問題が生じたのか，問題の内容によって選択される。

問題の状況が自身の力でコントロールできる場合は，問題志向型で対処することが多い。一方自身でコントロールできないと判断した場合は，情動志向型コーピングを多く用いる傾向がある。

個人がさまざまな問題状況にうまく対処し適応できるかは，どのような対処行動をいくつもっているか，その内容と数，さらに柔軟に活用できる能力による。したがって，うまく対処できなければ，自身にさまざまなことを背負い込むこととなり，さまざまな心身の反応があらわれる。

さまざまな心身の反応を見逃さず，早期に気づき対処することで，最悪な状態や病気の発症を回避することが可能である。

② 入院によるストレスへの対処

入院により病気による不安，恐怖だけでなく，新しい環境への適応を強いられる。また，仕事や職場，家庭に関わる諸問題への対応など，さまざまなストレスを受ける。

対象の心理的，精神的状態を把握するために，不安を話せる関係づくりを目指してコミュニケーションを図ることが重要である。患者が自ら不安について表現できることで，不安の程度，不安の原因や誘因，不安の対処行動について把握でき，ともに方向性を考えていくことが求められる。不安の軽減のための援助については表8-5に示した。

表8-5 ● 不安軽減のための援助

- 対象に寄り添う姿勢や態度で接する
- 対象に関心を示す
- 不安を増強する因子を除去する
- 不安の原因・誘因が明確になっている場合は，それに対する対策をともに考える
  - ▶病床環境，検査や治療の実施時期などの調整を行う
  - ▶家族の面会の機会を増やす，家族と話し合う機会をもつなど家族関係の調整を行う
- 不安を表出できる機会をつくったり，話しやすい環境を調整する
- 事実に基づいた正確な情報を提供する
- リラクセーションや気分転換を促す
- 適切なコーピング行動を強化する

4 痛みとバイタルサインの変化

1. 痛みの発生メカニズムと生体反応

1) 痛みとは

　国際疼痛学会では痛みを「実際に何らかの組織損傷が起こった時，あるいは組織損傷が起こりそうな時，あるいはそのような損傷の際に表現されるような，不快な感覚体験および情動体験」と定義している。McCaffery は「痛みは，本人が痛みだというものであり，本人が痛いという場所に存在する」[6]と述べている。アメリカでは，痛みを「5つ目のバイタルサイン」として扱うようにしている。

2) 痛みの分類

　痛みは原因によって侵害受容性疼痛と神経障害性疼痛に大別される（表8-6）。

　侵害受容性疼痛は身体の傷害に伴う痛みで，体性痛と内臓痛に分けられる。体性痛は，痛みの部位が限局して疼くような痛み，あるいは刺し込むような痛みと表現される。内臓痛は，体性痛に比べて痛みの局在が不明瞭で，締めつけられるような不快感を伴う痛みが特徴とされる。

　神経障害性疼痛は，神経の損傷に伴って発生し，帯状疱疹後神経痛，三叉神経痛，坐骨神経痛などである。

　さらに，痛みの時間から急性疼痛と慢性疼痛に分類され，急性疼痛は短時間で鋭い痛み，慢性疼痛は4週間以上続く痛みである。がん性疼痛や心因性疼痛などがある。

3) 痛み（疼痛）の発生機序

1 侵害受容性疼痛

　何らかの原因によって細胞組織が侵害されると，生理活性物質であるブラジキニンやプロスタグランジンが産生される。このうちブラジキニンが神経終末の侵害受容器を刺激し痛み（痛覚）を感じる。痛覚は伝導

表8-6 ● 痛みの神経学的分類

分類	侵害受容性疼痛		神経障害性疼痛
	体性痛	内臓痛	
障害部位	皮膚，骨，関節，筋肉，結合組織などの体性組織	食道，胃，小腸，大腸などの管腔臓器 肝臓，腎臓などの被膜をもつ固形臓器	末梢神経，脊髄神経，視床，大脳などの痛みの伝達路
痛みを起こす刺激	切る，刺す，叩くなどの機械的刺激	管腔臓器の内圧上昇 臓器被膜の急激な伸展 臓器局所および周囲組織の炎症	神経の圧迫，断裂
例	骨転移局所の痛み 術後早期の創部痛 筋膜や骨格筋の炎症に伴う痛み	消化管閉塞に伴う腹痛 肝臓腫瘍内出血に伴う上腹部，側腹部痛 膵臓がんに伴う上腹部，背部痛	がんの腕神経叢浸潤に伴う上肢のしびれ感を伴う痛み 脊椎転移の硬膜外浸潤，脊髄圧迫症候群に伴う背部痛 化学療法後の手・足の痛み
痛みの特徴	局在が明瞭な持続痛が体動に伴って増悪する	深く絞られるような，押されるような痛み 局在が不明瞭	障害神経支配領域のしびれ感を伴う痛み 電気が走るような痛み
随伴症状	頭蓋骨，脊椎転移では病巣から離れた場所に特徴的な関連痛*を認める	悪心・嘔吐，発汗などを伴うことがある 病巣から離れた場所に関連痛を認める	知覚低下，知覚異常，運動障害を伴う
治療における特徴	突出痛に対するレスキュー薬の使用が重要	オピオイドが有効なことが多い	難治性で鎮痛補助薬が必要になることが多い

*関連痛：病巣の周囲や病巣から離れた場所に発生する痛みを関連痛と呼ぶ。内臓のがんにおいても病巣から離れた部位に関連痛が発生する。内臓が痛み刺激を入力する脊髄レベルに同様に痛み刺激を入力する皮膚の痛覚過敏，同じ脊髄レベルに遠心路核をもつ筋肉の収縮に伴う圧痛，交感神経の興奮に伴う皮膚血流の低下や立毛筋の収縮を認める。上腹部内臓のがんで肩や背中が痛くなること，腎・尿路の異常で鼠径部が痛くなること，骨盤内の腫瘍に伴って腰痛や会陰部の痛みが出現することなどが挙げられる。

（参考）椎体症候群

　骨転移，とくに脊椎の転移において，椎体症候群と呼ばれる特徴的な関連痛が発生する。頸椎の転移では後頭部や肩甲背部に，腰椎の転移では腸骨や仙腸関節に，仙骨の転移では大腿後面に痛みがみられる。機序は明らかになっていない。

（日本緩和医療学会緩和医療ガイドライン委員会編：がん疼痛の薬物療法に関するガイドライン　2014年版．金原出版，https://www.jspm.ne.jp/guidelines/pain/2014/pdf/pain2014.pdf，p18（2019年6月アクセス））

速度の速い有髄のAδ線維と伝導速度の遅い無髄のC線維によって脊髄を上行し大脳皮質に投射され，痛みが認識される。また，プロスタグランジンはブラジキニンに対する感受性を高め，痛みの増強，血管拡張や毛細血管の透過性を亢進させ，炎症や浮腫を起こさせる。

　侵害受容性疼痛は，末梢神経にある侵害受容器で痛み刺激（機械的刺激や寒冷刺激，発痛物質）を感知し，脊髄後角，脊髄視床路を通り大脳皮質の体制感覚野に伝達されて痛みが発生する。

　図8-11は侵害受容性疼痛の発生機序をあらわしたもので，赤い線がAδ線維により伝導される鋭い痛みの伝導路で，青い線がC線維により伝導される鈍い痛みの伝導路である。この痛みは，急性の疼痛で，肩関節周囲炎（いわゆる五十肩）や腱鞘炎，関節リウマチ，頭痛，歯痛，打撲，切り傷などがある。

図8-11●侵害受容性疼痛

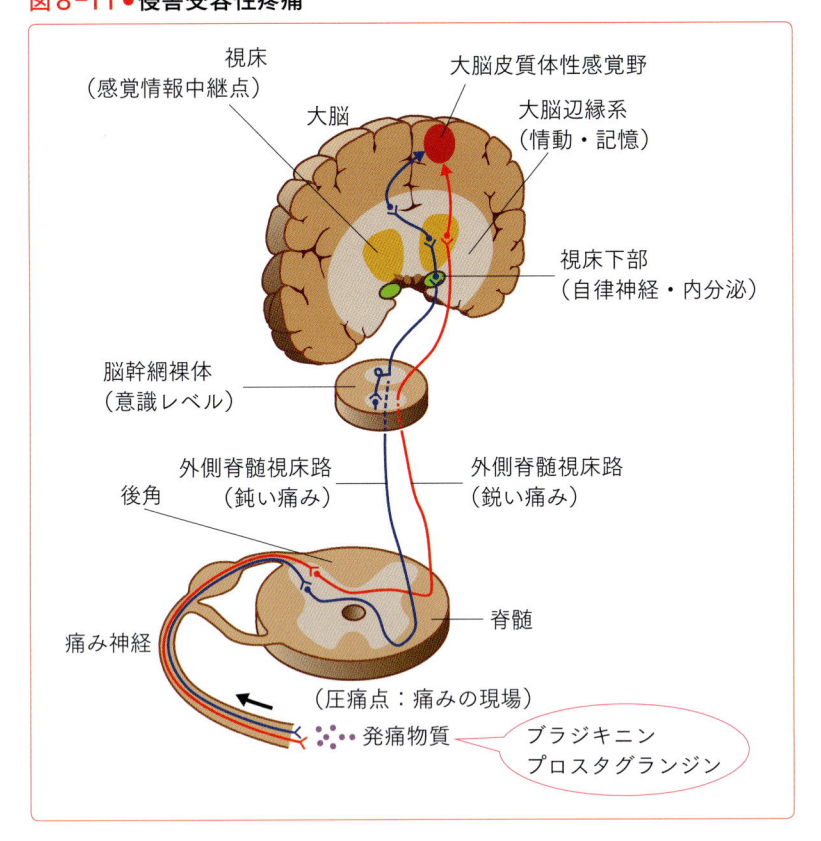

2 神経障害性疼痛

　神経障害性疼痛は，末梢神経や中枢神経そのものが損傷または圧迫されたり，疾患に伴って発生する。神経支配領域に沿って，特異的な（電撃痛，焼けるような）痛みが生じる。下肢切断後に切断された下肢に幻覚痛を感じる場合もある。傷や炎症などがないにもかかわらず痛みがある場合には，神経が原因となっている場合もある。

4 痛みに対する生体反応

1 痛みによるバイタルサインの変化

　急性疼痛の場合は，自律神経系が刺激され，急激な低〜中程度の強度の痛みや表面的な痛みは交感神経を刺激し，呼吸・心拍数の増加，末梢血管の収縮により血圧上昇がみられ，顔面蒼白，発汗，筋緊張，瞳孔散大などの反応を示す。また，痛みが持続し増強もしくは内臓痛のようなものであれば，副交感神経系の反応が引き起こされ，血圧の低下，心拍数の減少，顔面蒼白，悪心・嘔吐がみられる。

2 行動上の反応

　痛みのあらわれ方，持続時間・期間，感じ方など個人差があり，非常に複雑である。急性疼痛の特徴は，姿勢や表情などで表現される。例えば，歯を食いしばる，顔をしかめる，痛みを感じる部分を手で押さえた

りさすったりする，身体を屈曲した姿勢をとるなど特異な体位を示す。慢性疼痛では，日常生活活動や思考に影響を与え，感情（怒り，苛立ち，うつ状態など）も左右する。

2 痛みのアセスメントと対応

1 痛みのアセスメント

　患者独自の痛みへの反応を把握することは，痛みをアセスメントするうえで重要である。

　痛みは，あくまで主観的，個人的な体験である。患者と医療者が共通に用いることができる痛みのスケール（ペインスケール）がある（図8-12）。このスケールを用いることで，客観的に評価し，患者と医療者が痛みを共通認識することでき，治療効果を的確に判断し，より副作用の少ない治療の可能性が高くなる。

　痛みのアセスメントの項目は以下の内容である。

①痛みの部位，性質，強さ，経過（時間特性），1日の痛みの出現パターン

　➡失語症や精神状態の変調などで患者が痛みを表現できない場合は，表情や生体反応を十分に観察する。

②痛みの増強因子と緩和因子

　・痛みが増すきっかけ（体動，排泄，食事，睡眠，心理面など）

　・痛みを緩和するもの（安静，マッサージ，温罨法，冷罨法など）

③日常生活への影響の程度

　➡日常生活のどのような場面で支障をきたしているか，一つひとつの日常生活動作や1日の行動についても詳細に把握する。

④バイタルサインの測定と全身状態の観察

　➡痛みによる血圧・脈拍の変動や四肢冷感・発汗の有無などを観察することにより，痛みの程度や鎮痛薬の投与などの指標とする。

⑤疼痛緩和のための治療の効果

　➡日常生活での活動状況，呼吸状態や顔色などを観察するとともにバイタルサインや自覚症状，他覚症状も把握する。

⑥心理面，社会的側面，スピリチュアルな面の把握

2 痛みのある人への対応

　McCaffery は痛みについて「現にそれを体験している人が表現する通りのものであり，それを表現した時にはいつでも存在している」[7]と述べており，このことを念頭においてその人に合った援助を考えることが必要である。

　温浴，温罨法・冷罨法，マッサージ（さする，もむなど）などの刺激は，緊張した筋肉をリラックスさせて痛みを和らげるのに役立つといわ

図8-12●Wong-Baker によるフェイス・スケール

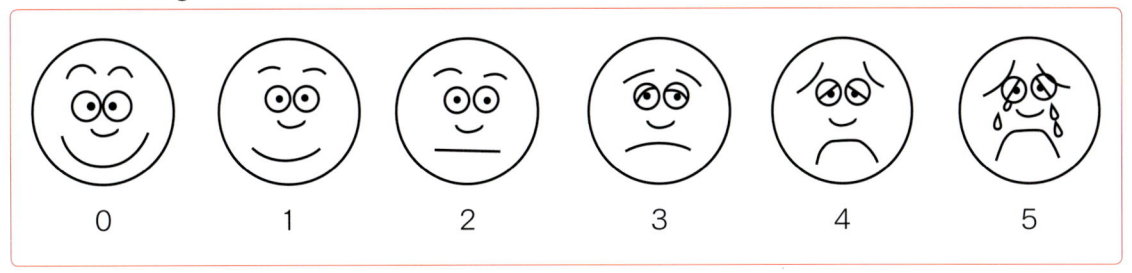

れている。また，薬物療法に関する正しい情報を提供し，誤った理解から引き起こされる不安や恐怖を最小限にする。不安がある場合は，不安により痛みが増強されるため不安の軽減を優先することも必要である。

　薬物療法時は，使用される薬物の主作用と有害作用について正確に理解し，確実な与薬と観察を行う。鎮痛薬として，プロスタグランジン合成抑制作用による鎮痛を図るために非麻薬性鎮痛薬，非ステロイド性鎮痛薬（アスピリン，インドメタシン，イブプロフェンなど）が使用される。オピオイド鎮痛薬も使用されることもある。

　がん性疼痛には「WHO方式がん疼痛治療法」に基づいて非オピオイド鎮痛薬（NSAIDs，アセトアミノフェン），オピオイド（麻薬性鎮痛薬，合成鎮痛麻薬）などが疼痛の強度に応じて使用される。

感染とバイタルサインの変化

1. 感染の成立

1) 感染症の成立過程

　感染（infection）とは，細菌，ウイルス，寄生虫などの微生物が生体内に侵入して増殖することである。感染は，一定の条件が整い，①感染源，②宿主，③排出口，④感染経路，⑤侵入口，⑥感受性宿主（易感染性宿主）がつながることによって成立する。成立過程の詳細は**表8-7**に示す。①～⑥の1つでも欠ければ感染は成立しない。健康な人は生体防御システム（抵抗力）が十分に備わっているため，身を守ることができる。このことをふまえ感染源との接触から感染・発症までの経過を**図8-13**，**図8-14**に示す。

2) 易感染状態とは

　易感染状態とは，通常生体に備わっている感染に対する抵抗力が減弱したり，感染に対する感受性が増大することによって感染症を発症しやすい状態である。感染リスクが高い患者を易感染性患者という。感染リスクが高い患者は，低栄養，悪性腫瘍，糖尿病，肝硬変，腎不全，無ガ

表8-7 ● 感染症の成立過程

①感染源	ウイルス，細菌，真菌，寄生虫など
②宿主	ヒト，動物，植物，環境，媒介物（器）
③排出口	呼吸器，消化器，泌尿器，皮膚，粘膜，血液，胎盤など
④感染経路	飛沫核感染（空気感染），飛沫感染，接触感染，経口感染，混注媒介感染（ベクター），血液感染，母子感染など くしゃみ，咳，喀痰，便，精液，血液などを介する
⑤侵入口	呼吸器，消化器，泌尿器，皮膚，粘膜，血管など
⑥感受性宿主	不健康な人，乳幼児，小児，高齢者，免疫力が低下した人，栄養状態の悪い人，治療中の人など

図8-13●感染源との接触から感染・発症までの経過

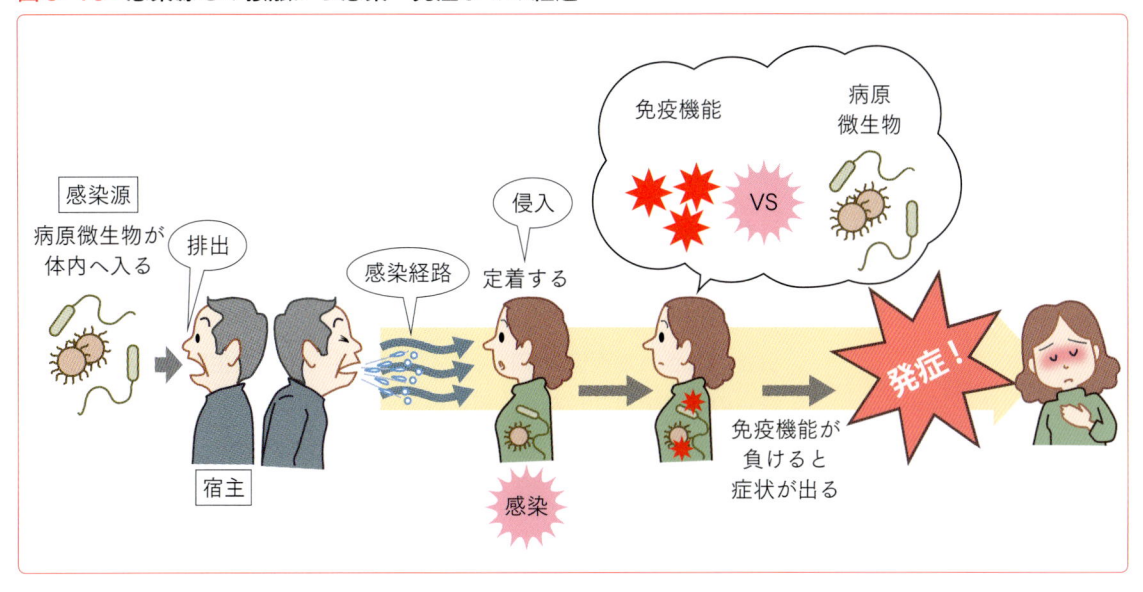

図8-14●さまざまな感染経路

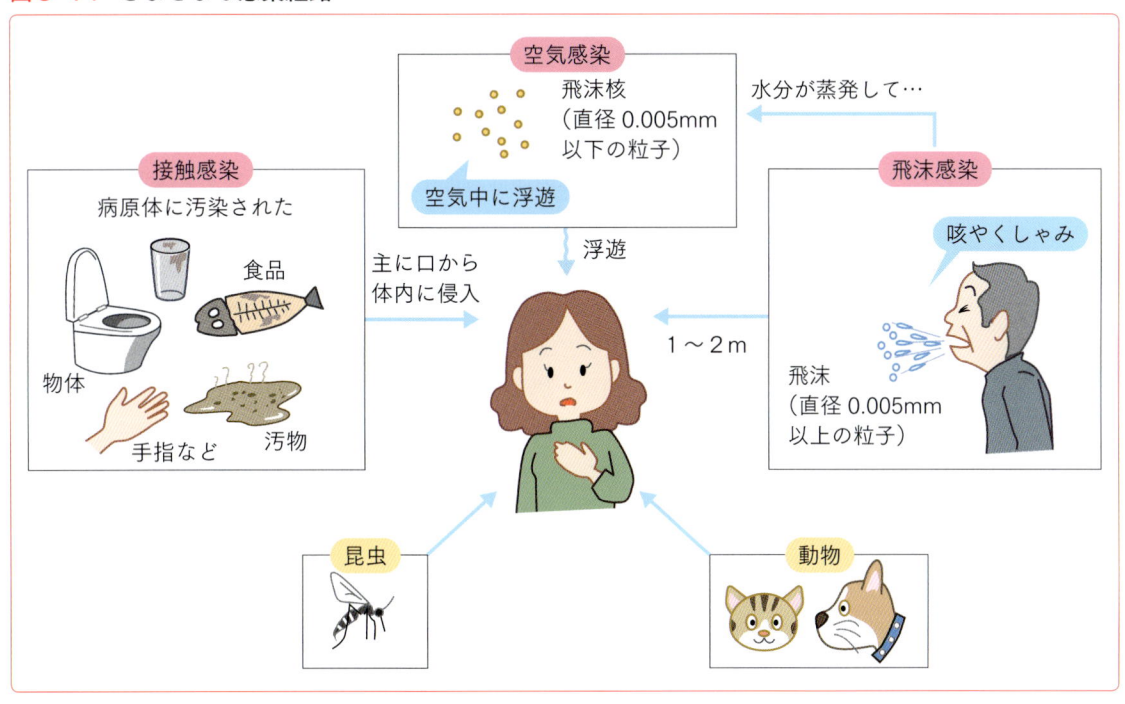

ンマグロブリン血症などの基礎疾患をもつ患者，重症外傷，広範囲熱傷，放射線治療，ステロイド・抗がん剤・免疫抑制剤の投与を受けた患者などである。

　共通する病態として，好中球やマクロファージによる貪食細胞機能，オプソニン効果の低下，液性・細胞性免疫，抗原提示能が障害されているため，通常健常人には感染を起こさない病原性の弱い病原菌による感染（日和見感染）を生じやすい。

オプソニン効果
細菌の生体への侵入により，抗体または補体が細菌に結合し，好中球やマクロファージなどの貪食細胞に異物として取り込まれやすくなることをいう。

個人の病原体に対する抵抗力の度合いによって発病する。感染が成立するのは個人がその微生物の強さや数に対して感受性をもった時である。個人の感染への感受性をとらえるために，感受性に影響を及ぼす年齢，栄養状態，外傷や皮膚・粘膜の損傷の有無，治療（薬物療法，化学療法，放射線療法，身体侵襲的治療）などを理解しておく必要がある。

2 感染症とバイタルサインの変化

　感染症（infection disease）は，病原体をもつ微生物の感染によって引き起こされる疾患の総称である。病原性をもつ微生物に感染すると，特定の症状を起こしたり，組織の編成，機能障害を起こす。主な徴候は発赤，腫脹，疼痛（圧痛）で，感染の3徴候といわれる。

1 身体の反応

　全身症状として，倦怠感，疲労感，脱力感，熱感，発熱，発疹がみられる。感染症発症に伴い出現する発熱は，外因性発熱物質（細菌，ウイルス，エンドトキシンなど）と内因性発熱物質（免疫に関与するリンパ球の増殖・分裂を誘発する）が体温調節中枢に作用して体温上昇が起きる。

　発熱の機序（図8-15）は，病原微生物の代謝産物など，何らかの原因によって視床下部の体温調節中枢が刺激を受けると，体温調節レベルが高温地に設定され，ふるえや悪寒による熱産生の増大，末梢循環の抑制，四肢冷感による熱拡散の抑制によって体温が上昇する。

　発熱状態にある時のバイタルサインは，体温は平熱より上昇し熱感，発汗，顔面紅潮などがみられる。体温が1℃上昇するごとに代謝は13%亢進する。心拍数・脈拍数は増加し，体温が1℃上昇で1分間に1～10回増加し，血圧は低下する。呼吸数は増加する。

　不明熱（FUO：Fever of unknown origin）は，一般に38℃を超える発熱が3週間以上続き，1週間の入院・検査でも原因が明らかにならない発熱状態をいう。

　その他，感染性疾患に伴う症状としては，上気道感染症の副鼻腔炎，咽頭炎，喉頭蓋炎などによる急性のカタル症状（多量の水分が粘膜の表面から流出してくる状態）や鼻閉，咳嗽，咽頭痛などがみられる。肺炎，胸膜炎，心外膜炎などでは，胸痛がみられる。

　虫垂炎や穿孔，憩室炎，骨盤内炎症性疾患などでは，腹痛がみられる。髄膜炎の場合は，急性の激しい頭痛，髄膜刺激症状（項部硬直など），発熱がみられ，脳炎では，意識障害，けいれん，片麻痺や感覚麻痺，異常反射などがみられる。化膿性関節炎では，障害されている部位に著明な発赤，腫脹と圧痛，可動域制限関節液の貯留がみられる。

　ブドウ球菌や結核菌が原因による化膿性骨髄炎では，持続する疼痛と発熱がみられる。

② 皮膚の変化

皮膚の機能は，①保護作用，②免疫機能，③保湿作用，④体温調節作用，⑤皮膚や皮脂の分泌・排泄作用がある。特に，感受性宿主（易感染性宿主）の不健康な人，乳幼児，小児，高齢者，免疫がない人，免疫力が低下した人，栄養状態の悪い人，治療中の人などは皮膚の機能は著明に低下しており，病原微生物に感染しやすいとともに，身体への侵襲的治療（中心静脈カテーテル留置，尿道カテーテル留置，胃ろう造設（PEG））に伴い皮膚の変化が生じやすいので，炎症所見として局所の皮膚の発赤，発熱，腫脹，疼痛などを観察する。

発熱に伴って皮疹が見られる場合は，特徴的な皮疹所見と臨床徴候を組み合わせていくことで診断が速やかに行われ，治療が行われる（表8－8）。

③ 感染（敗血症）とショック

感染症による重篤な状態として敗血症があり，さらにショックを合併することがある。

臨床的には頻呼吸，頻脈，体温上昇あるいは低下，白血球数増加ある

図8-15●体温調節中枢のセットポイントと体温曲線および発熱の症状

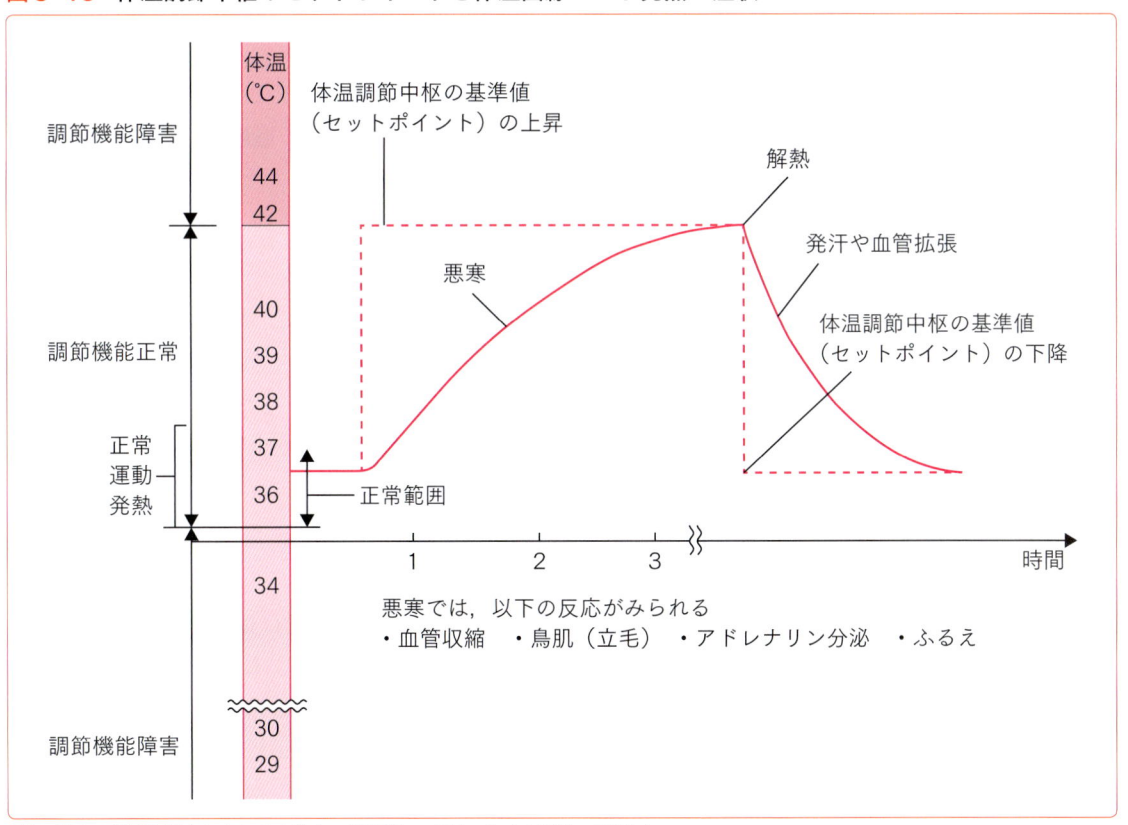

（増田敦子：解剖生理をおもしろく学ぶ　新訂版. p175, サイオ出版, 2015.）

表8-8●疾患に特徴的な皮疹

中心分布性紅斑丘疹性皮疹	麻疹	融合しながら髪のはえぎわから下行，手掌・足底には出ない。コプリック斑。3日以上持続
	風疹	髪のはえぎわから下行しながら消失
	伝染性紅斑	明赤色の平手打ちされたような紅斑と，その後持続するレース状網状紅斑
	突発性発疹	びまん性の紅斑丘疹性皮疹。顔面にはみられない
	HIV 初感染	非特異的なびまん性の斑，丘疹。口腔内・陰部潰瘍を呈することもある
	伝染性単核球症	びまん性の紅斑丘疹性皮疹。アンピシリン投与で 90% に出現。眼窩周囲の浮腫
	腸チフス	一過性の樹状紅斑様の斑や丘疹，通常は体幹。2～4mm 大（バラ疹）
	全身性エリテマトーデス	斑状または丘疹状の紅斑で，日光曝露部に生じやすい。頬部紅斑。血管炎による触知できる紫斑をみとめることがある
	スティル病	体幹や四肢近位部に発熱期に一過性に生じる。2～5mm 大の紅斑丘疹
末梢性皮疹	異型麻疹	紅斑丘疹性皮疹が四肢遠位部より始まり中心性に広がる。コプリック斑はみられない
	手足口病	圧痛のある小水疱と口腔内びらん。手足に辺縁が紅斑状の丘疹が出現し，圧痛のある小水疱にかわる
	多形紅斑	2cm までの標的状病変。粘膜面をおかすこともある
	細菌性心内膜炎	オスラー結節，皮膚・粘膜面の点状出血。ジェーンウェイ病変
落屑を伴う癒合性皮疹	猩紅熱（ブドウ球菌性毒素性ショック症候群）	びまん性の樹状紅斑が顔面から体幹四肢に広がる。口囲蒼白，サンドペーパー様の皮膚。線状紅斑。赤いイチゴ状舌。2週目に落屑
	川崎病	猩紅熱に似た皮疹または多形紅斑。口唇の亀裂。イチゴ状舌。手足の浮腫。発症後期の落屑
	ブドウ球菌性毒素性ショック症候群	手掌全体のびまん性紅斑。粘膜面の明瞭な紅斑，結膜炎。発症後7～10日目に落屑
小水疱を呈する皮疹	水痘	斑から丘疹，ついで紅斑を基底にもつ小水疱となり，その後膿疱となって痂皮を形成。頭皮や口腔に生じることもある。強い掻痒
結節を呈する皮疹	結節性紅斑	巨大なスミレ色の非潰瘍性皮下結節。圧痛は強い。通常は下肢
紫斑を呈する皮疹	急性髄膜炎菌血症	急速に多数の点状出血が生じ，大きくなり水疱を形成することもある
	播種性淋菌感染症	丘疹（1～5mm）が数日で中心に灰白色の壊死部を伴う出血性膿疱となる。末梢の関接周囲に病変が分布
	ウイルス性出血熱	点状出血様皮疹

（土井朝子：感染症とは．系統看護学講座　専門分野II　成人看護学II　アレルギー 膠原病 感染症　第 14 版, p227, 医学書院, 2016.）

いは減少などがみられる。敗血症の重症度には幅がある。敗血症性ショックは，細菌，ウイルスなどの病原体による感染症の感染巣から血流に入る。初期には，心拍出量の著しい増加と末梢血管の拡張のため，血圧が低下するにもかかわらず，皮膚血管が拡張し四肢の皮膚は温かくウォームショックとも呼ばれる病態を呈する。末梢血管の拡張による血圧低下のため，重要臓器への血流が得られない。エンドトキシン性の

表8-9 ● SOFAスコア

スコア	0	1	2	3	4
意識 Glasgow coma scale	15	13〜14	10〜12	6〜9	< 6
呼吸 PaO_2/FiO_2（mmHg）	≧ 400	< 400	< 300	< 200 ＋呼吸補助	< 100 ＋呼吸補助
循環	平均血圧≧ 70mmHg	平均血圧< 70mmHg	ドパミン> 5 μg/kg/min あるいはドブ タミンの併用	ドパミン>5 〜15 μg/kg/ min あるいは ノルアドレナ リン≦0.1 μg /kg/min ある いはアドレナ リン≦0.1 μg/kg/min	ドパミン> 15 μg/kg/min あるいはノル アドレナリン ≦0.1 μg/kg/ min あるいは アドレナリン ≦0.1 μg/kg/ min
肝 血糖ビリルビン値（mg/dL）	< 1.2	1.2〜1.9	2.0〜5.9	6.0〜11.9	≧ 12.0
腎 血漿クレアチニン値 尿量（mg/dL）	< 1.2	1.2〜1.9	2.0〜3.4	3.5〜4.9 < 500	≧ 5.0 < 200
凝固 血小板数（×$10^3/\mu$L）	≧ 150	< 150	< 100	< 50	< 20

（Singer M, Deutschman CS, Seymour CW, et al.：The Third International Consensus Definitions for Sepsis and Septic Shock（Sepsis-3）. JAMA 2016；315：801-10.）

表8-10 ● qSOFA（quick SOFA）基準

意識変容 呼吸数 ≧ 22/min 収縮期血圧 ≦ 100mmHg

【解説】感染症が疑われ，上記3つのクライテリアのうち2項目以上を満たす場合に敗血症を疑い，集中治療管理を考慮する。敗血症の確定診断は，合計SOFAスコアの2点以上の急上昇による。

（Singer M, Deutschman CS, Seymour CW, et al. : The Third International Consensus Definitions for Sepsis and Septic Shock（Sepsis-3）. JAMA 2016；315：801-10.）

ショックでは，脳循環にも影響を及ぼし，意識障害を起こすことがある。敗血症性ショックは生命の危機へ直結するため，継続的なバイタルサインの測定と観察，皮膚や意識状態の観察もあわせて行う。

2016年2月，第45回米国・欧州集中治療医学会（SCCM/ESCM）において敗血症の新定義が報告された[8]。今回の改訂の要点は，①敗血症は，感染に対して宿主生体反応の統御不全により臓器機能不全を呈している状態である（従来の定義の重症敗血症に相当する），②敗血症性ショックは，敗血症のうち，循環不全と細胞機能や代謝の異常により，死亡率が高くなった状態である。

敗血症の診断基準として，感染症（疑いを含む）でSOFA（Sequential Organ Failure Assessment）スコア（表8-9）の2点以上の上昇とされ

ている。敗血症性ショックは，①敗血症で，かつ，②適切な輸液をしても平均血圧を65mmHg以上に維持するための血管作動薬の使用が必要で，かつ，③血清乳酸値が2mmol/Lを超えた状態とされる（この3項目を満たすと，現時点では死亡率は40%を超えるとされる）。

　注意しなければいけないのは，この新定義は成人のみに適用され，小児には適用されないことである。この新定義の診断で使用されるSOFAスコアは，集中治療室（ICU）以外の環境では一般的ではない。また，臓器不全を呈していない患者のスクリーニングとしても適していない可能性が高いため，簡便な指標としてqSOFA（quick SOFA）（表8-10）を用いることが提案された。

　敗血症診断基準として用いられるSOFAスコア（重要臓器の障害度を数値化したもの）もqSOFAもバイタルサインが重要で，特に呼吸状態の観察は大切である。

4 呼吸器感染

　呼吸器感染は，上気道感染症，下気道感染症に区分される。上気道は呼吸に伴い常に外気と接触する臓器であり，病原体は飛沫感染あるいは空気感染によることが多い。主な疾患は，①急性副鼻腔炎，②急性咽頭炎・扁桃腺炎，③かぜ症候群，④インフルエンザ，インフルエンザ様疾患，⑤急性喉頭蓋炎などである。

　下気道は通常無菌の状態の部位であるが，病原体が侵入することで感染症を発症する。呼吸不全を伴う場合は，生命の危機にも関わることが多い。主な疾患は，①肺炎，②胸膜炎・膿胸，③肺結核などである。

　バイタルサイン測定と観察，呼吸状態や意識状態，随伴症状（痰・咳嗽・胸痛・呼吸困難など）の有無と程度，他覚症状（チアノーゼ，四肢冷感，熱感など）などの観察を行い，経時的な変化を把握することが重要である。

5 尿路感染

　尿路に発症した感染症で，膀胱炎，腎盂腎炎，尿道炎がある。尿路の解剖学的位置からも女性に多く，主に大腸菌などのグラム陰性桿菌単独の感染である。排尿時痛や頻尿，肉眼的血尿・白濁などが主訴である。

　尿路感染症は，以下の5つに分類される[9]。

1 若い女性の膀胱炎

　性活動期の女性に多く，大腸菌などのグラム陰性桿菌単独の感染である。急性の排尿時痛や頻尿，尿混濁，血尿などがみられる。細菌は筋肉層が厚い膀胱壁をこえて血液内に浸入することはないため，発熱はほとんどみられない。

② 女性の再発性膀胱炎

生まれつき泌尿器系臓器の上皮の大腸菌に対する親和性が高く再発を繰り返す人に起こる。

③ 女性の急性腎盂腎炎

原因菌は好気性グラム陰性桿菌で，排尿時痛や頻尿，背部の限局性の圧痛，発熱を認めることもある。

④ 複雑性尿路感染症

尿路の解剖学的問題（尿路カテーテルの存在，尿管結石や前立腺肥大など）や，基礎疾患（糖尿病，腎不全など）に関係し，耐性菌の問題を抱える。

⑤ 無症候性細菌尿

臨床症状はないが細菌尿が検出されるもので，妊婦や泌尿器科の手術を控えている人などが治療の対象となる。

特に，膀胱内にカテーテルを留置している人は，前述の易感染状態の人に多く，容易に感染しやすい状態にある。また，自覚症状を訴えることができない，あるいは少ない場合も考えられるため，継続したバイタルサインの測定と全身状態の観察，水分出納バランスと尿の性状などを総合した観察が異常の早期発見につながる。

6 外科手術後の感染

術後感染とは，手術後に発生する感染症で，通常は術後30日以内に発症したものをいう。術後感染症は，手術部位感染（術野感染）と，術野外感染（遠隔感染）に大別される。主な原因は，黄色ブドウ球菌などのグラム陽性球菌，大腸菌や緑膿菌などのグラム陰性桿菌，バクテロイデスなどの嫌気性菌による。

主疾患の重症度と合併症の有無，術前の患者の状態（栄養状態，血糖値，喫煙歴，ステロイド療法の有無，BMIなど），術式による手術侵襲と清浄範囲などから，手術部位感染のリスクを評価する。

1 手術部位感染（術野感染 SSI）

手術操作が直接及ぶ部位に術後約1週間前後に発症する。さらに，切開部SSI，臓器・体腔SSIに分けられる。

2 術野外感染（遠隔感染 RI）

手術部位以外に発症する。呼吸器感染症，カテーテル留置による感染，尿路感染，予防的抗生物質の使用などによる。

3 予防的抗菌薬の使用による大腸手術後の MRSA の発生 …………

　大腸手術では，術中細菌感染が高率に発生することから，術前3〜5日間にわたり経口抗生物質投与が行われた。その結果，腸内細菌叢が変化し腸管内に MRSA が増殖して，腸炎や感染症の原因となることが報告され，現在では下剤などの腸管内洗浄のみを行う施設が増えている。

　MRSA の増加は，抗生物質の使用により発生し，MRSA 保菌者から医療従事者の手指を介して他の患者へ菌が運ばれ，MRSA が拡散していくため，適切な手洗いを厳守することが重要である。

6 薬物の副作用とバイタルサインの変化

1. 薬理作用の発現のしかた

　薬物は経口的投与，経皮的・経粘膜的投与，注射法などの方法によって体内に入り，血流を介して全身に拡散し，標的臓器の受容体と結合して薬理作用があらわれる（図8-16）。

　薬理作用とは，薬物が人体に及ぼす作用のことであり，薬物が身体内部の変化を促進したり，抑制したりすることで作用をあらわす。薬理作用は薬物投与量と投与速度に依存し，血中濃度のピークと持続時間で薬理作用をとらえることができる。薬物治療に影響を与える因子については表8-11に示した。

　体内に投与された薬物に対して吸収，代謝，分布，排泄という過程を行うことにより，血中濃度が決定される（薬物動態）。経口投与された場合の薬物の移動の過程を示したのが図8-17である。

図8-16●薬剤投与法の種類

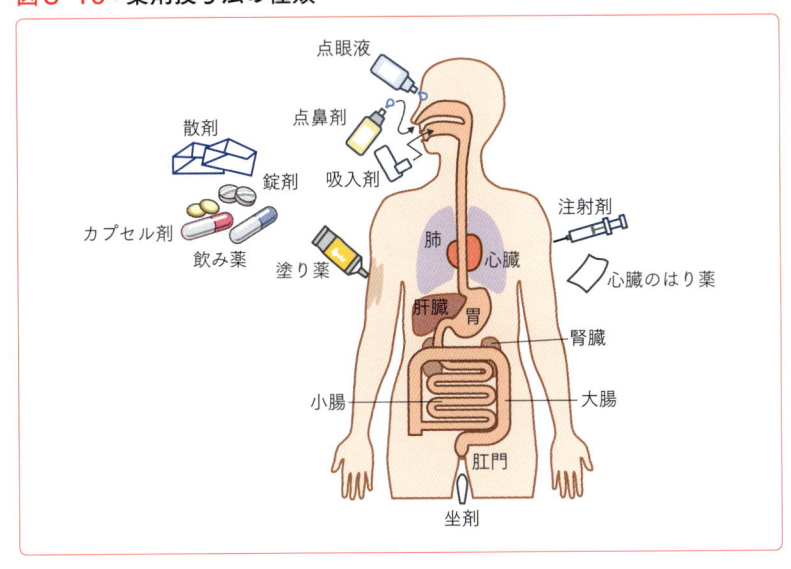

表8-11 ● 薬物治療に影響を与える因子

a. 生体側の因子			b. 薬物側の因子		
①個体差		・薬物の吸収，代謝，排泄などの体内動態の差・薬物の薬理作用に対する感受性の差 ・生活様式（不規則な食生活）	①適用薬剤の特性と剤形		・剤形：錠剤，散剤，水剤，カプセル，吸入剤，貼付剤など ・薬物動態：吸収→分布→代謝→排泄
②病気の状態		・肝機能障害時の代謝の遅れによる作用の増強 ・腎機能低下状態で腎臓での排泄低下による作用の増強 ・心機能不全時の腸粘膜浮腫の存在下での経口投与薬物の吸収不良（強心配糖体など） ・全身状態の悪化の程度に伴う自然治癒力低下	②適用方法		経路：経口，注射，吸入，直腸内，その他 時間：朝・夜，食後・食前など 間隔：1日1回・2回・3回投与など
③年齢，体重		・小児・高齢者の薬用量 ・妊産婦，授乳婦 ・体格の違い：太っている人では痩せている人と比べて脂肪の割合が大きく，脂溶性薬物の分布面積が大きい	③投与量		身長・体重から体表面積算出
④プラセボ効果		・治療効果をあらわさないはずの物質が治療効果をあらわす ・負のプラセボ効果：（ノボセ効果）本来ないはずの副作用を示す	④他の薬物との併用		薬物相互作用の発現 　2種類以上の薬物を同時に投与した際に，一方の薬物が他の薬物の作用を異常に増強または減弱させ，他の薬物の効果に影響を及ぼすこと ・薬剤的相互作用 ・生物学的相互作用 ・薬理学的相互作用 医薬品同士だけでなく，医薬品と食品，医薬品とハーブとの間でも起こることが知られている

（野村隆英，石川直久編：シンプル薬理学　改訂第5版. pp33-36, 南江堂，2014. を参考に作成）

2. 薬物の有害作用のメカニズム

　薬物の有害作用とは，常用量の薬物を用いた時に発現する，有害で意図しない作用である。常用量以上の多量の薬物投与で引き起こされる反応を薬物毒性という。

　バイタルサインの変動に関連する薬剤には，心臓のはたらきに影響する薬剤（カリウム，抗不整脈薬，強心薬），血管を拡張し，血圧を下げる薬剤（高血圧治療薬，血管拡張薬），血糖値を下げる薬剤（インスリン，経口糖尿病薬）などがあり，これらはハイリスク薬と呼ばれる。ハイリスク薬は絶対に間違えられない医薬品で，他の薬剤と区別した厳重な管理が必要である（表8-12）。

　薬物が本来もっている作用には，病気に対する有効性と副作用をあわせもち，副作用のない薬物はない。薬であるか否かは，病気に対する有効性と副作用をはかりにかけて，相対的に有効性が勝ることをもって判断されている（表8-13）。

図8-17●経口投与における薬物の移動

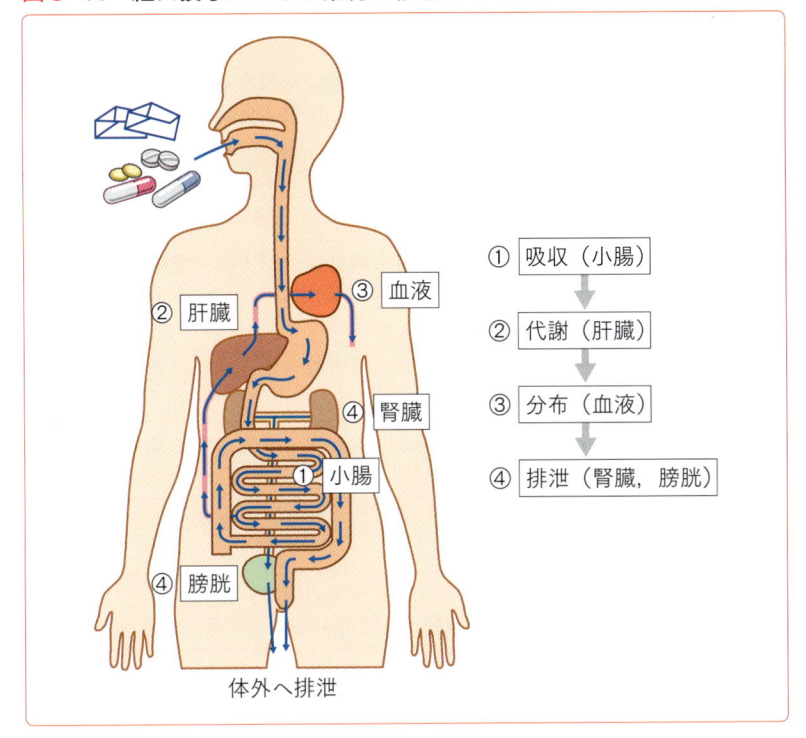

① 吸収（小腸）
↓
② 代謝（肝臓）
↓
③ 分布（血液）
↓
④ 排泄（腎臓，膀胱）

表8-12●ハイリスク薬

①抗悪性腫瘍剤　②免疫抑制剤　③不整脈用剤　④抗てんかん剤
⑤血液凝固阻止剤　⑥ジギタリス製剤　⑦テオフィリン製剤
⑧カリウム製剤（注射薬に限る）　⑨精神神経用剤　⑩糖尿病用剤
⑪膵臓ホルモン剤　⑫抗 HIV 薬
※平成 28 年度の診療報酬改定により見直された薬剤管理指導料 1 のハイリスク薬

3 薬物療法とバイタルサインの変化

　薬剤の投与経路別の血中濃度の推移を**図8-18**に示す。薬剤投与後約30分～2時間以内で血中濃度はピークに達する。薬物の内容によって血圧，脈拍，呼吸などのバイタルサインの変化をきたすことから，薬物投与前後のバイタルサインの測定，全身の観察を行う。また，薬物有害作用や薬物相互作用の出現に注意して継続した観察を行う。患者の与薬前後の変化や訴えをキャッチしたら，血圧測定，意識レベルや四肢末梢循環状態など十分な観察が必要である。先入観をもたず患者の訴えを十分聴き，わずかな変化も見逃さない。

　投与方法のなかでも注射法は効果の発現が早く，①静脈内，②筋肉内，③皮下，の順である。特に静脈注射は急激に血中濃度が上昇し，効果が速やかにあらわれるので，注射後10～30分は安静にして観察する。変化の有無に注意し，訴えがあった場合は，すぐに患者のもとに訪れ注

表8-13●副作用の発現形式と分類

副作用	例
a. 本来の薬理作用が目的としない器官や組織であらわれる場合	狭心症に冠動脈の拡張を狙ってニトログリセリンを投与した際に，他の血管も拡張して血圧が低下する。その結果，血管拡張性の頭痛が起こることがある
b. 目的とする薬理作用以外の作用を有する場合	抗炎症作用を期待して副腎皮質ステロイドを投与した際に，糖質コルチコイドとしての糖・脂質代謝に影響して糖尿病や肥満などをきたすことがある
c. 過量によるもの	①誤って過剰な量を服用した時，②患者の排泄能が低下して常用量でも過剰となる時，③*脂肪組織に親和性の高い薬物の連用で蓄積効果があらわれる時など
d. 特異体質によるもの	先天的な体質で，薬物に対して大多数の人と異なった反応を示す。血圧低下など重篤な症状を示すことがある
e. 薬物アレルギー	薬物を繰り返し使用することにより免疫機構が異常な反応を示すようになる後天的な体質で，発疹，蕁麻疹，発熱，ショックなどの症状が出現する
f. 二次作用によるもの	抗生物質の投与で腸内細菌の常在菌が減少し，菌交代現象を生じ下痢などを引き起こすなど
g. 薬物相互作用によるもの	ペニシリンの尿細管分泌をプロベネシド（痛風治療薬）が抑制するため，両者の併用によりペニシリンの血中濃度が単独使用時よりも増大するなど
h. 催奇形性	妊娠第7週末までに胎児の諸器官が形成されるため，妊娠第4週〜7週末は胎児の催奇形の絶対過敏期と言われる
i. 発がん性	人に対して発がん性が証明された化学物質：コールタール，カドミウム，ダイオキシン（2,3,7,8-TCDD），ホルムアルデヒド，タバコ，アルコール飲料，エックス線・ガンマ線，太陽放射，太陽灯，紫外線，アスベスト 合計116種
j. 局所刺激性（皮膚への刺激作用）	①薬物の物理化学的作用による一次刺激性皮膚炎，②アレルギー機序の関与したアレルギー性皮膚炎，③薬物に光が作用して起こる光線過敏皮膚炎
k. 薬物依存	薬物を続けて使用している間に起きてくる変化で，その薬物を脅迫的に求めたり，使用したい欲求をもち続ける。コカイン，大麻，モルヒネ，ヘロインなど

c. ③*：脂溶性の高い薬物は脂肪組織に分布する。代表的なのは，全身麻酔薬（チオペンタール，セコバルビタール）や睡眠薬があり，脳は脂質が多いため，これらの薬は脳に分布しやすい

i.：人に対して発がん性が証明された化学物質は，WHO国際がん研究機関（IARC）の発がん性評価，これまでに分類された因子の例（2015年2月18日現在）から引用

（野村隆英，石川直久編：シンプル薬理学 改訂第5版. pp18-19, 南江堂，2014. を参考に作成）

射部位と全身状態の観察をし，必要時バイタルサインの測定を行う。

　与薬を確実に安全に行うためには，薬剤の準備時，投与直前，後片づけ時に6Rを確認する（表8-14）。

　輸液療法中の場合は，薬物療法の目的を把握したうえで，治療に影響を与える生体側の因子を確認する。また病気の状態について，経過表などからバイタルサインの変化や検査結果などを総合して把握しておくことが重要である。輸液療法開始後は指示された薬液の滴下速度を確認し，呼吸状態や意識レベルなどを注意深く観察する。

　薬液が血管外に漏出し血管炎や皮膚障害を起こす場合がある。針刺入部の発赤や腫脹の有無を定期的に観察する。

図8-18●投与経路別血中濃度の推移

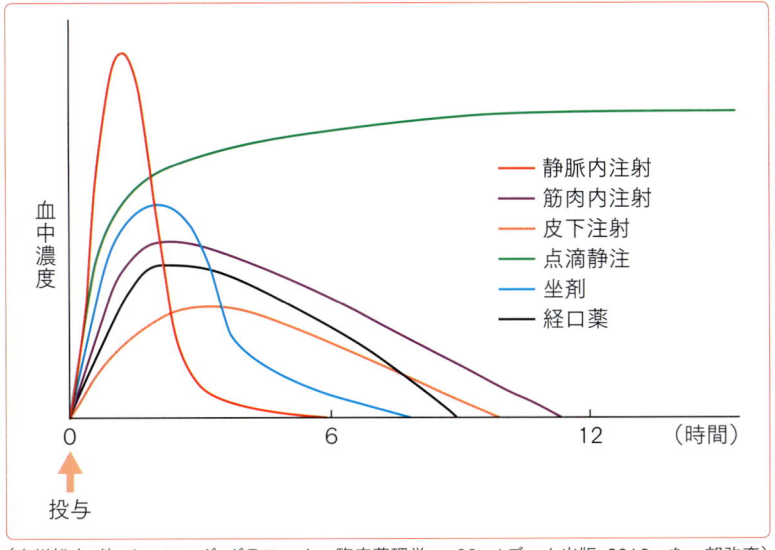

（古川裕之・他：ナーシング・グラフィカ　臨床薬理学．p22，メディカ出版，2016．を一部改変）

表8-14●薬剤の準備時，投与直後，後片づけ時に行う6R

- 正しい患者（Right Patient）
- 正しい薬剤（Right Drug）
- 正しい目的（Right Purpose）
- 正しい用量（Right Dose）
- 正しい用法（Right Route）
- 正しい時間（Right Time）

4 薬物アレルギーへの対応

　薬物を繰り返し使用することにより免疫機構が異常な反応を示すようになる後天的なものであり，薬物の投与により起こる，アレルギー性の異常薬物反応である。

　急性のアナフィラキシー症状を起こすものと，遅延性の薬疹に大別される。また，特異体質は，特定の食物や薬剤の成分に対して過敏に反応する身体の性質で，先天的なもので，血圧低下など重篤な症状を示すことがある。

1 皮膚症状（薬疹）

　疾患の治療または検査のために投与された薬剤により引き起こされる皮疹や粘膜疹である。

- 薬剤そのものがもつ性質（毒性）による中毒症状。
- アレルギー性薬疹：通常内服してから1～2週間程度で発症する。

①アナフィラキシー症状

　薬剤投与後約30分～２時間に起こり，ショック症状をきたすことがある。

②アナフィラキシーショック

　インスリンのような高分子化合物の注射薬，抗生物質，造影剤，異種蛋白（はち毒など）の曝露後数秒から数分以内に出現する。

　バイタルサインの変化としては，呼吸速迫，呼吸困難，頻脈，血圧低下，意識レベルの低下などがみられる。

　自覚症状は，最初に口唇部のしびれ感，心悸亢進，呼吸困難（喉頭浮腫，喉頭けいれんや気管支収縮による），めまい，頭痛，尿意・便意などがある。

　他覚症状には，初期には皮膚紅潮，蕁麻疹，血管性浮腫など，さらに，末梢血管拡張による循環不全（血圧低下），意識障害，呼吸困難，チアノーゼなどがみられる。

　看護師は，予防のために事前にアレルギー既往や体質について情報を得て医療チーム内で共有する。また，薬剤投与後は，呼吸状態，血圧，脈拍の観察を継続する。

　アナフィラキシーショックが疑われる場合は，気道の確保や酸素吸入，輸液などが開始される。

5　ジギタリス製剤の有害作用への対応

1　ジギタリスの作用

　心筋内のカルシウムイオンを増加させることによって，収縮タンパクに結合するカルシウムイオンが増えて，心筋収縮を増強させ，心拍出量を増加させる。その結果，心収縮力が増強し心拍出量を増加させる。

　ジギタリスは頻脈性心房細動を合併した慢性心不全の治療に最も有用である。しかし，洞調律の心不全に対しては，症状を改善させるがプラセボと比較して死亡率には優位な差はみられない。そのため洞調律の心不全の場合で，比較的重症例で他の薬剤で改善しない症例には積極的に用いるべきといわれている。主な作用は，①心筋収縮増強作用，②交感神経抑制作用（心拍数低下作用），③利尿作用である。

2　ジギタリス中毒（強心配糖体中毒）

　ジギタリスは有効血中濃度域が狭いため，血中濃度が高くなりすぎた時に生じる。

そのため腎機能低下や血清電解質異常（特に低カリウム血症），低酸素症，甲状腺機能低下症，併用薬（利尿薬，ステロイドなどの大量投与）の影響でジギタリス中毒をきたす。

症状は，消化器症状（悪心・嘔吐，下痢），不整脈（ブロックを伴う心房頻拍），視覚異常などである。呼吸数の増加，頻脈と除脈などの変化がみられる。

③ 異常の早期発見と対応

ジゴキシンは腎排泄型で半減期が36〜48時間と長いため，腎機能低下のある人や高齢者への投与には注意が必要である。また，食事量や水分摂取の低下などによる脱水状態に注意を払うとともに，腎機能を低下させる薬剤との併用の有無も確認しておく。

異常の早期発見には，呼吸状態，血圧・脈拍の観察を継続するとともに，内服後少なくとも6時間以上経過後，もしくは24時間後にジギタリス血中濃度の測定が行われる。測定値を把握しておくことも必要である。治療量でも中毒を生じることがあるので，バイタルサインや尿量，電解質（カリウム）の値などに注意する。症状出現時には，ジギタリス製剤を中止し，低カリウム血症を補正させる。

不整脈は除脈・頻脈性のあらゆるタイプが出現するので，心電図モニターと併せた脈拍の測定，血圧の変化や四肢冷感の有無，食事摂取量と尿量の観察も必要である。

> **ジギタリス中毒**
>
> 介護施設入所者における心不全患者について，26％の患者に潜在的なジギタリス中毒の可能性があるという報告もある。
> （民医連新聞 第1594号 2015年4月20日）

6 精神科治療薬の副作用への対応

① 抗精神病薬の効果

思考，感情，意欲，運動などにかかわる重要な神経系に，ドーパミン神経系がある。統合失調症の場合は，このドーパミン神経系の一部が過剰にはたらきすぎるため，過剰な情報伝達により幻聴や妄想，不安や緊張などを生じてしまう（図8-19）。抗精神病薬はドーパミン神経系の一部の興奮を抑えることにより治療効果を発揮する（図8-20）。しかし，脳内の他の場所のドーパミン神経系も抑制してしまうため，図8-21に示すような副作用が出現する。

② 抗精神病薬の有害反応と対応

多くの抗精神病薬の有害反応として共通してみられるのは錐体外路症状，悪性症候群，性機能障害，肥満・糖尿病・脂質異常症，多飲・水中毒などがある（表8-15）。以下，悪性症候群と心血管系への影響について述べる。

図8-19●統合失調症のドーパミン仮説

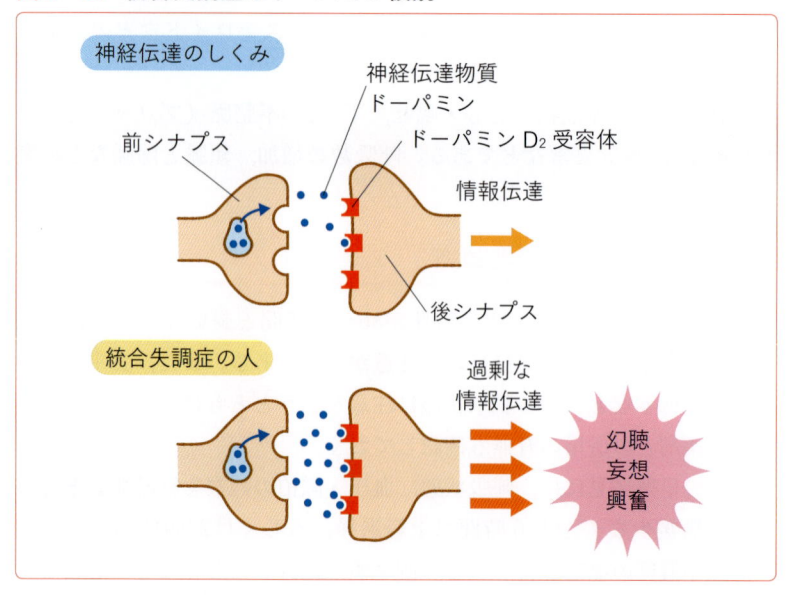

図8-20●抗精神病薬の作用

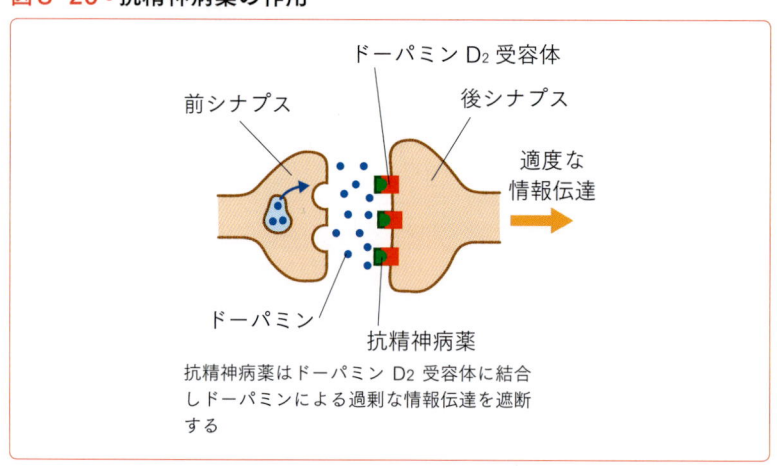

図8-21●抗精神病薬の副作用のメカニズム

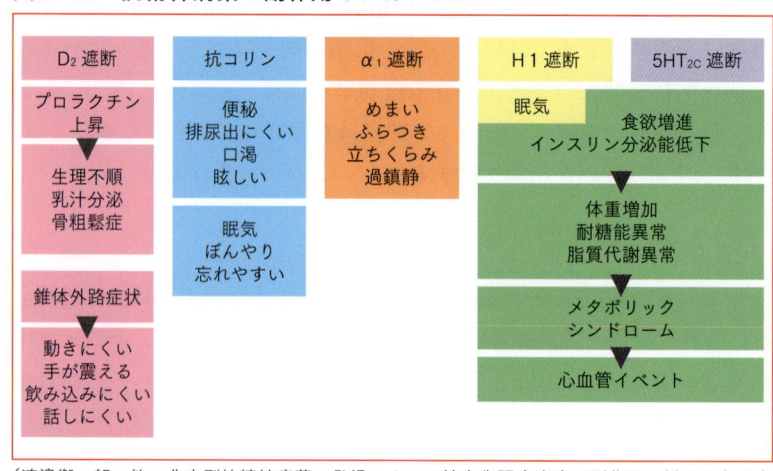

（渡邊衡一郎・他：非定型抗精神病薬の登場によって統合失調症治療の副作用に対する考え方がどう変化したか？　臨床精神薬理 11（1）：29-41，2008．を参考に作成）

表8-15 ● 抗精神病薬の有害反応

分類	有害反応
1．中枢神経系	錐体外路症状：パーキンソニズム・ジストニア・アカシジア・遅発性ジスキネジア
	精神症状：過鎮静・傾眠・認知機能障害・抑うつ
	悪性症候群
	けいれん発作
2．自律神経系	口渇・鼻閉・かすみ目・便秘・麻痺性イレウス・尿閉・起立性低血圧
3．内分泌・代謝系	性機能障害：性欲低下・無月経・乳汁分泌・勃起障害・射精障害
	体重増加：肥満・耐糖能異常・糖尿病の悪化
	多飲・水中毒・SIADH（抗利尿ホルモン不適合分泌症候群）
4．心血管系	心毒性：心電図異常・致死性不整脈
5．呼吸器系	誤嚥性肺炎
6．その他の有害反応	肝機能障害
	造血器障害：無顆粒球症
	皮膚症状：発疹・光線過敏症など
	眼症状：網膜色素変性症・緑内障など

（長嶺敬彦：抗精神病薬の有害反応．系統看護学講座　専門分野II　精神看護学① 第5版, p244, 医学書院, 2017.）

1 悪性症候群

　主に精神神経用薬の服用（特に抗精神病薬によるものが圧倒的に多い）による発熱，意識障害，錐体外路症状（EPS），自律神経症状を主徴とし，治療が行われなければ死に至る可能性のある重篤な副作用である。

　症状発現には薬剤の増量や，脱水・脳器質疾患など衰弱状態での投薬（特に筋肉注射）をきっかけとして，EPS，発熱，頻脈，意識障害が出現し，白血球数増加，CKやミオグロブリンの上昇，腎不全などを呈して死に至る場合がある。早期発見と早期対応がポイントとなる。

　初期症状は特異的なものはないが，精神神経用薬投与後に，発熱・発汗，神経症状の発現，血圧の急激な変化など自律神経系の急激な変動などが複数認められる場合には，悪性症候群の発症を疑う必要がある。

　錐体外路症状は，姿位や歩行の変化，構語や摂食，飲水にあらわれる。

　筋強剛（筋固縮）は痛みとして自覚され訴えることもあり，合併する筋の障害により，筋痛として患者に自覚されることもある。

　抗精神病薬服用患者が発熱した場合は，体温や血圧測定を継続的に行い，尿量や尿の性状および全身状態を注意深く観察する。日ごろの注意深い状態観察と把握が早期発見，早期対応に役立つ。

悪性症候群

抗精神病薬治療中の重篤な有害事象。抗てんかん薬，抗パーキンソン病薬などの中断でも起こる。

2 心血管系への影響

　抗精神病薬や抗うつ薬には循環器系への作用がある。

QTC 延長や心室性不整脈など致死性の心電図異常，深部静脈血栓症，肺血栓塞栓症などがあり，突然死に至るリスクは高い。

また，循環器障害に関わるはたらきは，自律神経系・心血管系・心臓伝導系への影響によるもので，自律神経系への影響は，血圧，脈拍，およびその変動などにあらわれる。心血管系への影響の代表的な疾患は虚血性心疾患である。血圧低下，頻脈，心電図異常などが生じる。さらに起立性低血圧によるふらつき，転倒がみられる場合もあるので注意が必要である。

［引用・参考文献］

1）東京都リハビリテーション協議会：ケアマネジャー向け研修テキスト（廃用症候群編）．東京都福祉保健局，2013.
2）園田茂：不動・廃用症候群．Jpn J Rehabil Med. 52：265-271，2015.
3）公益財団法人長寿科学振興財団「健康長寿ネット」：廃用症候群【原因，症状，予防】http://www.tyojyu.or.jp/hp/page000000100/hpg000000043.htm（2019年5月アクセス）
4）小林利宣編：教育・臨床心理学中辞典．p247，北大路書房，1990.
5）藤本忠明・他：ワークショップ心理学．pp159-160，ナカニシヤ出版，1993.
6）Margo McCaffery・中西睦子訳：痛みをもつ患者の看護．p11, 医学書院，1991.
7）前掲6）．p10
8）Singer M, Deutchman CS, Seymour CW, et al. The Third International Consensus Definitions for Sepsis and Septic Shock. JAMA 2016；315：801-10.
9）Stamm WE, Hooton TM: Management of urinary tract infections in adult. The New England Journal of Medicine 329（18）：1328-1334，1993.
10）堀清記編：TEXT 生理学．南山堂，1999.
11）本郷利憲，廣瀬力監：標準生理学　第5版．医学書院，2000.
12）国立循環器病研修センター：循環器病情報サービス．http://www.ncvc.go.jp/cvdinfo/target-pub/hypertension.html（2019年5月アクセス）
13）和田攻・他編：看護大事典　第2版．医学書院，2010.
14）山田幸宏監：看護のためのからだの正常・異常ガイドブック．サイオ出版，2016.
15）阿曽洋子・他：基礎看護技術　第7版．医学書院，2011.
16）公益財団法人循環器病研究振興財団：知っておきたい循環器病あれこれ［32］飲酒，喫煙と循環器病．http://www.ncvc.go.jp/cvdinfo/pamphlet/general/pamph32.html（2019年5月アクセス）
17）宇都宮明美編：早期離床ハンドブック．pp16-19，医学書院，2013.
18）三田勝己：寝たきり状態がもたらす弊害―循環調節障害を中心に．重症児とともに．78：1-4，1995.
19）大川弥生：生活不活発病（廃用症候群）― ICF（国際生活機能分類）の「生活機能モデル」で理解する．ノーマライゼーション．29（8）：10-13，2009.
20）北川公子・他：系統看護学講座　専門分野II　老年看護学　第8版．pp159-163，医学書院，2014.
21）竹尾惠子監：看護技術プラクティス　第2版．pp242-243，学研メディカル秀潤社，2010.
22）文部科学省：在外教育施設安全対策資料【心のケア編】第2章心のケア各論．http://www.mext.go.jp/a_menu/shotou/clarinet/002/003/010.htm（2019年5月アクセス）
23）香春知永・他：系統看護学講座 専門分野I　臨床看護総論．医学書院，2012.

24）二宮克美編・他：ベーシック心理学．pp48-52，医歯薬出版，2008.

25）安保徹：絵でわかる免疫．pp23-30，講談社，2001.

26）Holmes, T.H., Rahe, R.H.：The Social readjustment rating scale．J Psychosom Res，11：213-218，1967.

27）パトリシア・A・ポッター・他著・井部俊子監訳：ポッター＆ペリー看護の基礎─実践に不可欠な知識と技術．エゼルビア・ジャパン，2007.

28）関口恵子，北川さなえ編：根拠がわかる症状別看護過程─こころとからだの69症状・事例展開と関連図．南江堂，2016.

29）一般社団法人日本ペインクリニック学会ホームページ：ペインクリニック用語集改訂第4版．
https://www.jspc.gr.jp/Contents/public/pdf/yogosyu_01_06.pdf（2019年5月アクセス）

30）西島正弘・他編：薬学領域の病原微生物学・感染症学・化学療法学　第2版．廣川書店，2012.

31）本田武司編：はじめの一歩のイラスト感染症・微生物学．羊土社，2011.

32）岩田健太郎・他：系統看護学講座　専門分野II　成人看護学II　アレルギー　膠原病　感染症　第14版．医学書院，2016.

33）雄西智恵美，秋元典子編：成人看護学　周手術期看護論　第3版．pp186-195，ヌーヴェルヒロカワ，2013.

34）中島恵美子・他編：成人看護学4　周手術期看護．pp85-93，メディカ出版，2014.

35）一般社団法人医療福祉検定協会：医療環境管理士公式テキスト．

36）中川聡：感染症アラカルト：「敗血症」の定義が変わった～新しい定義をどのように運用するか～．感染制御のための情報誌　Ignazzo（イグナッソ），Vol.13，2016.
http://www.bdj.co.jp/safety/articles/ignazzo/vol13/hkdqj200000uhuf3.html（2018年6月アクセス）

37）野村隆英，石川直久編：シンプル薬理学　改訂第5版．pp13-16，南江堂，2014.

38）マイケルJ．ニール・麻生芳郎訳：一目でわかる薬理学，メディカル・サイエンス・インターナショナル，1989.

39）古川裕之・他：ナーシング・グラフィカ　臨床薬理学．pp16-21，メディカ出版，2014.

40）武井麻子・他：系統看護学講座　専門分野II　精神看護学①　第5版．医学書院，2017.

41）岩崎弥生，渡邊博幸編：新体系看護学全書　精神看護学2　精神障害をもつ人の看護．メヂカルフレンド社，2016.

42）WHO：国際がん研究機関（IARC）の発がん性評価，これまでに分類された因子の例（2015年2月18日現在）

43）日本病院薬剤師会：ハイリスク薬に関する業務ガイドライン Vre.2.2．2016
http://www.jshp.or.jp/cont/16/0609-1.pdf（2018年6月アクセス）

44）一般社団法人日本精神科看護協会：向精神薬の薬理作用と副作用．
https://www.jpna.or.jp/kangoshi/effect.html（2016年11月アクセス）

45）厚生労働省：重篤作用疾患別対応マニュアル「悪性症候群」，平成20年4月
http://www.pmda.go.jp/files/000144356.pdf（2018年6月アクセス）

46）渡邊博幸：統合失調症薬物療法の適正化に関する3つの提言．臨床精神薬理 17（10）：1343-1352，2014.

47）全日本民主医療機関連合会，副作用モニター情報（薬・医薬品の情報）：10.抗うつ薬の注意すべき副作用．
http://www.min-iren.gr.jp/?p=27508（2018年6月アクセス）

第**9**章

複合的な判断が必要な事例

1 アナフィラキシーショック

2 大動脈解離：冷汗，背中の痛み，頻脈

3 呼吸不全：COPD の増悪

4 下血：潰瘍性大腸炎

5 糖尿病患者にみられる昏睡：
ケトアシドーシス性昏睡

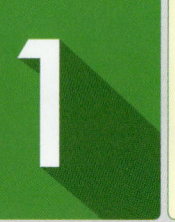

アナフィラキシーショック

1. 事例

Hさん，60歳代，男性。

ゴルフ場従業員より「ゴルフプレー中の客がハチに刺されて意識がない」との通報。傷病者接触時，声かけに反応がなく，呼吸は浅く速くいびき様，総頸動脈で触知可能，身体全体に紅潮および発汗が認められ，救急車搬送となった。高濃度マスクにて酸素10L/分を投与し，救急車内収容後に呼吸状態が悪化，気道確保しないと呼吸ができない状態となったためBVM（バックバルブマスク）による補助換気を実施した。

2. 観察のポイント

薬物や異蛋白などのアレルゲン（抗原）が体内に侵入し，IgE抗体と抗原の免疫学的抗原抗体反応（Ⅰ型アレルギー反応）が発生して重篤な症状を示す場合を，アナフィラキシーという。肥満細胞から，ヒスタミンなどの化学伝達物質が放出され，これらの作用により，血管拡張と血管透過性亢進による血圧の低下，呼吸筋のれん縮，自律神経系の刺激，血小板凝集反応等が起こり，血圧低下，呼吸障害などさまざまな臨床症状が出現する。これを，アナフィラキシーショックと呼ぶ。

わが国のアナフィラキシーショックによる死亡で最も多い原因はハチ刺傷であり，年間死亡者数は20～40名である。スズメバチとアシナガバチで死者の70％以上を占め，7～10月にかけて被害が多い。ハチ刺傷の既往があり再刺傷した場合，アナフィラキシーショックを呈する可能性は約3～12％である。また，ハチアレルギー患者が再刺傷を経験した場合，約50～60％の患者は前症状より症状悪化する。しかし，その後10年以上刺されなければ25％まで減少する。逆に短期間に繰り返し刺されるとアナフィラキシーショックを発症しやすい。

表9-1 ● アナフィラキシーの重症度分類（Mullerの分類）

	症状
Ⅰ度	皮膚症状（全身の蕁麻疹，掻痒感），不安感
Ⅱ度	消化器症状（腹痛，悪心・嘔吐），全身浮腫，喘鳴，胸部圧迫間，めまい
Ⅲ度	呼吸器症状（呼吸困難，嗄声，言語不明瞭），嚥下困難，意識障害，錯乱状態
Ⅳ度	循環器症状（チアノーゼ，血圧低下），失禁，意識消失

1 迅速な病歴聴取

　何らかの抗原に対する生体の曝露によることから，食物摂取，薬物投与，虫刺されなどなかったか，心あたりがある事柄を的確に聴取する必要がある。

2 初期症状の早期発見に努める

　初期症状として，皮膚紅斑，蕁麻疹様発疹，四肢末端のしびれ，口腔内違和感，胸部不快感，呼吸困難，悪心・嘔吐などが出現する。アナフィラキシーショックでは，抗原侵入から発症までの時間が数分間ときわめて短く，初期治療が遅れると死亡する場合がある。

3. アセスメントのポイント

1 即時型か遅発型か

　アナフィラキシーショックの症状は，刺傷後数分～10分で蕁麻疹や紅斑，嘔吐，全身の浮腫，喘鳴，呼吸困難，意識障害などが出現する即時型と，翌日～10日後程度から発熱，頭痛，全身倦怠感，刺された部位以外の蕁麻疹，リンパ節腫脹やリンパ管炎，関節痛などの血清病様症状などが出現する遅延型に分けられる。

2 急速に出現する呼吸障害

　アナフィラキシー症状の特徴として，早期から急速に出現する呼吸障害を認めることがある。咽頭浮腫による上気道狭窄や気管支れん縮による喘息様症状が発生するためであるが，症状の進展はきわめて急速で，死亡例の多くはこの呼吸障害による。チアノーゼや喘鳴，SpO_2値の低下などに絶えず注意を要する（表9-1）。

4 対応

1 まずは一次救命処置

　一般的緊急処置を早急に行う。急速に進行する呼吸障害に対して早期対応するためにパルスオキシメータの装着や気道確保，酸素投与，また，気管内挿管の準備は特に重要である。呼吸障害に絶えず注意を払い，いつでも速やかに気管内挿管できるように準備する。

2 確実な薬剤投与

　急速な輸液など循環血液量回復の治療とともに，エピネフリン投与による昇圧治療，ステロイド薬投与による抗アレルギー治療，アミノフィリン投与による気管支拡張治療などがただちに実施される。

3 既往の確認

　薬物や食物のアレルギーの場合，既往を本人のみならず，家族も含めて的確に聴取する必要がある。

2 大動脈解離：冷汗，背中の痛み，頻脈

1. 事例

Ⅰさん，70歳代，男性。

突然の激しい胸痛を訴え，救急車で来院。「背中から次第に痛みが下に降りてくるようだ」と訴えている。

血圧は四肢の左右差があり，右上肢血圧150/98mmHg，左上肢血圧180/110mmHg，脈拍120bpm，呼吸数30回/分，体温36.2℃，動脈血酸素飽和度99%，冷汗あり。

2. 観察のポイント

大動脈解離は，突然かつ急激に発症する。大動脈は，外膜・中膜・内膜の3層構造である。何らかの原因で大動脈壁の内膜に亀裂（エントリー）が生じ，その外側の中膜のなかに血液が入り込んで長軸方向に大動脈が裂け，血管が真腔（本来の内腔）と偽腔（解離腔）の2層になった状態を大動脈解離という。偽腔内の血流からみた分類は，偽腔に血流が存在する偽腔開存型と，偽腔内が血栓により閉塞し血流を認めない偽腔（血栓）閉塞型に分けられる。解離した部分に偽腔がつくられると，それが真腔を圧迫して血流障害をまねく。破裂すると心タンポナーデや血胸をまねく。大動脈解離の発生メカニズムは不明な点が多いが，高血圧が大きな危険因子（増悪因子）となる。高齢者では，動脈硬化により大動脈壁が脆弱化し拡張していることも原因になる。50歳以下で発症するケースは，遺伝性疾患（マルファン症候群など）とのかかわりが考えられる。解離による症状は，突然の強い胸痛・背部痛，冷汗，頻脈，呼吸困難，頭痛，めまい，麻痺，四肢の血圧左右差，乏尿，腹痛，心不全などであり，破裂すると出血性ショック，失神などである。広範囲の血管に病変が進展するため，さまざまな病態を示す。

大動脈解離は，発症時期やエントリーの位置，解離病変の範囲，偽腔血流の有無から分類され，治療方針や手術の術式決定に影響する。エン

📗**エントリー**

エントリーとは，入孔部をいい，裂孔の中で血液が真腔から偽腔内へ流入する主な亀裂をさす。リエントリー（Re-entry）とは，再入孔といい，再度流入する亀裂をさす。

表9-2 ● スタンフォード分類とドベーキー分類

	A 型		B 型	
スタンフォード分類	上行大動脈に解離がある		上行大動脈に解離がない	
	エントリーを含む部位の切除と人工血管置換術を行う		血圧コントロールと鎮静，適切な安静。破裂や臓器虚血などの合併症があれば人工血管置換術を行う	
解離の状態				
ドベーキー分類	上行大動脈の内膜に亀裂があり，大動脈弓部よりも末梢に解離が及ぶもの	解離が上行大動脈に限局しているもの	下行大動脈の内膜に亀裂があり，腹部大動脈に解離が及ばない	下行大動脈の内膜に亀裂があり，腹部大動脈に解離が及ぶもの
	Ⅰ型	Ⅱ型	Ⅲa型	Ⅲb型

トリーの位置，解離の範囲での分類はスタンフォード（Stanford）分類とドベーキー（DeBakey）分類が一般的である（**表9-2**）。これらの分類は，治療方針の決定や予後の判定に使用される重要な分類である。スタンフォード分類のA型は心タンポナーデや心筋梗塞，大動脈閉鎖不全を合併しやすく，48時間以内の死亡率が80％と推定される予後不良な病態。一方，B型は合併症がない限り比較的予後が良好とされている。血管の状態は，①拡張，②破裂，③狭窄と閉塞に分かれ，以下のような症状が生じる。

1 拡張

● 大動脈弁閉鎖不全

解離により生じる大動脈弁閉鎖不全は，上行大動脈に病変が存在する場合に比較的によくみられる。解離が大動脈弁輪部に及んだ場合に逆流をきたす。急激に生じる弁の逆流のため，呼吸困難など急性左心不全をきたすことがある。

● 瘤形成

急性期では大動脈径の拡大が急速に進行した場合，慢性期では解離腔の外壁が拡張し瘤を形成する。瘤により他臓器が圧迫され，上行静脈症候群，嗄声，嚥下障害が生じる。

② 破裂

◉ 心タンポナーデ

　大動脈解離の死因として最多である。心内膜腔に大量の血液，体液が貯留することで心内膜圧が上昇し，心臓が圧迫され拡張が障害されて心拍出量が低下する。その結果，頸静脈怒張，血圧低下，心音微弱，頻脈，奇脈，呼吸数増加が生じる。自覚症状としては，呼吸困難，四肢冷感，乏尿，胸痛を生じる。

③ 分枝動脈の狭窄・閉鎖による末梢循環障害

◉ 狭心症，心筋梗塞

　解離は大動脈起始部では右側に沿って生じることが多いため，右冠動脈がおかされやすい。冠動脈の血流障害により胸痛，呼吸困難などの虚血性心疾患にみられる症状が生じ，致死率が高い。

◉ 脳虚血

　弓部分枝の狭窄・閉鎖により脳梗塞，意識障害やめまいなどが生じる。

◉ 上肢虚血

　腕頭動脈や鎖骨下動脈の狭窄・閉鎖により生じる。上肢の脈拍消失や虚血，左右の上肢の血圧差（20mmHg）がみられ，右上肢が左に比較しおかされやすい。

◉ 対麻痺

　下行大動脈の解離により，肋間動脈や腰動脈の狭窄や真腔からの遮断，偽腔の血栓閉鎖によりアダムキュービッツ（Adamkeiwicz）動脈に血流障害が生じることで対麻痺が生じる。

> **📖 アダムキュービッツ動脈**
> 大前根動脈とも言い，脊髄の2/3を栄養する前脊髄動脈に血流を送る血管で最も太いものである。

◉ 腸管虚血

　腹腔動脈や上腸管膜動脈の狭窄・閉鎖により消化管に虚血を生じる。その結果，腹痛，イレウス，腸管壊死が生じる。

◉ 腎不全

　腎動脈の狭窄・閉鎖により腎血流障害が起こり，腎不全が生じる。

◉ 下肢虚血

　腸管動脈，大腿動脈の狭窄・血栓閉鎖により生じる。虚血により，末梢神経が障害され，下肢の疼痛や冷感が生じる。また，循環障害によりチアノーゼが生じる。

③. アセスメントのポイント

　最も重要なことは，早期に診断し，疼痛と血圧コントロールを行い，大動脈解離の進行，破裂を起こさないことである。

1 激しい胸部痛・背部痛・腰背部痛

大動脈解離は，中膜組織を引き裂いて血液が流れ込む。血管壁には神経があるため，血管壁が引き裂かれる時には，かなり激しい痛みを生じる。また，解離は，エントリー部から末梢に向かって裂けていくため，胸部→背部→腰部と痛みの部位が移動するのが特徴である。痛みについて普段と違うものか，誘因があるか，急に痛くなったか，いつから痛くなったか，痛みの場所は移動しているか，痛みは間欠的か，安静にしていると軽減するかどうかなど詳しく聞く必要がある。

2 血圧の左右差（20mmHg 以上）

大動脈解離を疑った場合には，まず確認したい症状の1つである。血圧の左右差が生じる理由は，大動脈弓から出ている腕頭動脈は，右の腕を血流しているため，解離で内腔が狭窄すると，血液が制限されて右上肢の血圧が低下する。逆に，大動脈弓から出ている左鎖骨下動脈は，左の腕を血流しているため，解離で内腔が狭窄すると，左上肢の血圧が低下する。右側の血圧が低い場合には，腕頭動脈の閉塞が考えられるため，スタンフォードA型の可能性が高いと考えられ，緊急性が高いと判断できる。

3 四肢の循環障害

四肢の動脈が閉塞（狭窄）すると，血圧の左右差だけではなく，四肢のチアノーゼ・冷感・脈拍の左右差を生じる。

4 脳虚血症状

総頸動脈が閉塞（狭窄）すると，めまい，意識障害，けいれんなどを生じるため，適宜，意識レベルを確認することが大切である。

5 大動脈破裂症状

大動脈の外膜が破裂してしまえば，心タンポナーデや出血性ショックを伴い，致命的な状態である。

6 大動脈弁閉鎖不全（AR）の症状

大動脈弁の弁輪拡張により閉鎖不全を生じると，大動脈へ送り出した血液が左室へと逆流する。その結果，左室の容量負荷や心拍出量の低下をきたし，呼吸困難，血痰，血圧低下などの心不全症状を呈する。

4 対応

解離の進行と合併症を予防することが重要であり，血圧上昇を招く要因を避ける。

1 血圧コントロール

　大動脈解離の初期治療としてまず行われるのが血圧コントロールであり，カルシウム拮抗薬，硝酸薬，β遮断薬を静注して，収縮期血圧100〜120mmHg を目標に管理される。

2 疼痛コントロール

　血圧のコントロールとともに行われる初期治療である。大動脈解離では，張り裂けるような強い胸痛・背部痛を伴うため，血圧の上昇予防と疼痛コントロールは重要である。薬剤は，モルヒネやペンタゾシンなどが主に使用される。

3 絶対安静・絶飲食

　数日は絶対安静・絶飲食とし，少しでも心負荷を減らし，血圧上昇を予防する。そのため，膀胱留置カテーテルの留置や排泄・清潔の援助が必要となる。

4 大動脈解離で行われる主な手術

①人工血管置換術

　大動脈のエントリーがある位置から，置換する部位を決定する。上行大動脈にエントリーがある場合には上行大動脈置換，弓部にエントリーがある場合は弓部大動脈置換，下行大動脈にエントリーがある場合には，下行大動脈置換術などが行われる。これらの手術では，一時的に心臓の動きを止めて人工心肺や超低温循環停止法（体温を20〜25℃に低下させる）など補助手段が必要となる。

②ステンドグラフト

　スタンフォードB型で合併症を伴ったり，破裂の危険性がある症例が適応となるカテーテル治療である。この治療は，エントリーをステンドグラフト（金属でできたバネ）で閉じることで，偽腔に流れ込む血流を遮断し，循環障害や破裂を予防することが可能となる。

3 呼吸不全：COPD の増悪

1. 事例

　J さん，60 歳代後半，無職の男性。喫煙歴は 20 歳から 40 本 / 日。60 歳ころより坂道や階段での息切れが強くなったが，退職後の運動不足であると考え受診はしなかった。1 年前にインフルエンザに罹患した際に肺気腫と診断された。胸部 X 線検査，スパイロメトリー（1 秒率 65％，％予測値 75％）の結果，II 期（中等症）の COPD，肺気腫であった。禁煙指導を受け，若干本数は減ったが禁煙には至らなかった。

　3 日前より，38℃の発熱，咳嗽・喀痰が増加，トイレまでの歩行で呼吸困難を自覚し受診。COPD に肺炎を併発していた。血液ガスの値は，PaO_2 58.2mmHg，$PaCO_2$ 46.9mmHg，SaO_2 86％である。酸素療法 2L/ 分や抗生物質の点滴治療等が開始となった。2 週間ほどで退院となったが，さらに呼吸機能低下が進行した場合は在宅酸素療法（HOT）導入の必要性が説明された。

2. 観察のポイント

　COPD の増悪は，安定期の変動を超えて，呼吸困難，咳，痰などの症状が悪化した状態で，治療の変更や追加などを要する病態である。感冒などを契機に繰り返し，重症化し，予後に影響を及ぼす。

1) 身体的側面

　呼吸困難の訴え，咳嗽の有無と程度，喀痰量の増加と性状，呼吸音，その他のバイタルサイン変化，SpO_2 値，血液結果，血液ガス分析等の結果を把握する。COPD の増悪時は，経静脈怒張，チアノーゼ，下腿浮腫等，右心不全の徴候がみられることがある。

　また，食事摂取量の把握，栄養状態の評価を行い，栄養障害の程度を把握する。

② 心理・社会面

呼吸困難が継続することへの不安，介助が必要となった入院生活を送ることへの気持ち，退院後の生活への不安などを把握する。また，家族のサポート状況，経済的な負担の有無について把握する。

3 アセスメントのポイント

COPD は，末梢気道では気管支壁の繊維化や内腔狭窄，肺胞壁の破壊によって肺胞収縮力が低下した状態である。呼吸に必要な換気と拡散に障害をきたすため，低酸素血症に高炭酸ガス血症が伴っている。今回は，肺炎を合併していることから，低酸素血症が助長されていると考えられる。

① 酸素投与と CO_2 ナルコーシス

SpO_2 が低いという理由だけで高濃度酸素の投与がされてしまうと，CO_2 ナルコーシスをきたしてしまうおそれがある。COPD 患者は，酸素の濃度を基準に呼吸が調節されている状態で，高濃度の酸素を投与すると，脳は呼吸が十分にされていると判断して呼吸を停止してしまう。呼吸回数が減り，換気が低下することで CO_2 が蓄積し，CO_2 ナルコーシスの状態となる。COPD の有無を確認し，酸素投与を開始する。酸素投与後は CO_2 ナルコーシスに注意して意識レベルの変化を確認する。

COPD の患者に酸素投与をしてはいけないということではない。低酸素血症をきたしている時は，まずは低酸素血症の是正をはかる必要がある。

② 安楽な呼吸への援助

安楽な呼吸を保てるように，患者のペースに合わせて日常生活を送れるように援助する。清拭や排泄などの日常生活の援助では，呼吸状態や酸素飽和度の変化，呼吸困難感などにより，生活行動の範囲を検討する。

③ 喫煙習慣・感染防止行動

喫煙指導や感染防止等について，COPD の増悪を最小限にとどめるための日常の生活行動について把握する。

4 対応

① 呼吸管理

低酸素は不可逆的な障害となるため，低酸素血症を最優先にし酸素投

与，意識障害がある場合は人工呼吸器管理を行う。酸素投与を開始したあとは，特に CO_2 ナルコーシスも注意して，意識レベルの変化を確認する。分泌物の増加を伴うので，喀痰を促す。特に呼吸筋の筋力は弱いので，呼吸リハビリテーションによる排痰の援助を行う。

② 日常生活の援助

日常の生活行動範囲や活動による息切れや呼吸困難など，呼吸状態の変化を把握し，安楽な呼吸ができるように排泄や食事，清潔，移動等について生活援助を行う。必要時，歩行器や車いす，自宅で用いていた押し車などの使用をすすめる。

③ 確実な輸液管理と薬剤投与

薬物療法の目的は，呼吸困難を軽減し，安楽に日常生活を送れることである。β_2 刺激吸入薬，抗コリン薬，テオフィリン薬，ステロイド薬等が選択される。

COPD の増悪時の薬物療法は，抗菌薬とステロイド薬の注射，気管支拡張薬の吸入が基本である。事例は，肺炎を併発しているため，従来の薬物療法に加え，抗菌薬が点滴投与されている。確実に薬剤が投与されるように注意する。

④ 栄養管理

体重減少を認める患者では予後が不良となる。退院にむけて管理栄養士との連携を図り，ライフスタイルに合わせた食事を摂取できるようサポートする。

⑤ 薬物療法

薬物療法の目的は，呼吸困難を軽減し，安楽に日常生活を送れることである。$\beta2$ 刺激吸入薬，抗コリン薬，テオフィリン薬，ステロイド薬が選択される。

⑥ 感染予防

手洗い，うがい，インフルエンザワクチン接種などによる感染予防を行う。

4 下血：潰瘍性大腸炎

1. 事例

　Kさん，20歳代の女性，既往歴なし。大学を卒業してIT関連の会社に就職した。社会人4年目を迎え，新入社員のフォローを任せられるようになった。もともとコミュニケーションに苦手意識があったが，新入社員の成長に喜びを感じていた。

　フォローをはじめて半年が経過したころより，微熱と腹痛が続くようになった。下痢の症状がみられ，多い時は1日10回以上もトイレに駆け込むことがあった。下痢の症状は仕事でのストレスのためだと考え，受診をしないで仕事を継続していた。ある時，便器が一面に真っ赤に染まる下血を認め，受診したところ潰瘍性大腸炎の診断となった。

2. 観察のポイント

　潰瘍性大腸炎の主な症状は，トマトケチャップ様と表現される粘血便で，しばしば腹痛や下痢を伴う。表9-3に，病期分類，病変の広がりによる分類，臨床経過による分類を示す。表9-4には，重症度診断基準を示す。

3. アセスメントのポイント

　大腸の粘膜にびまん性に炎症を起こし，原因は不明とされる。自己免疫説，精神身体説，感染説，アレルギー説，自律神経説などがある。

　まずは，下血がどのような状態であったかを確認することが重要である。下血はタール便（tarry stool）と血便（bloody stool）とに分けられる。タール便は血液が腸管内に停滞することで，胃酸や腸管腐敗産物の作用により黒色粘稠性となる。一方，血便は糞便の表面に血液が付着する場合や，新鮮血が排泄される場合をいう。下部消化管出血の原因のほとんどは大腸である。

表9-3 ● 潰瘍性大腸炎の分類

病期分類	
活動期	血便を訴え，内視鏡的に血管透見像の消失，易出血性びらん，潰瘍などを認める状態
寛解期	血便が消失し，内視鏡的には活動期の所見が消失し血管透見像が出現した状態
病変の広がりによる分類	
全大腸炎	直腸より連続する病変の範囲が横行結腸中央部を越えて口側に及ぶもの
左側大腸炎	病変の範囲が横行結腸中央部を越えない
直腸炎	内視鏡検査により直腸S状部（Rs）の口側に正常粘膜を認める
右側，区域性大腸炎	病変の分布が，右側結腸あるいは上記以外のもの
臨床経過による分類	
再燃寛解型	再燃・寛解を繰り返す
慢性持続型	初回発作より6か月以上活動期にあるもの
急性激症型	きわめて激烈な症状で発症し，合併症の頻度が高く予後不良
初回発作型	発作が1回だけのもの

（蘆田知史・他：看護のための最新医学講座　消化器疾患　第2版．p336，中山書店，2005．）

表9-4 ● 潰傷性大腸炎の重症度診断基準

	重症[*1]	中等度	軽症[*2]
①排便回数	6回以上	重症と軽症との中間	4回以下
②顕血便	（＋＋＋）		（＋）と（－）
③発熱	37.5℃以上		（－）
④頻脈	90/分以上		（－）
⑤貧血	Hb 10g/dL 以上		（－）
⑥赤沈	30mm/時以上		正常

[*1] 重症とは①および②のほかに全身症状である③，④いずれかを満たし，かつ6項目のうち4項目以上を満たすもの。
[*2] 軽症とは6項目すべてを満たすものとする。

①重症基準を満たす。　　　　　　　　　④ 10,000/mm^3 以上の白血球増多がある。
② 15回/日以上の血性下痢が続いている。　⑤強い腹痛がある。
③ 38℃以上の持続する高熱がある。　　　①〜⑤のすべてを満たすものは劇症とする。

（潰瘍性大腸炎・クローン病　診断基準・治療指針　平成30年度改訂版．p 2，2019．http://www.ibdjapan.org/pdf/doc01.pdf（2019年6月アクセス））

　　　　　下血の量や持続状況によっては，脱水や貧血状態となるため，バイタルサインの変化や水分出納バランス，体重減少や全身倦怠感にも注意する。

4 対応

　潰瘍性大腸炎の治療は，重症度に基づいた治療法を行うことが重要である。食事は残渣の少ないものがよい。炎症が高い場合は禁食にして，輸液療法が中心になる。貧血が強い場合は輸血が行われる。薬物療法は，抗生物質，ステロイド剤，サラゾスルファピリジンの投与となる。

さらに，消化管穿孔や大量出血の合併に備えて，外科との連携を図ることも必要となる。寛解導入に至る効果のなかった治療をいたずらに継続しないことがあげられる。

　生活指導では，過労やストレスを回避するために，日常生活の見直しを行う。また，脂肪が多い食事，刺激物などの摂取を控えた食事について管理栄養士を含めた指導を行う。

5 糖尿病患者にみられる昏睡：ケトアシドーシス性昏睡

1. 事例

　Lさん，30歳代男性。10代にて1型糖尿病を発症し，インスリンや食事等の自己管理が行えていた。事務職をしていたが，4月から部署異動となり営業部へ配属となった。仕事の内容の変化に加え，接待等も増えて少しずつ生活リズムが崩れていった。仕事が忙しかったため，受診ができずインスリンの中断に至った。

　軽度の意識混濁と口渇，倦怠感を認め，救急搬送となった。

　入院時の血液検査にて HbA1c　7.5％であったが血糖値（随時）1245 mg/dL，尿中ケトン（3＋），動脈血液ガス分析（room air）においても pH 7.201と著名な高血糖とアシドーシスを呈していた。

2. 観察ポイント

　慢性疾患である糖尿病で起こる緊急事態は，高血糖と低血糖による昏睡である。低血糖による昏睡は，脳の神経細胞に不可逆的な損傷を与えるため，さらに緊急度が高い。糖尿病患者でみられる主な昏睡は**表9-5**に，発生機序は**図9-2**に示した。

　糖尿病性ケトアシドーシスの前駆症状は，激しい口渇，多飲，多尿，全身倦怠感，体重減少，口腔内乾燥，頻脈，血圧低下など，高血糖と脱

表9-5●糖尿病患者にみられる昏睡

糖尿病性ケトアシドーシス（diabetic ketoacidosis；DKA）による昏睡
高浸透圧性非ケトン性昏睡（hyperosmolar nonketotic diabetic coma：HNC）
乳酸アシドーシス（lactic acidosis）による昏睡
低血糖昏睡（hypoglyemic coma）
清涼飲料水ケトアシドーシス（soft drink ketoacidosis）による昏睡
その他，糖原病患者に他疾患（脳血管障害，心筋梗塞，肝性昏睡，尿毒症，髄膜炎など）による昏睡の合併

（武田倬：看護のための最新医学講座　糖尿病と合併症　第2版．p319，中山書店　2006.）

図9-2 ● 糖尿病性昏睡の発生機序

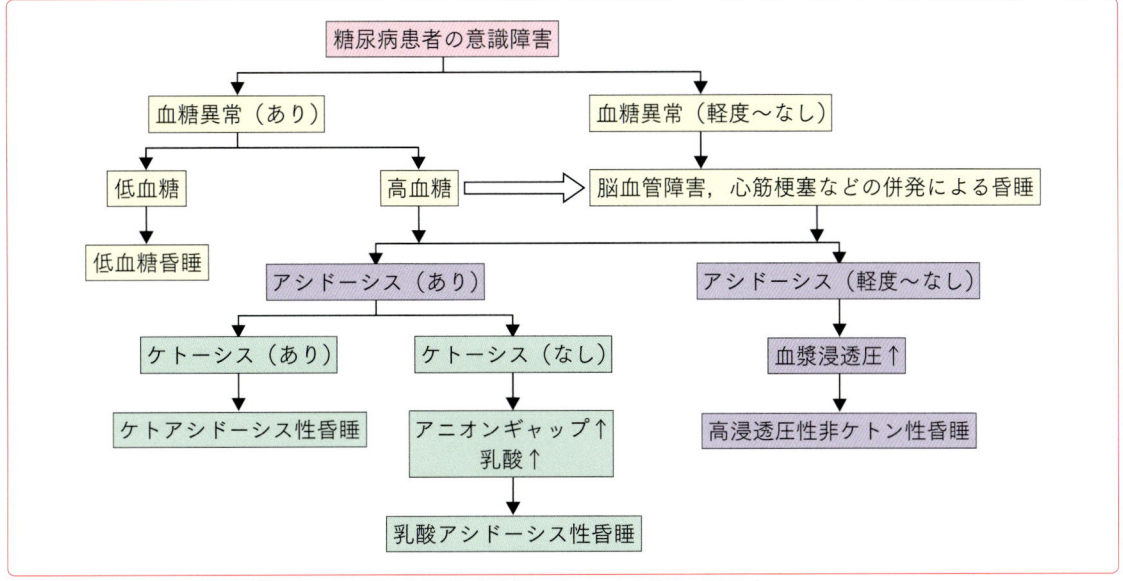

（武田倬：看護のための最新医学講座　糖尿病と合併症　第2版. p319，中山書店　2006.）

水による症状である。

　ケトアシドーシスによる症状は，悪心・嘔吐，腹痛などの消化器症状，深くゆっくりとしたクスマウル大呼吸がみられ，呼気のアセトン臭などをみとめる。症状がさらに進行すると血圧の低下，頻脈などが起こり，意識障害に至る。

　糖尿病に関連する意識障害は，**表9-5**の他の原因・誘因による昏睡との鑑別が重要である。糖尿病ケトアシドーシスの症状や身体所見，検査所見を確認する。

　検査所見は，インスリン中断による高血糖，組織の脂肪組織分解による血中ケトン体の上昇（高ケトン血症），高カリウム血症，高血糖による血症浸透圧の上昇，尿糖，尿中ケトン体の上昇，血液ガス分析ではpH値によるアシドーシスの確認，$PaCO_2$とHCO_3^-の低下などである。

③　アセスメントのポイント

　インスリンは血液中のブドウ糖を臓器に取り込み，エネルギーとして利用する役割がある。しかし，何らかの理由でインスリンが欠乏すると，生体はブドウ糖が取り込めないため，トリグリセリドやアミノ酸を代謝してエネルギーとする。脂肪分解や蛋白異化が亢進して，糖新生を刺激してさらに高血糖となる。インスリンがない場合は，ケトン体生成が進行する。産生されるアセト酢酸などは，代謝性アシドーシスを引き起こす強い有機酸である。このようにして，ケトアシドーシス状態に至る。血糖値が500mg/dLを示す高血糖の持続は，浸透圧利尿を引き起こし，尿からの水分や電解質の著しい喪失となる。

この事例は，4月から部署異動に伴い，自己管理できていた食生活，受診行動，インスリン注射などの中断に至っていることから，急性合併症である糖尿病性ケトアシドーシスを引き起こしたと考えられる。

　アシドーシスを代償するため，過呼吸のクスマウル（Kussmaul）がみられ，アセトン臭などを認める。症状がさらに進行すると血圧の低下，頻脈などが起こり，意識障害に至る。

　高血糖により高浸透圧血症となり，浸透圧利尿による多尿，高ケトン体血症により脱水状態となる。脱水の進行による全身状態への影響は大きいことから，速やかなアセスメントと適切な対処が求められる。

4. 対応

1. 緊急対応

　ケトアシドーシス性昏睡の進行は，著しい脱水からショック状態となり死に至ることがある。速やかな診断と，適切な処置が予後に大きくかかわる。

　緊急時の対応は，①気道の確保，②輸液ルートの確保，③心電図モニター等のモニタリングである。その他は，脱水の評価も含め膀胱留置カテーテルを挿入する。さらに消化管の機能低下も伴うため，胃管チューブを挿入して誤嚥を防ぐ。

2. 輸液管理と薬剤の確実な投与

　輸液とインスリンの投与が開始される。主に脱水，高浸透圧，アシドーシスの補正のためである。輸液を行うことで急激な浸透圧の低下をきたすことがあり，脳浮腫をまねくことを念頭におき，血糖値をモニタリングしながらインスリンを投与することが重要である。また，慎重かつ確実に輸液管理を行うとともに，意識レベルの変化に注意する。

3. 早期発見・予防のための指導

　事例のように食事の不摂生やインスリン治療の自己中断などにより発症しやすいことから，予防のための生活習慣の見直しや自己管理が重要である。患者や家族が，外傷や感染症など糖尿病性ケトアシドーシスを起こしやすい状況について理解し，予防行動へつなげていくことが求められる。

　また，糖尿病性ケトアシドーシスの発生機序や発症した場合は速やかな対処の必要性などについて，患者および家族に説明する。速やかに適切な対処がなされない場合の重篤化や致死的な状況に陥ることなどがあるため，早期受診を行うように説明する。さらに，緊急時の連絡方法を確認し，主治医に速やかに連絡し対応方法を聞くことなど，日頃から指導に組み込んでおくことが重要である。

糖尿病性ケトアシドーシスに至った経過や理由を患者，家族はどのように受け止めているかを確認し，繰り返さないためにはどのようにしたらよいか，解決の手段を患者，家族が考えていけるようにサポートすることが重要である。

［引用・参考文献］

1）日野原重明監・中谷壽男編：看護のための最新医学講座　救急　第2版．中山書店，2007．
2）日野原重明監・千葉勉編：看護のための最新医学講座　消化器疾患　第2版．中山書店，2005．
3）日野原重明，井村裕夫監・南條輝志男編：看護のための最新医学講座　糖尿病と合併症　第2版．中山書店　2006．
4）MDSマニュアル：10．内分泌疾患と代謝性疾患．https://www.msdmanuals.com/ja-jp/（2019年3月アクセス）

索 引

欧文

ABI　67
ABPM　61
AG　217
AIUEO TIPS　152
AMI　36
BE　217
BMI　52
COPD　95, 278
CRT　76
CT　168
DBP　42
DST　174
GCS　153
IBP　56
IPPV　116
JCS　153
mmHg　42
mMRC質問票　91
MMT　164
MRI　168
MRSA　256
MWST　123
NHCAP　123
NIBP　57
NPPV　116
NYHA分類　29
$PaCO_2$　107
PaO_2　107
P波　13, 27
QRS波　13, 27
qSOFA　254
RAAS　47
SaO_2　108
SBP　42
SOFAスコア　253
SpO_2　108
T波　13, 27
U波　27

WBGT　141

和文

あ

アイスマッサージ　123
悪性症候群　265
足関節上腕血圧比　67
アシドーシス　217, 284
暑さ指数　141
アテローム血栓性脳梗塞　177
アナフィラキシー症状　262
アナフィラキシーショック　262, 270
アルカローシス　217

い

易感染状態　201, 248
息切れ　102
意識　150
意識障害　151
意識清明　151
痛み　243
I音　26
医療・介護関連肺炎　123
飲酒　230
飲水量　209
インスリン　52

う

うつ熱　139
運動　227
運動麻痺　162

え

エアウェイ　113
腋窩温　134
エルブ領域　26
嚥下訓練　123
エントリー　273

塩類欠乏性脱水　214

お

横隔膜　85, 87
悪寒戦慄　136
オシロメトリック法　59
温罨法　140
音声振盪　94
温度感受性ニューロン　126
温ニューロン　126

か

外因性発熱物質　140, 250
外呼吸　84
咳嗽　102
改訂水飲みテスト　123
潰瘍性大腸炎　281
外肋間筋　85
下顎呼吸　101
化学受容器　14
化学受容体　88
下気道　84
核心温　126, 131
拡張期血圧　42, 58, 227
過呼吸　119
下肢虚血　275
下肢血圧　66
家庭血圧　61
カテコールアミン　46
下部胸郭　94
仮面高血圧　61
観血的測定法　56
看護過程　4
看護行為　4
観察　4
間質液　204
乾性咳嗽　102
間接法　57
感染　248
感染症　250

感染性胃腸炎　220

間代性けいれん　167

陥没呼吸　102

●●●●●●●●●●　き　●●●●●●●●●●

奇異呼吸　102

期外収縮　21

気化熱　128

気管　84

気管・気管支呼吸音　96

気管支　84

気管支肺胞呼吸音　96

気管挿管　114

気管軟骨　85

起座呼吸　98, 101

喫煙　229

気道　84

奇脈　21

逆白衣高血圧　61

吸気性喘鳴　103

急性腎盂腎炎　255

急性心筋梗塞　36

吸息筋　85

吸着事故　169

胸郭　92

胸式呼吸　87

狭心症　24, 275

強直間代性けいれん　167

強直性けいれん　166

胸痛　24, 37, 104

胸部X線検査　106

胸部誘導法　28

共鳴音　95

起立性低血圧　73, 227, 236

●●●●●●●●●●　く　●●●●●●●●●●

偶発性低体温症　138

駆出期　11

クスマウル大呼吸　100

口呼吸　101

口すぼめ呼吸　92

口とがらし反射　164

グラスゴー・コーマ・スケール
　153

●●●●●●●●●●　け　●●●●●●●●●●

警告反応期　237

軽打法　119

頸動脈エコー検査　169

頸動脈血管超音波検査　169

経皮的酸素飽和度　108

けいれん　166

血圧　42, 106

血圧調節因子　46

血圧日内変動　50

血管抵抗　45

結滞　21

血尿　196

ケルニッヒ徴候　162

●●●●●●●●●●　こ　●●●●●●●●●●

高インスリン血症　52

口腔温　134

高血圧　70

高血圧緊急症　72

高血圧治療ガイドライン　48

交互脈　21

抗精神病薬　263

拘束性換気障害　111

高体温　139

項部硬直　162

興奮伝導異常　21

高流量システム　116

誤嚥性肺炎　122

コーピング　240

鼓音　95

呼気性喘鳴　103

呼吸　84

呼吸運動　87

呼吸器感染　254

呼吸機能検査　110

呼吸筋　85, 100

呼吸困難　102

呼吸数　92

呼吸性アシドーシス　108

呼吸性アルカローシス　108

呼吸の観察　91

呼吸補助筋　85, 100

呼息筋　85

●●●●●●●●●●　こ　●●●●●●●●●●

後負荷　44

鼓膜温　134

コロトコフ音　59

コロトコフ法　58

混合性換気障害　111

●●●●●●●●●●　さ　●●●●●●●●●●

再吸収　207

最高血圧　42, 58

最低血圧　42, 58

採尿　186

再発性膀胱炎　255

細胞外液　204

細胞内液　204

左右差　34, 68

酸塩基平衡　215

酸塩基平衡障害　108

III音　26

三尖弁領域　26

酸素　84

酸素投与方法　116

酸素療法　115

残尿　196

残尿感　196

残尿計測器　190

●●●●●●●●●●　し　●●●●●●●●●●

ジギタリス　262

ジギタリス中毒　263

糸球体　182

糸球体濾過　182

刺激生成異常　21

刺激伝導系　13

止血点　18

自然排尿　186

湿性咳嗽　102

失調性呼吸　161

自動血圧計　59

視野欠損　158

ジャパン・コーマ・スケール　153

自由行動下血圧　61

収縮期血圧　42, 58, 227

修正Borgスケール　102

肢誘導法　28

充満期 11
手術部位感染 255
術後感染 255
術野外感染 255
上気道 84
上下肢差 68
上行性網様体賦活系 150
上肢虚血 275
静水圧 228
情動志向型コーピング 241
蒸発 128
上部胸郭 94
情報収集 4
小脈 21
上腕動脈 42
食後低血圧 53
食事 228
触診 92
触診法 58, 65
ショック 76, 251
ショックの5P 76
暑熱曝露 145
除脳硬直 162
除皮質硬直 162
徐脈 33
自律神経 15
腎盂腎炎 198
心音 26
侵害受容性疼痛 243
心基部 26
心筋梗塞 25, 275
神経受容体 88
神経障害性疼痛 245
腎血管性高血圧症 71
心原性脳梗塞 177
人工血管置換術 277
人工呼吸 116
心雑音 26
診察室血圧 61
腎実質性高血圧症 71
心周期 11, 44
心収縮力 44
侵襲的陽圧呼吸 116
心尖部 26

心タンポナーデ 275
心電図 13, 27, 178
振動 119
振動呼気陽圧療法 119
心肺圧受容器 14
心拍 10
心拍出量 11, 44
腎不全 275
深部体温 126, 131
心房収縮期 11

す

髄液検査 170
水分欠乏性脱水 214
水分出納 205
髄膜刺激症状 162
睡眠時無呼吸症候群 106
頭蓋内圧 160
頭蓋内圧亢進 174
スクイージング 119
スタンフォード分類 274
ステロイドホルモン 240
ステンドグラフト 277
ストライダー 103
ストレス 237
ストレス反応 238
ストレッサー 237
スパイログラム 110
スパイロメトリー 110

せ

清音 95
声音聴診 97
生活体 2
正常呼吸音 96
喘鳴 103
生命体 2
舌根沈下予防 112
セットポイント 126
遷延性意識障害 150
全身性けいれん 166
前負荷 44
せん妄 167, 174

そ

総頸動脈 17
僧帽弁領域 26
即時型 271
足背動脈 18
速脈 21

た

体位 227
体位ドレナージ 119
体液 204
体温 105, 126
対光反射 155
代謝水 205
大腿動脈 18
大動脈解離 25, 273
大動脈弁閉鎖不全 274
大動脈弁領域 26
体表解剖 84
大脈 21
濁音 95
打診 95
脱水 213, 219
脱水症状 136
多尿 197
痰 103

ち

チアノーゼ 104
チーム医療のキーパーソン 8
チェーン・ストークス呼吸 100, 161
遅延型 271
遅脈 21
チャドック徴候 164
中枢温 131
中枢性過呼吸 161
中枢性麻痺 162
腸管虚血 275
長期臥床 233
聴診器 26
聴診法 58, 62
直接法 56
直腸温 134

●●●●●●●●● つ ●●●●●●●●

対麻痺 275

ツルゴール 214

●●●●●●●● て ●●●●●●●●

低血圧 73

抵抗期 237

低体温 138

低流量システム 116

電解質 207

伝導 128

●●●●●●●● と ●●●●●●●●

頭位変換眼球反射 162

動悸 24

瞳孔所見 156

橈骨動脈 18

等張性脱水 214

疼痛 136

導尿 186

動脈圧受容器 14

動脈血液ガス分析 106

動脈血酸素飽和度 108

動脈硬化 42

等容性弛緩期 11

等容性収縮期 11

徒手筋力テスト 162

ドベーキー分類 274

努力呼吸 85, 100

●●●●●●●● な ●●●●●●●●

内因性発熱物質 140, 250

内呼吸 84

内分泌性高血圧症 72

●●●●●●●● に ●●●●●●●●

II音 26

ニコチン 54

二酸化炭素 84

二次性低血圧症 73

日内変動 231

入浴 228

尿 182

尿細管再吸収 182

尿細管分泌 182

尿道カテーテル留置 186

尿取りパッド 192

尿閉 192, 196

尿量異常 197

尿路感染症 198, 254

人形の眼現象 162

●●●●●●●● ね ●●●●●●●●

熱型パターン 135

熱産生 127

熱中症 141, 144

熱放散 127

ネフロン 182

粘血便 281

●●●●●●●● の ●●●●●●●●

脳幹 150

脳虚血 275

脳血管撮影 169

脳梗塞 177

脳脊髄液検査 170

脳波検査 169

脳浮腫 178

脳ヘルニア 160, 174

●●●●●●●● は ●●●●●●●●

把握反射 164

肺活量 110

敗血症 251

排泄 229

バイタルサイン 6

排痰 117

排痰法 117

肺底部 95

肺動脈弁領域 26

排尿 182

排尿回数 189

排尿困難 192

排尿痛 192

排尿パターン 189

背部叩打法 112

肺胞呼吸音 96

ハイムリック法 112

廃用症候群 233

白衣高血圧 61

ばち状指 104

発汗 128

発熱 139

ハッフィング 119

バビンスキー徴候 164

バランスシート 209

パルスオキシメータ 108

●●●●●●●● ひ ●●●●●●●●

ヒートショック 54

ビオー呼吸 100

非観血的測定法 57

非侵襲的陽圧呼吸 116

疲憊期 238

鼻翼呼吸 101

頻尿 195

頻脈 32

頻脈性不整脈 32

●●●●●●●● ふ ●●●●●●●●

ふいご機能 45

不感蒸泄 128

副雑音 116

複雑性尿路感染症 255

複視 157

腹式呼吸 87

輻射 127

腹部突き上げ法 112

浮腫 25, 212, 218

不整脈 21

部分性けいれん 166

●●●●●●●● へ ●●●●●●●●

平均血圧 44

閉塞性換気障害 111

ペインスケール 246

偏側臥呼吸 101

●●●●●●●● ほ ●●●●●●●●

膀胱炎 254

乏尿 197

ポータブルトイレ 196

本態性高血圧症　71

本態性低血圧症　73

● ● ● ● ● ● ● ● ● ● ● ま ● ● ● ● ● ● ● ● ● ● ●

末梢血管抵抗　44

末梢性麻痺　162

マンシェット　60

● ● ● ● ● ● ● ● ● ● ● み ● ● ● ● ● ● ● ● ● ● ●

脈圧　42

脈拍　10, 106

脈拍数　20

脈拍測定　17

● ● ● ● ● ● ● ● ● ● ● む ● ● ● ● ● ● ● ● ● ● ●

無症候性細菌尿　255

無尿　197

● ● ● ● ● ● ● ● ● ● ● め ● ● ● ● ● ● ● ● ● ● ●

メディエイター　140

● ● ● ● ● ● ● ● ● ● ● も ● ● ● ● ● ● ● ● ● ● ●

毛細血管　207

問題志向型コーピング　241

● ● ● ● ● ● ● ● ● ● ● や ● ● ● ● ● ● ● ● ● ● ●

山羊音　97

薬疹　261

薬理作用　257

● ● ● ● ● ● ● ● ● ● ● ゆ ● ● ● ● ● ● ● ● ● ● ●

誘発性低体温症　138

輸入細動脈　182

● ● ● ● ● ● ● ● ● ● ● ら ● ● ● ● ● ● ● ● ● ● ●

ラクナ梗塞　177

ラリンジアルマスク　113

● ● ● ● ● ● ● ● ● ● ● り ● ● ● ● ● ● ● ● ● ● ●

瘤形成　274

● ● ● ● ● ● ● ● ● ● ● れ ● ● ● ● ● ● ● ● ● ● ●

冷罨法　140

冷ニューロン　126

レニン–アンジオテンシン–アルド
　ステロン系　46

● ● ● ● ● ● ● ● ● ● ● ろ ● ● ● ● ● ● ● ● ● ● ●

濾過　207

肋間筋　87

肋骨横隔膜角　106

編集・執筆者一覧

■編集

上谷いつ子（うえたに・いつこ）

東京純心大学看護学部教授

■執筆者（五十音順）

上谷いつ子（うえたに・いつこ）　　序

東京純心大学看護学部教授

楠田美奈（くすだ・みな）　　第1章，第4章

杏林大学保健学部助教

佐野恵美香（さの・えみか）　　第3章

杏林大学保健学部講師

嶋﨑初美（しまざき・はつみ）　　第5章，第9章3・4・5

聖マリアンナ医科大学横浜市西部病院看護師長

土田幸子（つちだ・さちこ）　　第8章

岩手保健医療大学看護学部准教授

細谷美鈴（ほそや・みすず）　　第2章，第9章1・2

聖マリアンナ医科大学横浜市西部病院看護師長

本田智子（ほんだ・ともこ）　　第6章，第7章

東京純心大学看護学部講師

病態を見抜き、看護にいかす
バイタルサイン

2019年9月20日　発行

編集　上谷いつ子
発行者　荘村明彦
発行所　中央法規出版株式会社
〒110-0016　東京都台東区台東3-29-1　中央法規ビル
営　業　TEL 03-3834-5817　FAX 03-3837-8037
書店窓口　TEL 03-3834-5815　FAX 03-3837-8035
編　集　TEL 03-3834-5812　FAX 03-3837-8032
https://www.chuohoki.co.jp/

印刷・製本　広研印刷株式会社
装丁・本文デザイン　クリエイティブセンター広研
写真　浅田悠樹
ISBN978-4-8058-5952-0